医学高等院校护理学专科生学习指导丛书
中央广播电视大学医科大专指定辅导教材

儿科护理学学习指导

主编 洪黛玲
编者 丛笑梅 吕元霞 陈建军
郑晓蕾 洪黛玲 梁志欣
李淑英

北京大学医学出版社

ERKE HULIXUE XUEXIZHIDAO

图书在版编目（CIP）数据

儿科护理学学习指导/洪黛玲主编．—北京：北京医科大学出版社，2000.8（2016.4 重印）

（医学高等院校护理专科生学习指导丛书）

中央广播电视大学医科大专指定辅导教材

ISBN 978-7-81071-024-4

Ⅰ．儿… Ⅱ．洪… Ⅲ．儿科学：护理学-医学院校-教学参考资料 Ⅳ．R473.72

中国版本图书馆 CIP 数据核字（2000）第 67660 号

儿科护理学学习指导

主　　编：洪黛玲

出版发行：北京大学医学出版社

地　　址：（100191）北京市海淀区学院路 38 号　北京大学医学部院内

电　　话：发行部 010－82802230；图书邮购 010－82802495

网　　址：http：//www.pumpress.com.cn

E - mail：booksale@bjmu.edu.cn

印　　刷：莱芜市圣龙印务有限责任公司

经　　销：新华书店

责任编辑：许　立　丁丽华　　**责任校对**：王玲玲　　**责任印制**：张京生

开　　本：787mm×1092mm　1/16　　**印张**：17.75　　**字数**：454 千字

版　　次：2000 年 9 月第 1 版　2016 年 4 月第 17 次印刷

书　　号：ISBN 978-7-81071-024-4

定　　价：25.00 元

使 用 说 明

本书是与《儿科护理学》(医学高等专科学校教材，中央广播电视大学专科推荐教材)的配套参考书。目的是帮助学生在学习该教材后的复习、巩固、理解和应用。

本书共有22章，每章由内容提要、强化练习题和参考答案三部分组成。内容提要有助于同学复习和掌握重点内容，但详细的内容仍要同学们阅读原教科书。强化练习题是每章的主要部分，题型包括：一、名词解释；二、填空题；三、选择题（单选题和多选题)；四、问答题（包括问答题、论述题及分析病例等)。参考答案有助于同学们在练习后自我判断是否正确。《儿科护理学》第七章儿科技术操作，主要为操作考核，不作书面考试，故本书未收入书面复习资料及考题。

现将各种题型的答案要求列出：

一、名词解释　要求简明扼要回答，但要叙述清楚。

例1. 小于胎龄儿

答案：指出生体重在同龄胎儿平均体重的第10个百分位以下的婴儿。

例2. 法洛四联症

答案：是常见的青紫型先天性心脏病，由以下4种畸形组成：①肺动脉狭窄；②室间隔缺损；③主动脉骑跨；④右心室肥厚。

二、填空题　要求在空格中填入唯一正确的答案。

例1. 婴儿每天所需能量是__________kcal/kg，所需水分为__________ml/kg。

答案：110、150

例2. 小儿乳牙开始萌出的时间是__________，乳牙出齐的时间是__________。

答案：4~10个月　　2~2岁半

三、选择题

(一) 单选题　包括肯定的和否定的，要求从5个备选答案中，排除干扰答案，选择出最佳答案。

例1. 维生素D缺乏性佝偻病早期骨骼改变是：

A. 方颅

B. 颅骨软化

C. 手镯、脚镯

D. 肋串珠

E. 鸡胸

答案：B

例2. 护理惊厥的患儿，以下措施哪项是不恰当的？

A. 平卧、解松衣扣

B. 加床档，防止坠床

C. 口腔内放置牙垫，防止咬伤舌头

D. 全身大抽时，应约束肢体

E. 按医嘱给予止痉药物

答案：D

（二）多选题　由 1 个题干和 5 个备选答案组成，此类题有数个备选答案是正确的，答案的数目和组合没有一定规律，要求应试者选出所有正确的答案，多选或少选均为错误。

例．如何预防小儿结核病？

A. 隔离患者

B. 治疗患者

C. 给易感儿接种卡介苗

D. 有指征者进行预防性化疗

E. 做好环境卫生

答案：ABCD

四、问答题　根据所提问题进行回答。

例．为什么婴幼儿容易发生水和电解质紊乱？

答案：因为①小儿年龄愈小，体液总量相对愈多，婴儿每日水的交换率约等于细胞外液的 1/2，而成年人仅为 1/7，婴儿水交换率比成人快 3～4 倍，所以对缺水的耐受力差。②小儿生长发育快，新陈代谢旺盛，所需热量相对较大，其不显性失水量也多。③小儿年龄愈小，消化道液体交换愈快，所以比成人更容易因消化功能障碍而造成水和电解质的丧失。④小儿年龄愈小，肾脏调节功能愈不成熟，浓缩功能愈差，当入水量不足或失水量增加时易超过肾脏浓缩能力的限度。由于以上原因，所以婴幼儿容易发生水和电解质紊乱。

目 录

第一章 绪论及儿科医疗机构…………（1）
内容提要…………（1）
强化练习题…………（6）
参考答案…………（8）
第二章 儿科基础知识…………（11）
内容提要…………（11）
强化练习题…………（20）
参考答案…………（27）
第三章 护理程序在儿科护理中的应用…………（33）
内容提要…………（33）
强化练习题…………（34）
参考答案…………（34）
第四章 住院儿童的护理…………（36）
内容提要…………（36）
强化练习题…………（41）
参考答案…………（42）
第五章 小儿疾病的治疗…………（44）
内容提要…………（44）
强化练习题…………（50）
参考答案…………（53）
第六章 儿科常见症状的护理…………（56）
内容提要…………（56）
强化练习题…………（62）
参考答案…………（64）
第七章 新生儿及新生儿疾病的护理…………（68）
内容提要…………（68）
强化练习题…………（77）
参考答案…………（81）
第八章 营养性疾病患儿的护理…………（86）
内容提要…………（86）
强化练习题…………（90）
参考答案…………（92）
第九章 消化系统疾病患儿的护理…………（95）
内容提要…………（95）
强化练习题…………（101）
参考答案…………（105）
第十章 呼吸系统疾病患儿的护理…………（109）
内容提要…………（109）
强化练习题…………（114）
参考答案…………（117）
第十一章 循环系统疾病患儿的护理…………（121）
内容提要…………（121）
强化练习题…………（128）
参考答案…………（131）
第十二章 泌尿系统疾病患儿的护理…………（134）
内容提要…………（134）
强化练习题…………（139）
参考答案…………（142）
第十三章 血液系统疾病患儿的护理…………（145）
内容提要…………（145）
强化练习题…………（154）
参考答案…………（156）
第十四章 神经系统疾病患儿的护理…………（159）
内容提要…………（159）
强化练习题…………（166）
参考答案…………（169）
第十五章 结缔组织疾病患儿的护理…………（172）
内容提要…………（172）
强化练习题…………（178）
参考答案…………（181）
第十六章 内分泌系统疾病患儿的护理…………（184）

内容提要……………………………（184）
强化练习题…………………………（190）
参考答案……………………………（194）
第十七章　遗传性疾病患儿的护理
……………………………………（197）
内容提要……………………………（197）
强化练习题…………………………（200）
参考答案……………………………（203）
第十八章　急性传染病患儿的护理
……………………………………（205）
内容提要……………………………（205）
强化练习题…………………………（215）
参考答案……………………………（219）
第十九章　小儿结核病的护理………（221）
内容提要……………………………（221）
强化练习题…………………………（227）
参考答案……………………………（230）
第二十章　寄生虫病患儿的护理
……………………………………（234）
内容提要……………………………（234）
强化练习题…………………………（237）
参考答案……………………………（239）
第二十一章　急性中毒患儿的护理
……………………………………（241）
内容提要……………………………（241）
强化练习题…………………………（245）
参考答案……………………………（247）
第二十二章　儿科重症监护…………（249）
内容提要……………………………（249）
强化练习题…………………………（262）
参考答案……………………………（265）
模拟试卷（一）……………………（269）
模拟试卷（二）……………………（274）

第一章 绪论及儿科医疗机构

内容提要

儿科护理学是一门从整体护理概念出发，研究从胎儿期至青春期小儿生长发育、卫生保健、疾病预防和临床疾病护理的专科护理课程。

第一节 儿科护理学的任务

一、新中国儿科工作的成就与发展

（一）婴幼儿死亡率大幅度下降 解放前我国婴儿死亡率达到150‰~200‰，到1991年我国新生儿、婴儿、5岁以下儿童死亡率有了明显的下降，新生儿死亡率33.07‰，婴儿死亡率50.19‰，5岁以下儿童死亡率61.03‰。再以北京市的婴儿死亡率为例，1948年为124‰，而1998年为7.5‰，但与世界先进水平相比还有一定差距。

（二）儿童保健卫生机构健全 新中国成立以来培养了大量儿童保健工作人员，健全了儿童保健机构。现在全国有三千多个儿童保健院所和妇幼保健所，到1993年全国有35所儿童医院，每个省都有儿童医院，有儿科床位近万张。

（三）计划免疫全面实施 计划免疫成为儿童防病的屏障。1991年北京市儿童计划免疫全程接种率已达到98.7%，全国以县为单位接种率为85%。

（四）儿童体格发育水平提高 随着人民生活水平的提高，我国儿童体格发育的水平也有提高，1985年与1975年比1~6岁儿童身高增加1.1cm，体重增加0.26kg。

二、2000年我国儿童生存、保护和发展的目标

1992年我国政府制定了《中国儿童发展规划纲要》，其中与儿科工作有关的有以下几方面：①2000年计划将1990年婴儿死亡率和5岁以下儿童死亡率分别降低1/3。新生儿破伤风、麻疹死亡率减低95%，发病率下降90%；呼吸道疾病死亡率降低1/3，腹泻死亡率降低1/2；②提高计划免疫的覆盖率，1995年镇以上儿童计划免疫的覆盖率达到85%，2000年计划免疫覆盖率要达到90%；③改善儿童营养状况，使5岁以下儿童重度营养不良患病率，从1990年的水平降低一半。推广母乳喂养，提高母乳喂养率，2000年以省为单位要达到80%，增加母乳代乳品的生产，提倡家庭自制婴儿食品；④加强母孕期及围产期保健，大幅度减少残疾儿童发生率，促进残疾儿童的康复。自1995年6月1日起我国又实施了《中华人民共和国母婴保健法》更加促进达到和实现上述目标。

第二节 儿科护理学的范围与特点

一、儿科护理学的范围

儿科护理学是研究小儿的生长发育、营养和喂养、儿童保健、疾病预防，以及临床疾病

的护理。护士服务对象不单是到医院就诊的小儿，而且包括在家庭、社区的小儿、在托幼机构和学校的儿童。除了护理躯体疾病外，对小儿精神、心理卫生也应给予注意。

二、儿科护理学的特点

（一）解剖特点　小儿处于不断的生长发育阶段，但不同的器官和系统生长的速度不同，身高、体重、头围、胸围以及骨骼、牙齿的发育和脏器的位置均有其年龄特点。

（二）生理特点　新生儿时期各系统、器官的功能尚未完善，随着年龄的增长各系统器官的功能也逐渐成熟。当其功能尚未成熟时易患某些疾病，如婴儿容易发生水电解质紊乱。不同年龄小儿有不同的生理生化指标，掌握其特点才能做出正确判断和处理。

（三）病理特点　小儿对致病因素的反应与成人有很大差异，相同的致病因素在不同年龄的机体引起不同的病理变化。如肺炎链球菌的肺部感染，在婴儿多是支气管肺炎的病理变化，而在年长儿和成人则发生大叶性肺炎。

（四）免疫特点　小儿皮肤、粘膜薄嫩、淋巴系统发育未成熟，体液免疫和细胞免疫均未健全，防御能力差。新生儿只从母体获得抗体 IgG（被动免疫），而缺乏 IgM 和 SIgA，所以易患革兰阴性细菌感染及呼吸道和消化道感染。从母体得到的被动免疫在生后 3～5 个月逐渐消失，而主动免疫 IgG 要到 6～7 岁才能达到成人水平。其他体液因子也都较低。

（五）心理特点　在心理方面，小儿与成人有很大的差别，小儿大脑结构和功能均不成熟，小儿的思维不能与成人相比。小儿成长发展过程是从不成熟到成熟、从不定型到定型，故此期可塑性大，是受教育的最佳时期。

（六）临床特点　小儿的疾病种类与成人有很大的不同，患先天性、遗传性疾病和感染性疾病较成人多见。对于肿瘤，小儿多见急性白血病、神经母细胞瘤等，而成人则以恶性肿瘤为多。

年幼儿患急性传染病或急性感染性疾病时，常为急性起病，来势凶猛，限局能力差，病情发展快，变化多端，故应密切观察并及时处理。新生儿及体弱儿严重感染时，常表现反应低下，常无定位症状和体征，应给予注意。

（七）诊治特点　各年龄段小儿患病种类、临床表现各有特点，故诊断时应重视年龄。如惊厥，在新生儿时多考虑产伤、窒息、颅内出血或先天异常引起；6 个月以内婴儿应考虑有无婴儿手足搐搦症和中枢神经系统感染；6 个月～3 岁的小儿要考虑是否高热惊厥或中枢神经系统感染。年长儿如无热惊厥以癫痫多见。小儿免疫力低，调节能力也差，除针对主要疾病进行治疗外，还应注意治疗并发症和并存疾病，以及支持治疗。

（八）护理特点　对健康和患病小儿护理的内容和时间均较成人为多。小儿特别要注意安全问题，并应进行教育。护士要细致和系统地观察病情，获得准确资料，有助于医生做出正确诊断。对某些疾病，如麻疹、水痘等，护理对预后起到决定性作用。

（九）预后特点　小儿病情变化快，一方面代谢旺盛生命力强，如治疗合理及时，功能恢复快；另一方面免疫力低疾病限局差，病情可急剧恶化，甚至猝死。所以儿科医护人员必须严密注视患儿病情变化，促使病情向好的方面转化。

第三节　儿科护士的素质要求

一、有高尚的道德品质

（一）要有高度责任感　年幼的儿童不能很好地表达痛苦和要求。护士应细致观察、考虑周到负责，态度和蔼可亲、耐心体贴，才能及时发现病情变化，减轻患儿痛苦。

(二) 要尊重和热爱儿童　儿科护士要有一颗爱心，对小儿一视同仁，言而有信，尊重小儿的人格。在小儿面前注意仪表和谈吐，严于律己，以身作则。

二、有丰富的知识

儿科护士要有小儿的生理、病理知识，护理的知识和技能，儿童预防保健知识，儿童营养学知识，儿童心理学和教育学的知识，以及一般的自然科学、文学艺术修养，满足小儿好奇心和对其进行知识、品德教育以及健康教育。

三、要有沟通的技巧和获取新信息的能力

儿科护士必需善于观察小儿的表情、手势、哭闹及体征，懂得不同年龄的小儿的身体语言、动作语言和口头语言的意义。及时发现病情的变化，满足他们的需要，解除他们的痛苦。此外护士还应掌握一定程度的外语和使用计算机的能力，及时获得国内外护理学的最新信息。

第四节　小儿年龄分期

一、胚胎期　妊 2~12 周，从受精卵分化开始，直到大体成形，形成外、中、内 3 个胚层。母亲感染、用药、受到射线照射可引起胚胎发育障碍。

二、胎儿期　妊 12 周至胎儿娩出。此期胎儿生长迅速，母亲的营养、疾病会影响胎儿发育。

三、新生儿期　从出生脐带结扎开始至生后 28 天为新生儿期。经历了解剖、生理的巨大变化，此期早产儿、小于胎龄儿、产伤、窒息、先天畸形和感染等较多见，死亡率较高(约占婴儿死亡率的 2/3)，尤其是生后 7 天内。

围产期又叫围生期，国内采用的定义是指胎龄满 28 周至生后 7 天。包括胎儿晚期、娩出过程和新生儿早期，是生命经受巨大的变化和遭遇最大危险的时期。

四、婴儿期　出生后到 1 周岁为婴儿期，又称乳儿期。此期生长发育最迅速，需要的热量和营养素高，易出现营养缺乏。抗病能力较差，易患感染性疾病，中枢神经系统发育尚未成熟，遇到不良刺激时，易发生惊厥。

五、幼儿期　又叫学步期，指 1~3 岁的小儿。体格发育和中枢神经系统发育都渐次减慢，但语言、动作和心理方面有明显发展，此期小儿前囟闭合、乳牙出齐、学会控制大小便。

六、学龄前期　3 至 6~7 岁的小儿。生长发育速度变慢，语言及动作能力提高较快，活动范围扩大，与外界环境的接触日渐增多。免疫反应性疾病如肾炎开始增多，由于喜模仿又缺乏经验，易发生意外伤害事故。

七、学龄期　6~7 岁至 12~13 岁，儿童进入小学学习，智力发展更成熟，控制、理解、分析、综合能力增强，是学文化、长知识的重要时期。

八、青春期　女孩从 11~12 岁开始到 17~18 岁，男孩从 13~14 岁开始至 18~20 岁。此期特点是生长发育旺盛，体重、身高大幅增加，第二性征逐渐明显，生殖器官迅速发育、日趋成熟，女孩出现月经，男孩发生遗精，并经历了复杂的生理和心理变化。

第五节 儿科医疗机构及管理的特点

儿科医疗机构组织和设备应根据小儿特点，合理安排，儿科医疗机构应设小儿科门诊、急诊及病房三大部分。

一、儿科门诊

（一）儿科门诊的设置及要求

1. 预诊处 设于医院大门附近或儿科门诊的入口处。进行初检，及时检出传染病者；区分病情轻重缓急，及时抢救危重患儿。

2. 挂号处 经过预诊后，非传染病患儿凭预诊室挂号条交费挂号。

3. 候诊室 环境舒适、宽敞、空气流通，有足够的候诊椅，可设1～2张小床，以备患儿换尿布时用，室内应有卫生宣教画栏、各式模型，及时向家长和患儿进行宣教。

4. 诊查室 应设单间诊室，内设诊查床、诊查桌、椅及洗手设备。

5. 隔离室 应有多间小室，供不同种类传染病就诊用。备用隔离衣、专用检查用具、洗手及消毒设备。每个隔离室的出口，最好直通街道或传染病房。

6. 治疗室 有各种治疗设备，可进行常规治疗。

7. 化验室 应设在诊查室附近。

8. 药房与收费处 可设于门诊出口处，方便家长交费取药。

9. 饮水处 供应热水，备一次性使用水杯。

10. 小儿专用厕所 有小儿使用特点，备便盒、尿瓶，为留标本使用。

（二）儿科门诊护理管理

1. 组织管理 护士应做好组织工作，合理安排医生诊治，做好咨询工作。

2. 卫生宣教 候诊时做好卫生宣教，如常见病的预防和护理、婴儿喂养等。

3. 病情观察 在候诊中，护士应经常巡视，发现患儿病情变化及时处理。

4. 合理排班 根据季节的特点安排各班次人力，适应就诊患儿需要。

5. 预防交叉感染 及时发现传染病患儿，及早隔离，避免交叉感染，严格执行无菌操作及消毒工作。

6. 收治患儿 因病情需住院治疗的患儿，由护士与住院处联系收入院治疗，病情危重者，待病情稳定后护送入病房，确保患儿安全。

二、儿科急诊

急诊室护士应有敏锐观察力和判断力，对危重患儿应先抢救后挂号，先用药后交费。病危患儿可让其提前诊治。急诊室24h接诊。

（一）急诊室的设备

1. 抢救室 设抢救床1～2张，并带有活动床档及约束带等。另备远红外线辐射式抢救台作小婴儿抢救用。备用急救车、药品、检查用具、特护记录、气管插管、气管切开包、呼吸机、静脉输液器、吸引装置、洗胃用具、心电监护仪、氧饱和度测定仪等。

2. 治疗室 有各种治疗设备、药品、护理用物。

3. 观察室 设病床及常规抢救设备，有条件可备各种监护仪和暖箱。

4. 设分诊台、药房、化验室、收费处等，以方便病人。

（二）小儿急诊护理管理

1. 急诊室护士素质　应熟练掌握抢救技术，有责任心，良好的医德，敏锐的观察力和坚强的抢救意识，较强的组织能力。

2. 护士要坚守岗位，随时巡视观察患儿病情，做好抢救设备和物资管理工作。

3. 建立小儿各种急症抢救常规和护理流程，提高效率。建立中毒急救卡片，以备急救时查找。

4. 医嘱处理　抢救时口头医嘱要复述，并在执行后及时认真地记载，详细记录处理出入量及生命体征的变化。

5. 防止交叉感染　对隔离患儿按隔离要求进行护理。

6. 患儿登记　经过急诊或观察室住院的患儿均应登记，以便追踪总结。

三、儿科病房

（一）儿科病房特点　基本按科别区分收治患儿。综合医院的儿科病房主要收治小儿内科患儿。儿科病房应按年龄分为新生儿室、婴儿室、幼儿室和儿童室。此外还可分为非感染病室和不同的感染病室、急性期和恢复期病室，防止交叉感染。根据不同的生理、心理特点，对不同年龄段患儿进行系统、全面的整体护理。

（二）儿科病房的设置

1. 出入院处置室　入院病儿在此根据病情先行洗澡、擦浴或免浴，有虱子者先作灭虱处理，测量体重和体温，更换住院服装后送入病房。出院时换上自家的衣服，由家长携带出院。

2. 病室　大病室容纳5～6张床，小病室为1～2张床，以便隔离观察或重危病儿使用，病床间隔距离为1m。有条件者，学龄以上儿童男、女应分室居住，应有床档以防意外，每间病室应有洗漱和照明设备。还可设立母婴同室及温馨病房。

3. 医护办公室　应设在病房中央，靠近危重患病室，通过玻璃间隔随时观察各病室情况。

4. 游艺室　在病房的一端，布局适合儿童特征。

5. 配膳室与配奶室。

6. 治疗室　一般为两间相通，一为处置室，一为操作室，以备各种输液、注射治疗或各种穿刺使用，利于无菌操作。

7. 卫生间、浴室、厕所均应适合小儿使用。

（三）儿科病房管理要求

1. 环境管理　①装饰与布置：病房色彩明快，气氛欢快、活泼，适合儿童心理；②温度与湿度：儿科病房内应设温湿度计根据需要调置；③照明与噪音：婴幼儿及危重患儿室内光线应充足便于观察与护理，病情稳定恢复期年长儿夜间室内光线宜暗，以保证休息与睡眠。病房平日应保持安静。

2. 患儿的生活、饮食、衣着皆由医院供应　饮食要考虑对疾病的治疗作用和生长发育的需要，食具应选择易清洗消毒又不易破碎的种类。患儿的被服应用布制做，便于洗涤消毒，衣服样式简单，以浅色为宜。

3. 防止交叉感染　①不同病种小儿尽量分室收治，同病种急性期与恢复期应尽量分开；②工作人员应戴帽子、口罩、穿工作服，接触病人前后应洗手，有呼吸道感染者，不宜护理病儿；③严格执行隔离消毒和探视陪住制度。

4. 传染病的管理　一般儿科病房不收治麻疹、腮腺炎等传染病，一旦发现除应转传染病院外，对曾接触过该病人的易感儿应酌情做被动免疫，对病区做消毒处理，在检疫期间不收该传染病的易感儿。

5. 预防意外　①环境安全：防坠窗、坠床、触电；②防止烫伤；③防止气管异物；④防止利器致伤；⑤妥善保管药品；⑥严格执行查对制度，治疗时要有一定的约束和固定技巧，以防意外发生；⑦防止患儿私自外出发生意外或走失。

6. 家属管理　定期召开家属会，进行健康教育和宣传各项规章制度，同时听取病人及家属意见，改进工作。哺乳的母亲，应穿哺乳衣，专人专用。

强化练习题

一、名词解释

1. 新生儿期
2. 围产期
3. 婴儿期
4. 幼儿期
5. 学龄前期
6. 学龄期
7. 青春期

二、填空题

1. 相同的致病因素在不同年龄的机体引起不同的病理变化，如肺炎链球菌在婴儿的肺部感染多是引起__________，而在年长儿则多发生__________。
2. 小儿体液免疫不健全，新生儿只能从母体获得__________，而缺乏________和________，易患呼吸道及消化道感染。
3. 对儿科护士的基本素质要求：①__________，②__________，③__________。
4. 青春期指女孩从__________岁开始到__________岁；男孩从__________岁开始至__________岁。
5. 新生儿期是从__________到__________。
6. 婴儿期是从__________到__________，又称__________。
7. 幼儿期是从__________到__________，又称__________。
8. 围产期是从__________到__________。

三、选择题

（一）单选题

1. 胎儿期是指
   A. 受精后的39周
   B. 受精后的38周
   C. 受精后的270天
   D. 从受精到分娩前约40周

E. 受精后的28周

2. 新生儿期是指

A. 从出生后脐带结扎到整28天

B. 从出生后脐带结扎到整30天

C. 从出生后脐带结扎到整1个月

D. 从出生后胎儿娩出到整28天

E. 从出生后胎儿娩出到整1个月

3. 婴儿期是指

A. 出生后到1岁

B. 出生后到2岁

C. 出生后到10个月

D. 出生后28天到1周岁

E. 出生后28天到10个月

4. 小儿生长发育最快时期为

A. 新生儿期

B. 婴儿期

C. 幼儿期

D. 学龄前期

E. 学龄期

5. 在妊娠哪一时期，对母亲的不利因素最容易造成胎儿畸形？

A. 妊娠2~12周

B. 妊娠12~20周

C. 妊娠20~28周

D. 妊娠28~34周

E. 妊娠34~40周

6. 小儿最易发生意外伤害的年龄为

A. 新生儿期

B. 幼儿期

C. 婴儿期

D. 学龄前期

E. 学龄期

7. 儿科门诊预诊检查的方法主要为

A. 血常规化验

B. 尿常规化验

C. 胸透

D. 问诊、望诊及简单的体格检查

E. 心电图

8. 门诊护理管理包括

A. 护士应做好组织管理，使诊治工作有条不紊地进行

B. 严格执行无菌操作及消毒工作

C. 宣传育儿法和疾病护理知识

D. 严格三查七对，防止差错事故的发生

E. 以上都正确

9. 对危重患儿的就诊程序应是

A. 先抢救

B. 先挂号

C. 先预诊

D. 先量体温

E. 先化验血常规

10. 儿科急诊抢救质量最主要的要素是

A. 医疗技术

B. 药品

C. 仪器设备

D. 人

E. 时间

11. 小儿病房的安全设施包括

A. 小儿床加床栏，栏杆的高度、杆与杆的距离合适

B. 窗户应加护栏，防患儿爬窗发生意外

C. 暖气片加防护罩，以防碰撞或烫伤

D. 保温瓶、茶杯应放于患儿不能触及处

E. 以上都正确

12. 幼儿期的特点不包括

A. 体格生长发育速度较婴儿期减慢

B. 中枢神经系统发育也渐次减慢

C. 言语、动作及心理方面发展较慢

D. 前囟闭合，乳牙出齐

E. 能控制大小便

13. 儿科门诊设预诊处的目的不包括

A. 能使诊治工作顺利而有秩序地进行

B. 及早发现和隔离传染病以预防交叉感染

C. 及早发现危重患儿，使之得到及时抢救

D. 协助家长鉴别患儿所需诊治的科别

E. 及时做出正确诊断

14. 下列哪项不属于急诊范围？

A. 高热、惊厥

B. 呼吸困难、紫绀
C. 吐泻伴脱水
D. 食欲不振
E. 急性中毒
15. 新生儿病室的适宜温度是
A. 18℃~20℃
B. 20℃~22℃
C. 22℃~24℃
D. 24℃~26℃
E. 16℃~18℃
16. 婴儿病室的适宜温度是
A. 18℃~20℃
B. 20℃~22℃
C. 22℃~24℃
D. 24℃~26℃
E. 16℃~18℃

(二) 多选题

1. 新生儿的保健护理重点为
A. 保温
B. 合理喂养
C. 注意清洁、隔离
D. 预防感染
E. 维持呼吸
2. 婴儿期保健护理重点是
A. 提倡母乳喂养
B. 及时、合理添加辅食
C. 预防呼吸道和消化道感染
D. 进行计划免疫预防接种
E. 培养卫生习惯

四、问答题

1. 试述小儿生理特点对疾病诊断的影响。
2. 试述小儿病理特点对疾病发生的影响。
3. 试述小儿免疫特点。
4. 试述小儿疾病特点。
5. 对小儿进行护理时有何特点?
6. 试述儿科护士的素质要求。
7. 普通儿科病房如遇到传染病患儿应如何处理?
8. 儿科病房如何预防小儿发生意外伤害?

参考答案

一、名词解释

1. 新生儿期：从出生脐带结扎开始至生后28天为新生儿期。
2. 围产期：是指胎龄满28周至生后7天。
3. 婴儿期：出生后到1周岁为婴儿期，又称乳儿期。
4. 幼儿期：又叫学步期，指1~3岁的小儿。
5. 学龄前期：是指3至6~7岁的小儿。
6. 学龄期：是指6~7岁至12~13岁。
7. 青春期：是指女孩从11~12岁开始到17~18岁，男孩从13~14岁开始至18~20岁。

二、填空题

1. 支气管肺炎　大叶性肺炎
2. IgG　IgM　IgA

3. 有高尚道德品质　有丰富的知识　有沟通技巧和获取新信息的能力
4、11～12　17～18　13～14　18～20
5. 出生脐带结扎　满28天
6. 出生　满1岁　乳儿期
7. 1岁　3岁　学步期
8. 胎龄满28周　生后7天

三、选择题

（一）单选题

1.D　2.A　3.A　4.B　5.A　6.B　7.D　8.E
9.A　10.D　11.E　12.C　13.E　14.D　15.C　16.B

（二）多选题

1.ABCD　2.ABCD

四、问答题

1 .小儿生理特点对疾病诊断的影响　新生儿时期小儿各系统、器官的功能尚未完善，随着年龄的增长神经、消化、呼吸、心、肾、肝等各系统器官的功能也逐渐成熟。当其功能尚未成熟时易患某些疾病，如婴儿容易发生水电解后紊乱。不同年龄小儿有不同的生理生化指标，掌握其特点才能做出正确诊断和处理。

2. 小儿病理特点对疾病发生的影响　由于小儿发育不够成熟，对致病因素的反应与成人有很大差异，相同的致病因素在不同年龄的机体引起不同的病理变化。如肺炎链球菌所引起的肺部感染，在婴儿多是支气管肺炎的病理变化，而在年长儿和成人则发生大叶性肺炎；维生素D缺乏时婴儿患佝偻病，而成人则患软骨病。

3. 小儿免疫特点　小儿皮肤、粘膜薄嫩，淋巴系统发育未成熟，体液免疫和细胞免疫均未健全，防御能力差。新生儿只能从母体获得抗体IgG（被动免疫），而缺乏IgM和SIgA，所以易患革兰阴性细菌感染及呼吸道和消化道感染。从母体得到的被动免疫在生后3～5个月逐渐消失，而主动免疫IgG要到6～7岁才能达到成人水平。其他体液因子如补体、催化因子的活性和白细胞的吞噬能力都较低。

4. 小儿疾病的特点　小儿的疾病种类与成人有很大的不同，患先天性、遗传性疾病和感染性疾病较成人多见。小儿心血管疾病以先天性心脏病多见，而成人则以动脉粥样硬化常见。对于肿瘤，小儿多见急性白血病、神经母细胞瘤等，而成人则以恶性肿瘤为多。

年幼儿患急性传染病或急性感染性疾病时，常为急性起病，来势凶猛，限局能力差，故易并发败血症，常伴有呼吸、循环衰竭、中毒性脑病和水、电解质紊乱。病情发展快、变化多端，故应密切观察，及时处理。新生儿及体弱儿严重感染时，常表现为各种反应低下，并常无定位症状和体征。

5. 对小儿进行护理时的特点　对健康和患病小儿护理的内容和时间均较成人多。小儿好动、好奇、模仿性强，但缺乏经验，所以需特别注意安全问题。在护理中进行教育，这对小儿的心理发展和学习有很大的作用。护士对病情细致和系统地观察能获得重要资料，有助于医生做出正确诊断。对某些疾病，如麻疹、水痘、腮腺炎，护理对预后起到决定性作用。

6. 儿科护士的素质要求　有高尚的道德品质，要有高度责任感和尊重热爱儿童；有丰富的知识，掌握小儿生理、病理知识，心理学知识，护理的知识和技能，有一般的科学和艺术修养；要有沟通的技巧和获取新信息的能力。

7. 一般儿科病房不收治麻疹、猩红热、腮腺炎、百日咳等传染病，如一旦发现病儿，除应转送传染病院外，对曾接触过传染病人的易感儿应酌情做被动免疫，对病区做消毒处理，在检疫期间不收这种传染病的易感儿。

8. 儿科病房预防小儿意外伤害要注意以下几方面：
(1) 环境安全：窗户及纱窗要有插销，一定要关好不允许病人开纱窗，以防坠窗。儿科所有床应有床档，床档高度以患儿不能跨越为宜，随时扣好，以防婴儿坠床，特殊病人适当约束以保安全。

电源应放小儿不能接触之处，儿科不宜使用台扇立扇，必要时安装壁扇，要放置高处。暖气装置应有防护罩，以免烫伤。

病房阳台护栏要高过小儿肩部，一层病房的窗户外应加护栏，凡下地活动小儿，不能单独到阳台或楼梯外玩耍，以防发生意外。
(2) 防止烫伤：用热水袋保温时，水温以50℃为宜，但应加布套，不能直接接触患儿皮肤，对新生儿、危重病儿更应慎用，其他热水瓶、热锅，应距离儿童较远，并加保护措施。热水、热汤、奶、饭等不宜让较小儿童自己取用以免引起烫伤。
(3) 防止气管异物：小儿进食时，不要边走边吃或说笑吵闹，吃东西时不宜进行注射治疗，喂奶喂药应抱起或坐起或侧卧以免呛咳吸入气管，喂后应观察片刻方可离开。

对于各种豆类、花生米、硬币、用口表测体温均可能误咽，造成事故，故应妥善保管。
(4) 免受伤害：禁止小儿玩刀剪、筷子、玻璃制品等尖锐东西。
(5) 妥善保管药品：药品应放在柜内，口服与外用药严格分开，以免误服，消毒剂应放置安全处妥善保管，药柜应加锁，剧毒药单独加锁保管。
(6) 严格执行查对制度，防止医疗差错事故发生，给患儿做各种治疗时，要有一定的约束和固定技巧，以防脱针、断针等意外发生。
(7) 其他：要防患儿私自外出，以免发生意外或走失，患儿离开病区外出时应有工作人员带领。

（洪黛玲　李淑英）

第二章　儿科基础知识

内 容 提 要

第一节　生长发育

一、生长发育的一般规律

生长是指小儿整体和各器官的长大，表示机体在量方面的增加；发育是指细胞、组织、器官功能的成熟和机体能力的演进，表示质方面的变化。

小儿生长发育的规律：①生长发育的连续性和阶段性；②各系统器官发育的不平衡性；③生长发育的顺序性；④生长发育的个体差异性。

二、影响生长发育的因素

影响生长发育的主要因素包括：遗传因素、性别、营养、孕母状况、环境和疾病等。

三、体格的发育

（一）体重　为各器官、组织和体液的总重量。出生平均体重为3kg。生后1周内可有生理性体重下降。前半年是生长发育的第1高峰；3～5个月时体重是出生时的2倍（6kg），1周岁时增至3倍（9kg），2岁时体重4倍于出生体重（12kg）。1岁以内小儿体重的推算公式如下：

1～6个月：体重（kg）＝出生体重（kg）＋月龄×0.7（kg）

7～12个月：体重（kg）＝出生体重（kg）＋6×0.7（kg）＋（月龄－6）×0.4（kg）

2岁后到12岁前体重推算公式如下：

体重（kg）＝（年龄－2）×2（kg）＋12（kg）＝年龄×2（kg）＋8（kg）

12岁以后为青春发育阶段，是生长发育的第2次高峰，个体差异较大。

（二）身长（高）　身长指从头顶至足底的全身长度。身长的增长出现婴儿期和青春期两个增长高峰。新生儿出生时平均为50cm，6个月时达65cm，1周岁时75cm，2周岁时85cm。2～12岁可按下列公式推算：

身长（cm）＝年龄×7＋70（cm）

（三）坐高　指从头顶至坐骨结节的长度。出生坐高为身高的66%，以后下肢增长比躯干快，4岁时坐高为身长的60%，6～7岁时小于60%。

（四）头围　经眉弓上方、枕后结节绕头1周的长度为头围。出生时平均为34cm，6个月44cm，1岁46cm，2岁48cm，5岁50cm，15岁54～58cm。头围反映脑和颅骨的发育程度。

（五）胸围　沿乳头下缘水平绕胸一周的长度为胸围。出生时平均为32cm（较头围小1～2cm）。1岁后胸围大于头围。

（六）腹围　平脐（小婴儿以剑突与脐之间的中点）水平绕腹1周的长度为腹围。患腹部疾病如有腹水时需测量腹围。

（七）皮下脂肪　皮下脂肪的厚薄反映小儿营养状况的好坏。

四、骨骼和牙齿的发育

（一）骨骼的发育

1.颅骨的发育　前囟出生时约1.5～2cm，至1～1½岁闭合。后囟出生时很小或已闭合，最迟于生后6～8周闭合。颅骨缝约于3～4个月闭合。

2.脊柱的发育　新生儿时脊柱仅轻微后凸，3个月能抬头时出现颈椎前凸，6个月会坐时呈胸椎后凸，1岁能行走时出现腰椎前凸。

（二）牙齿的发育　乳牙共20个，约自6个月起（4～10个月）开始萌出，2～2岁半出齐。6岁左右开始出恒牙，即第1磨牙长在第2乳磨牙之后。7～8岁开始，乳牙按萌出顺序逐个脱落换之以恒牙。

五、神经系统的发育

出生时脑重约370g，7岁时已接近成人脑重约1500g。大脑皮质的神经细胞于胎儿5个月开始增殖分化，3岁时基本分化完成，8岁时接近成人。神经纤维到4岁时才完成髓鞘化。故婴儿时期神经冲动传入大脑，不仅慢，而且易泛化。小儿大脑组织耗氧较大，基础代谢状态下，小儿脑耗氧占总耗氧量的50%，而成人仅为20%。

脊髓的发育在出生时已较成熟，脊髓的成长和运动功能的发育相平行。

初生婴儿具有的觅食、吸吮、握持、拥抱等无条件反射，以后逐渐消失。2岁以下小儿巴彬斯基等病理反射阳性可为生理现象。

六、感知觉的发育

（一）视觉（视感知）　新生儿在15～20cm范围内视觉最清晰。2个月起可协调地注视物体，3个月头眼协调较好，4～5个月开始能认识母亲，5～6个月可以注视远距离的物体。1 1/2～2岁两眼调节好。

（二）听觉（听感知）　新生儿出生数天后，听力已相当良好。3个月出现定向反应；6个月可区别父母声音；8个月开始区别语言的意义；1～2岁能听懂简单的吩咐；3岁后能更为精细地区别不同声音；4岁听觉发育完善。

（三）嗅觉和味觉　新生儿的嗅觉和味觉出生时已基本发育成熟。4～5个月的婴儿对食物味道的微小改变很敏感。

（四）皮肤感觉　包括触觉、痛觉、温度觉和深感觉。新生儿的触觉已很敏感。痛觉出生时已存在。温度觉也很灵敏。2～3岁时小儿能区分物体的大小、软硬和冷热等。5岁时能分辨体积相同重量不同的物体。

（五）知觉　知觉是人对事物的综合反映。5～6个月时随动作的发展及手眼的协调动作，逐步了解物体各方面的属性。小儿1岁末开始有空间和时间知觉；3岁能辨上下；4岁辨前后；4～5岁开始有时间概念，5岁能辨自身的左右。

七、运动功能的发育

胎动为小儿最初的运动。婴儿运动功能日臻完善，包括粗动作和细动作的发育。粗动作包括颈肌和腰肌的平衡性活动，细动作指手的精细捏弄动作。粗动作发育过程可归纳为："二抬四翻六会坐，七滚八爬周会走"（数字代表月龄）。

八、语言的发展

语言发展经过发音、理解和表达3个阶段。

（一）语言准备阶段（初生～1岁）　1～2个月开始发喉音，2个月发元音，6个月时出现辅音，7~8个月能发出“爸爸”、“妈妈”等语音，10个月有意识叫“爸爸”、“妈妈”。

（二）理解语言阶段（1~1½岁）小儿通过其他感觉与听觉的联系逐步理解一些日常用语和特定的称呼。

（三）表达语言阶段（1½~3岁）小儿先说单词，后组成句子；先会用名词，尔后用代名词、动词、形容词、介词等；从讲简单句到复杂句。

九、生殖系统的发育

青春期分为3个阶段：①青春前期：女孩9~11岁，男孩11~13岁开始，延续2~3年，体格生长突然增快，出现第二性征；②青春成熟期：一般持续3~4年，体格生长达高峰，第二性征全面出现，性器官成熟，出现月经或遗精；③青春后期：女孩17~21岁，男孩19~24岁，一般约为3~4年，生殖系统已发育成熟如成人，体格生长停止。

十、小儿心理发展过程和特征

（一）注意力与记忆力的发展　婴儿时期以无意注意为主。幼儿期和学龄前期小儿仍以无意注意为主。5~6岁后才能较好地控制其注意力，但时间较短。11~12岁后注意力的集中性和稳定性提高，范围也不断扩大。

记忆包括识记、保持和回忆。回忆又可分为再认和重现。5~6个月的婴儿能再认母亲和亲近的人，但不能重现，1岁以后才有重现。幼儿期再认的能力增强。学龄前期小儿对感兴趣的事物较易记忆。学龄期儿童有意记忆能力增强。

（二）认知能力的发展　认知是指获得和使用知识。出生至2岁小儿通过与周围事物的感觉运动性接触来认识世界。2岁至7岁小儿开始使用语言等符号记忆和储存信息。学龄期儿童以具体形象思维形式为主，尚不能演绎推理。青少年逐渐学会综合、分析、分类、比较等思维方法，既能具体地、也能抽象地思考事物。

（三）情绪、情感的发展　情绪是人们从事某种活动时产生的兴奋心理状态，较短暂而外显。情感是人的需要是否得到满足时所产生的一种内心体验，持续时间长而不甚外显。婴幼儿情绪表现常为时间短暂，反应强烈，易变化，易冲动，外显而真实。随年龄增长情绪反应渐趋稳定。学龄前期小儿已能有意识地控制自己情感的外部表现。应培养儿童良好、稳定的情绪和情感，促进其心智发展和良好品德的形成。

（四）性格的发展　爱瑞克森的心理社会发展理论把人的一生分为8个心理社会发展阶段，小儿时期占5个阶段。

1. 信任－不信任期（婴儿期）　发展任务是与照顾者（父母）建立起信任感。

2. 自主－羞愧或疑虑期（幼儿期）　此期顺利发展的结果是自我控制和自信感。

3. 主动－内疚期（学龄前期）　如儿童被给予更多的自由和机会去创造和实践，儿童的自主感就可得以增强。

4. 勤奋－自卑期（学龄期）　此期顺利发展的结果应是学会与他人竞争和合作，学会守规则。

5. 自我认同－角色紊乱期（青春期）　此期发展任务是建立一种自我认同感。

（五）游戏的发展　通过游戏儿童能够学习知识，认识世界，处理环境中的人、事、物的关系。各年龄阶段游戏的形式各有自己的特点。

选择玩具时要注意：①适应孩子的年龄及其生长发育的需要；②玩具的安全性；③玩具应易洗、耐用、易抓握、大小和重量适宜等。

游戏的价值与功能包括促进儿童的感觉运动发展、智力发展、社会化、创造性、自我认同和道德发展，并且具有重要的治疗性作用。

第二节　小儿营养与喂养

一、小儿的营养需要

小儿时期合理及充足的营养是保证体格生长和智力发育的必要的物质基础。小儿营养物质代谢的特点和需要量如下：

（一）能量

1. 基础代谢所需　婴幼儿时期基础代谢相对较高，所需能量约占总需要能量的50%～60%，约为每日230kJ/kg（55kcal/kg），随着年龄增长而逐渐减少。

2. 生长发育所需　小儿特有的能量需要，生后第一年和青春期是生长发育的两个高峰，能量的需要都大增，如供给不足，则生长发育延迟或停滞。婴儿期用于生长发育的能量为每天126～167kJ/kg（30～40kcal/kg），占总需要能量的25%～30%。

3. 食物的特殊动力作用　指摄入和吸收食物时，可使机体的代谢增加超过基础代谢率，摄入蛋白质、脂肪和碳水化合物时，分别使代谢增加39%、4%和6%。婴儿此项能量所需约占总能量的7%～8%，年长儿仅占5%。

4. 活动所需　此项所需与小儿身体大小、活动强度、持续时间有关，个体差异较大，婴儿相对较少，每日约需62～84kJ/kg（15～20kcal/kg），12～13岁时约每日126kJ/kg（30kcal/kg）。

5. 排泄损失能量　食物在体内不能完全消化吸收，残余部分排出体外，损失部分能量，此项约占摄入量的10%，腹泻时丢失增加。

以上所列为平均数，个体之间尚存在一定的差异。

（二）蛋白质　是用于机体的生长、组织的修复和保证生理功能的重要物质，当摄入的热量不足时也作为能量来源。不同的蛋白质含有不同的氨基酸，其中在人体内不能合成，必需由食物供给的氨基酸称为必需氨基酸。含必需氨基酸种类和数量多的，配合比例合适，又易于消化的蛋白质为优质蛋白质。一般动物蛋白优于植物蛋白，尤以乳类和蛋类为优；大豆蛋白由于富含赖氨酸优于一般谷物。婴幼儿时期生长发育旺盛，处于正氮平衡，需要蛋白质相对多。

（三）脂肪　主要由甘油和脂肪酸组成，是主要供能的营养素，也是人体组织细胞的重要成分，脂肪食物中还含有脂溶性维生素A、D、E、K。某些脂肪酸在人体内不能合成，必需从食物中摄取，称为必需脂肪酸，如亚油酸、亚麻酸等。植物油中必需脂肪酸较动物油脂多。婴幼儿每日总能量应有30%～35%来自脂肪。

（四）碳水化合物　碳水化合物（糖类）是人体最重要的供能营养素，还可促进其他营养素的代谢。每日由糖类供给的能量约占总能量的45%～60%，糖类经消化分解，最终成为葡萄糖，作为机体能量来源，或作为糖原或体脂储存。

糖类包括单糖、双糖和多糖。多糖中的纤维素和果胶虽不能被人体吸收，但在肠道中可刺激消化液的产生，促进肠道蠕动，因此也是一种营养物质。

（五）维生素和矿物质　维生素和矿物质在体内虽不能供能，但参与酶系统活动或作为其辅酶，对调节体内各种代谢过程和生理活动、维持正常生长发育极重要。维生素需要量虽很少，但大多不能在体内合成，必需从食物中获得。维生素可分为脂溶性维生素（维生素

A、D、E、K）及水溶性维生素（B 族维生素和维生素 C）两大类，前者可储存在体内，不需要每天供给，过量可引起中毒；后者不能储存在体内，需每天供给，不足会迅速发生缺乏症状，过量会排出体外，不引起中毒。

矿物质（无机盐、灰分）是人体重要的组成物质。钙、磷、钠、钾、氯、镁、硫等为常见的元素，微量元素有铁、锌、铜、锰、铬、钴、硒、氟、碘、硅等为人体所必需。钙、磷是构成骨骼的主要成分，钙还与维持神经肌肉的正常生理功能有关，钠、钾、氯调节人体渗透压、水和电解质及酸碱平衡；铁缺乏时引起机体缺铁和小细胞性贫血，体格和智力发育也受影响；锌为不少酶的组成成分，缺乏时免疫力低下、食欲差、发育受阻、身材矮；碘为甲状腺素 T_3、T_4 的主要成分，缺乏时引起单纯性甲状腺肿和地方性克汀病。

（六）水　婴儿体内水分占体重的 70%～75%，较成人（60%～65%）高。小儿生长发育旺盛，需水量也多。水的需要量决定于能量的需要，一般婴儿每日需水约 150ml/kg，1～3 岁幼儿每日需水约为 110ml/kg，以后每 3 年减少 25ml/kg。

二、婴儿的喂养

（一）母乳喂养　母乳是婴儿尤其是 6 个月以下婴儿最适宜的天然食品。

1. 母乳的成分　产后 5～7 天内的乳汁为初乳，质稍稠而带黄色，含脂肪少而球蛋白较多，微量元素和免疫物质也多。过渡乳指产后 7 天到满月的母乳，含脂肪最多，蛋白质与矿物质逐渐减少。成熟乳为第 2～9 月的乳汁，分泌量多，营养成分适当。晚乳指第 10 个月以后的乳汁，分泌量少，营养价值下降。

2. 母乳喂养的优点

（1）成分构成合适：所含蛋白质、脂肪、糖的比例适当为 1:3:6，符合小儿的消化能力和生长发育的需要。钙磷比例（2:1）适宜，易于吸收。

（2）易消化、吸收和利用：母乳白蛋白多而酪蛋白少，在胃内形成的凝块小。脂肪中含不饱和脂肪酸多，又有较多的解脂酶，有利消化吸收。糖类含乙型乳糖，利于双歧杆菌生长。

（3）母乳缓冲力小，对胃酸的中和作用弱，对消化有利。

（4）母乳具有增进婴儿免疫力的作用，母乳含有 SIgA、较多乳铁蛋白，还有巨噬细胞、T 淋巴细胞、B 淋巴细胞、补体、溶菌酶及双歧因子等可抑制大肠杆菌和白色念珠菌生长。

（5）母乳的量随小儿的生长而增加，温度和泌乳速度也适宜，不易污染，直接喂哺，经济方便。

（6）母乳喂养有利于促进母子感情，便于母亲观察小儿变化和照顾护理；也有利于母亲产后子宫的恢复。

3. 母乳喂养的方法

（1）时间：正常足月新生儿，出生半小时内即可让母亲喂奶，最晚不超过出生 2h。每次哺乳约 15～20min。最好产后母婴同室，乳量会逐渐增多。起初一二个月可按婴儿需要随时喂。以后可每 2～3h 喂一次，逐渐延长到 3～4h 一次，夜间逐渐停一次，每昼夜共 6～7 次。4～5 个月后可减至每日 5 次。

（2）方法：哺乳前乳母先为小儿换尿布，清洗双手，拭净乳头，将小儿抱于怀中哺喂。哺乳应先吸空一侧乳房，再吸另一侧乳房，下次哺乳从未吸空的一侧开始。哺乳后把婴儿抱起，轻拍其背，使吞下的气体从口中排出，避免溢奶。

4. 断奶　最好在春、秋季天气凉爽，小儿健康时开始进行，一般在 10～12 个月完全断奶，最迟不晚于一岁半。

5. 母乳喂养的注意事项

(1) 母乳喂养的禁忌证：①母亲患有急、慢性传染病；②母亲患有严重疾病和慢性消耗性疾病；③母亲再次妊娠；④母亲患乳腺炎或乳头皲裂，患侧乳房应暂停哺乳，待治愈后可继续哺乳。

(2) 乳母应注意精神愉快、营养丰富、睡眠充足，不饮酒、不吃辛辣食物，不随意服药，不偏食，适当增加食量和饮水量，以保证泌乳量。

(3) 不要让婴儿含着母亲的乳头睡觉，以免引起窒息和呕吐。

(二) 混合喂养　母乳不足需添喂牛、羊乳或其他代乳品时称混合喂养。

1. 补授法　母乳不足，每次哺母乳后，再补充其他乳品或代乳品。

2. 代授法　一日内有数次完全喂牛、羊乳代替母乳，但母乳不要少于每日3次。

(三) 人工喂养　母亲因各种原因不能哺喂母乳，而选用牛、羊乳或其他代乳品喂养婴儿，称为人工喂养。

1. 常用乳品及其配置方法

(1) 鲜牛奶：来源充足①成分与人乳相仿，在母乳缺乏的情况下可为首选。但牛乳蛋白质以酪蛋白为主，乳凝块较大，不易消化；含不饱和脂肪酸少，又无解脂酶，脂肪球大，消化吸收较难；含乳糖少，含锌、铜亦少，含铁量虽与人乳相近，但吸收率仅为人乳的1/5，且钙、磷的比例不合适，对钙的吸收不利，运输过程又容易被污染。所以食用牛乳时要加5%～8%的糖，要煮沸消毒，1个月以内的婴儿应加水稀释成2/3～3/4牛乳食用，消化力强的婴儿一般在1个月以后即可给全乳。

牛乳量的计算法：婴儿每日需能量按110kcal/kg（460.24kJ/kg），需水量每日150ml/kg。100ml牛乳能产生66kcal（276kJ）热量，含蛋白质3.3g；加糖每克按4kcal计算，全天牛乳量可分5～6次喂哺，两次喂奶之间可喂水（包括温开水、糖水、菜水、果汁等）。

(2) 牛奶制品：①全脂奶粉：按重量1:8或按体积1:4加水可冲调成全牛奶，且较鲜牛奶易消化；②蒸发奶：蛋白质和脂肪经过变化易于消化吸收，常用于新生儿和体弱儿；③人乳化奶粉（配方奶粉）：成分接近于人乳，使用同奶粉。此外还有酸奶、炼乳等。

(3) 羊乳：其成分与牛乳相仿，但它缺乏叶酸，维生素B_{12}也少。婴儿长期食用易引起营养性巨幼红细胞性贫血。

3. 其他代乳品　包括代乳粉、米粉、奶糕、豆浆等。

(四) 辅食的添加

1. 辅食添加的步骤　应逐步按计划添加辅食。

生后半个月　开始服鱼肝油或维生素D制剂，供给维生素D，每日400IU，每月预防量不超过50 000IU，连续服用1～2年。

1个月左右　开始添加果子水或菜水，或口服维生素C每日50～100mg。

4～6个月　可添加蛋黄、菜泥、果泥、米糊、烂粥。

7～9个月　可食用蛋、鱼、肉末、肝泥、碎菜、豆腐、粥、烂面、饼干、馒头片、熟土豆、芋头等。

10～12个月　添加粥、软饭、面条、豆制品、碎菜、碎肉、带馅食品等。

2. 辅食添加的原则　①从少到多；②由稀到稠；③从细到粗；④每次添加一种食物，适应后再添加另一种；⑤应在婴儿健康、消化功能正常时添加新的辅食。

三、1岁以后儿童的饮食

(一) 幼儿的饮食　咀嚼消化功能渐强，食量增加。每日能量约需90~100kcal/kg (377~418kJ/kg)，蛋白质2~3g/kg，每日5~6餐，3顿正餐，食物应以细、碎、软、烂为特点，两次正餐之间可加点心。

(二) 学龄前儿童的饮食　基本上接近成人，避免过于硬、油腻和辛辣刺激性食物，食物要多样化，荤素搭配，每日需能量约80kcal/kg (334kJ/kg) 每日3次正餐，午睡后可加一次点心。

(三) 学龄期儿童的饮食　食物种类与成人相同，每日需能量1600~2400kcal (7~10MJ)；蛋白质要优质够量，每日总量在60~80g，饮食应多样化、荤素搭配、平衡饮食。早餐应吃好吃饱，占总能量的25%~30%，保证学习效率。除3餐外，有条件的可在上午课间加餐一次。

(四) 青春发育期少年的饮食　能量需要个体差异较大，一般每日女孩需2000~2500kcal (8.36~10.45MJ)，男孩需2500~3000kcal (10.45~12.54MJ)。蛋白质每日70~90g，同时注意维生素和钙、铁、碘等微量元素的供给。

四、小儿营养状况的评价（略）

第三节　儿童保健

一、各年龄期儿童保健原则

(一) 胎儿期　从其父母婚前检查做起，家族遗传史调查、防止近亲结婚等；保证孕母有足够的营养，忌烟酒，合理安排生活和工作，注意孕期卫生、预防感染、妊娠高血压综合征等情况；妥善处理孕母存在的心肾疾病、糖尿病、结核病等慢性疾病；孕母避免服用对胎儿有害的药物，避免接触X线和放射性物质；做好围生期监护，以降低异常产、早产、宫内生长迟滞、新生儿窒息和感染等的发生率。

(二) 新生儿期　此期发病率和死亡率都很高，尤其生后第一周是保健重点，建立新生儿家庭访视制度。及时了解小儿健康情况，并进行体检，给予护理、喂养、卫生、生活安排、疾病防治等方面的指导；对早产儿应在保暖、喂养、护理和预防感染方面进行随访和指导。

(三) 婴儿期　保健的重点为：

1. 喂养　提倡母乳喂养，对于人工喂养和混合喂养儿给予指导。

2. 生长发育监测　定期做健康检查和体格测量。

3. 预防接种　按全国计划免疫条例规定程序，完成预防接种的基础免疫。

4. 预防感染性腹泻、呼吸道感染等常见病，预防肺炎，降低婴儿期死亡率。

5. 促进感知觉的发展　训练小儿认识环境，培养观察力，促进感知觉的发育。

6. 体格锻炼，增强体质。

(四) 幼儿期　幼儿期保健重点是：

1. 合理安排膳食　满足每日热量和各种营养素的需要。

2. 生长发育监测。

3. 培养良好的生活习惯和独立生活能力。包括良好的睡眠习惯、饮食习惯和独立进餐的能力。培养个人卫生习惯、大小便习惯和控制能力、自我服务能力。

4. 早期教育　促进小儿动作的发育，语言能力，认识周围事物的能力，道德品质的培养和建立是非概念；教育孩子懂得同情、友爱、有礼貌和尊重别人。

5. 预防接种加强免疫。

6. 预防意外事故。

（五）学龄前期　保健工作主要是：

1. 继续生长发育监测　每年1~2次健康体检。

2. 重视早期教育　培养独立生活能力和道德品质。

3. 加强传染病防治和注意安全。

4. 加强体格锻炼。

（六）学龄期　保健重点为：

1. 保证营养和加强体格锻炼，培养劳动习惯。

2. 培养良好的生活和卫生习惯，预防近视、龋齿和肠寄生虫等。

3. 加强品德教育，培养良好的心理素质、性情和脾气。

（七）青春期　保健工作主要内容是：

1. 营养问题　指导和提供充足的营养，避免因偏食、不吃早餐导致营养不足，影响体格发育和引起贫血等。

2. 培养良好的生活习惯、卫生习惯，避免不良嗜好，坚持体育锻炼。

3. 树立正确的人生观　要培养远大的目标，不怕苦、不怕挫折的精神。尊重、理解，给予一定的帮助和心理支持。

4. 性知识教育　青春期面临巨大的生理和心理变化，他们对性感到困惑和对异性好奇。家长、学校和保健人员都有责任对青少年进行性知识教育、青春期卫生和心理卫生的正面教育，青少年还应获得有关与异性正确交往、怀孕以及性传播疾病的知识。防止少女怀孕、性传播疾病等。

二、散居和集体儿童保健

（一）责任地段儿童保健工作　服务对象为散居儿童。从出生到学龄前期儿童，以0~3岁为重点。内容为：

1. 新生儿和早产儿的家庭访视

2. 儿童保健门诊进行定期健康检查和体格测量，监测小儿生长发育情况；建立儿童保健卡。

3. 开展特殊门诊　如体弱儿或高危儿随访门诊、视听觉检测门诊、口腔门诊、智力筛选门诊、营养指导和遗传咨询门诊等。

4. 做好计划免疫工作。

5. 科学育儿知识宣教。

（二）集体机构（托儿所、幼儿园）儿童保健工作

1. 健全防病制度　①定期体检制：小儿入所、园前应进行全面检查，建立健康卡，每年至少体检1次，工作人员也应定期进行查体，②晨、晚间检查制度；③隔离制度和检疫措施；④清洁卫生消毒制度；⑤安全制度，防止意外事故。

2. 加强膳食营养管理　按各年龄组的小儿营养需要和配膳原则，安排每周食谱；定期进行营养计算，满足小儿营养的需要；注意烹调方法和食品卫生。

3. 合理安排生活日程　按年龄分班；根据年龄和生理、心理特点安排生活日程。

4. 体格锻炼　婴儿做被动操，幼儿做简单的主动操，尽量在户外进行；幼儿园可结合游戏、体操等开展体育活动；条件许可时可开展空气浴、日光浴和水浴。

5. 早期教育　按不同年龄发展特点进行早期教育。

（三）学校卫生保健

1. 定期体检　测量身高和体重。

2. 预防近视　注意用眼卫生，加强眼睛保健。

3. 预防龋齿　讲究口腔卫生，早晚刷牙，饭后漱口。

4. 预防传染病和其他常见病　按时预防接种，要注意卫生，增强体质，定期进行集体驱虫。

5. 体育锻炼和鼓励参与力所能及的家务劳动和公益劳动。

三、儿童保健措施

（一）护理

1. 居室　小儿居室应阳光充足，通风良好，温湿度适宜；注意安全；小儿居室避免患病者进入，以防止交叉感染。

2. 衣着　宜用柔软、吸湿性好的棉布制作；衣裤应宽松、易脱和不妨碍肢体活动，不要穿开裆裤，以防尿路感染；尿布柔软、清洁、吸水性好。

3. 培养良好的生活习惯　包括睡眠习惯、卫生习惯、饮食习惯和排便习惯。定时大小便，8～9个月起训练坐盆大小便，2～3岁后夜间不小便，4～5岁后不尿床。

4. 预防意外　必须采取安全措施，防止意外事故发生。

（二）营养　见本章第二节。

（三）教养　婴幼儿和学龄前小儿可利用游戏，学龄小儿可结合劳动和体育活动进行。一是教育必须一致性，父母亲、学校与家庭必须一致；二是成人要以身作则；三是要以称赞和鼓励为主。

（四）体格锻炼　体育锻炼应随年龄循序渐进，一经开始即应坚持，不可轻易中断。利用空气、水和体育运动进行体格锻炼。增强肌肉张力，促进食欲，使精神活泼等。

（五）传染病管理　为有效地控制传染病的流行，在传染病管理方面应做好下列工作：

1. 健全传染病管理工作　对患儿做到早诊断、早隔离和早治疗，控制传染源，防止传染病的继续播散。

2. 按国家《急性传染病条例》规定，填写甲类、乙类传染病卡片，进行疫情报告。

3. 在集体儿童机构定期开展某些传染病和寄生虫的普查和健康教育。

4. 对集体儿童机构健全各种卫生制度。

5. 注意个人卫生、饮食卫生和环境卫生。

（六）预防接种

1. 免疫分类　包括非特异性和特异性免疫。

2. 计划免疫　各种疫苗，经不同途径（注射、口服等）一次或多次给予机体一定剂量，使机体产生特异性免疫反应，从而获得对相应疾病的免疫能力。

(1) 计划免疫的定义：当有免疫力的人数在人群中达到一定百分比时，则免疫人群就形成一个屏障，保护那些未经免疫的人不受感染，这就是人群免疫。计划免疫则是根据当地疫情和人群免疫状况，将各类疫苗按国家规定的免疫程序，合理地有计划地对易感人群进行预防接种，以提高人群的免疫水平，从而控制相应的传染病。

（2）疫苗种类：按性质可分为：①菌苗：包括死菌苗与活菌苗；②疫苗：用病毒或立克次体接种大动物、鸡胚或组织中培养，经处理后制成，包括灭活疫苗与减毒疫苗；③类毒素：用细菌所产生的外毒素加入甲醛，使变成无毒性而仍有免疫性制剂。

生物制剂是用微生物及其代谢产物制成，多为蛋白质，而且有些是活的微生物。因此，最适宜的保存条件为2℃～3℃的干、暗处。

3. 预防接种注意事项

（1）接种人员应是专职保健的医务人员；

（2）熟悉疫苗接种的禁忌证、接种方法和注意事项；

（3）了解小儿健康情况，进行必要体检；

（4）做好解释工作，以取得合作；

（5）选择接种场所；

（6）备好疫苗，消毒注射用具，以及必要的急救药品；

（7）查对姓名、疫苗名称、有效期、有无变质；

（8）遵守各种制品的接种时间、间隔及次数，按规定剂量注射；

（9）无菌操作，但活疫苗仅用酒精消毒，待酒精干后再注射，每人1个注射器、1个针头；

（10）禁忌证　一般有急性传染病及恢复期病人、有传染病接触史、未过检疫期者、严重慢性病、活动性肺结核、化脓性皮肤病、过敏者；某些疫苗还有特殊的禁忌证，尤应严格掌握。

4. 不良反应及处理

（1）一般反应：通常有：①局部反应：在接种后24h内局部红肿热痛现象，有时伴有淋巴结肿大，轻者不必处理，重者可局部热敷，并抬高患肢。②全身反应：主要表现为发热，部分病人伴有头痛、寒战、恶心、呕吐、腹痛、腹泻等。轻者适当休息，重者可对症处理，高烧持续不退应到医院诊治。

（2）异常反应：只有少数人出现，应紧急处理。①过敏性休克：在注射后数分钟或半小时～2小时内出现休克，可在短期内危及生命。应及时抢救，使患儿平卧、并立即皮下或静脉注射1∶1000肾上腺素0.5～1ml，必要时可重复注射，有条件时应吸入氧气，病情稍稳定后，就近转入医院抢救。②晕针：在注射中或注射后数分钟内发生。轻者心慌、胃部不适、恶心、手足发木等；重者面色苍白、心跳加速、出冷汗、手足发凉。应马上平卧、头低、安静，饮用糖水，短时间内可恢复。③过敏性皮疹：以荨麻疹最常见，在接种后几小时到几天内出现，经服用抗组织胺药物后即可痊愈。④扩散：免疫功能缺陷或功能低下者，接种减毒活菌（疫）苗后，可扩散为全身感染。

强化练习题

一、名词解释

1. 生长
2. 发育

3. 基础代谢
4. 食物特殊动力作用
5. 排泄损失能量
6. 必需氨基酸
7. 优质蛋白
8. 必需脂肪酸
9. 初乳
10. 过渡乳
11. 成熟乳
12. 晚乳
13. 预防接种
14. 计划免疫

二、填空题

1. 婴儿生后1周内可有暂时性体重下降，约减少原来体重的__________，常于生后__________日恢复到出生体重。
2. 婴儿出生后__________个月时体重是出生时的2倍（6kg），__________岁时增至3倍（9kg），__________岁时是出生时的4倍（12kg）。
3. 新生儿出生时平均体重为__________kg，平均身长为__________cm。
4. 身长包括头部、__________和__________的长度。三部分发育进度并不相同，__________发育较早，__________较晚。
5. 上部量是指从__________至__________，下部量是指从__________至__________。
6. 出生时头围平均为__________cm，__________岁时胸围与头围大致相等。
7. 前囟出生时约__________cm，至__________岁闭合。
8. 前囟饱满反映颅内压__________，而前囟凹陷见于__________患儿或极度消瘦者。
9. 婴儿__________个月时脊柱出现颈椎前凸，__________个月时出现胸椎后凸，__________岁时出现腰椎前凸。
10. 乳牙共__________个，约自__________~__________个月开始萌出，__________岁出齐。
11. 新生儿视觉不敏锐，在__________cm范围内视觉最清晰。
12. 婴儿在__________个月时对食物味道的微小改变很敏感，故应合理添加各类辅食，使之适应不同味道。
13. 婴儿__________个月会抬头，__________个月会独自坐，__________个月会爬行。
14. 依据爱瑞克森的理论，人生第一年的发展任务是与照顾者（父母）建立起__________，学习爱与被爱。
15. 蛋白质是构成人体__________的重要成分和保证__________的重要物质。
16. 食物中的蛋白质主要用于机体的__________和组织的__________，当摄入热量不足时也可作为__________的来源。
17. 婴幼儿时生长发育旺盛，处于__________平衡，需要蛋白质相对比年长儿和成人为多。

18. 小儿时期如长期缺乏蛋白质，处于负氮平衡可出现________、________ 和________。
19. 脂肪是主要供给能量的营养素，也是人体组织细胞的重要成分，如______和______，神经细胞都含有__________和__________。
20. 碳水化合物是人体最重要的______营养素，每日由它供给的能量占总能的______。
21. 小儿能量的需要包括：①__________，②__________，③__________，④__________，⑤__________。
22. 初乳是产后__________天内的乳汁，含脂肪少而球蛋白多，免疫物质也多；成熟乳是指__________的母乳，分泌量多而营养适当；晚乳指__________以后的母乳，分泌量少且营养价值下降。
23. 正常婴儿每日需要热量为__________kJ/kg，水分__________ml/kg。
24. 营养调查结果，能量低于同龄儿童标准推荐量的__________为不足，营养素低于推荐量的__________为不足。
25. 各种营养素之间配合应适宜，谷物供能不应__________，动物蛋白和豆类蛋白供能不应__________。
26. 蛋白质来源，动物蛋白和豆类蛋白不宜低于总蛋白的______，最好能达到______。
27. 新生儿期保健中家庭访视初访应在出院后________小时内进行，内容包括__________、__________、____________________和____________________。
28. 常用的预防接种主动免疫制剂，按性质分为__________、__________和__________。
29. 预防接种时，少数人可出现异常反应，包括①__________、②__________、③__________、④__________。
30. 按计划免疫安排新生儿期实施的预防接种包括__________和__________。
31. 婴儿期计划免疫接种疫苗包括①________、②________、③______、④________、⑤__________、⑥__________。

三、选择题

（一）单选题

1. 一般体格生长，下列哪个年龄阶段增长最快?
   A. 生后头 6 个月
   B. 半岁以后
   C. 生后 1 年内
   D. 幼儿期
   E. 学龄前期
2. 体重达到出生体重的 4 倍的年龄是
   A. 6 个月
   B. 1 岁
   C. 1 岁半
   D. 2 岁
   E. 2 岁半
3. 若出生体重为 3.5kg，一个 8 个月大的婴儿体重大约应为
   A. 6kg
   B. 7.5kg
   C. 8.5kg
   D. 9kg
   E. 9.5kg
4. 一个正常 6 岁儿童的体重约为
   A. 17kg
   B. 18kg
   C. 19kg
   D. 20kg
   E. 21kg
5. 计算身长的公式：身长（cm） = 年龄 × 7

+70（cm），适用于下列哪个年龄阶段？

A. 12 岁以下

B. 6～12 个月

C. 0～12 岁

D. 1～12 岁

E. 2～12 岁

6. 乳牙出齐的时间为

A. 1 岁

B. 1～1.5 岁

C. 1.5 岁

D. 1.5～2 岁

E. 2～2.5 岁

7. 1 个月的小儿巴彬斯基等病理反射阳性可能是

A. 正常

B. 脑瘫

C. 脑膜炎

D. 颅内出血

E. 不正常，由其他原因引起

8. 上部量与下部量相等的年龄是

A. 6 岁

B. 10 岁

C. 12 岁

D. 13 岁

E. 15 岁

9. 正常婴儿，身长 65cm，可独坐一会儿，会用手摇玩具，能认出熟人和陌生人，可能的年龄是

A. 5 个月

B. 6 个月

C. 7 个月

D. 8 个月

E. 8.5 个月

10. 依据爱瑞克森的理论，青春期的心理社会发展任务是

A. 信任感

B. 自主感

C. 主动感

D. 勤奋感

E. 角色认同

11. 联合性的游戏是下列哪个年龄阶段的游戏方式？

A. 婴儿期

B. 幼儿期

C. 学龄前期

D. 学龄期

E. 青春期

12. 小儿摄取营养素对热量供给的比例是

	蛋白质	脂肪	碳水化合物
A.	12%～15%	30%～35%	45%～60%
B.	10%	40%	50%
C.	15%～20%	35%～40%	40%～45%
D.	20%	30%～40%	40%～50%
E.	30%～35%	15%～20%	40%～50%

13. 母乳喂养的方法，下述哪项<u>不合适</u>？

A. 正常新生儿生后半小时即可开始喂乳

B. 每次哺乳约 15～20min

C. 起初 1～2 个月可按需随时喂乳

D. 哺乳前应先换尿布，母亲洗手和拭净乳头

E. 应两侧乳房各喂一半量

14. 关于小儿断奶的方法不包括

A. 一般在 10～12 个月完全断奶

B. 断奶最好在春秋季进行

C. 断奶应果断，一次做到

D. 有病时，可暂缓至病愈后进行

E. 最迟不晚于 1 岁半断奶

15. 3 个月婴儿，6kg，给予 5%糖牛奶喂养，每日需要牛奶

A. 680ml

B. 760ml

C. 800ml

D. 840ml

E. 900ml

16. 3 个月婴儿，6kg，用奶粉配制 5%糖牛奶喂养，每日需淡奶粉

A. 50g

B. 75g

C. 84g

D. 100g

E. 150g

17. 7个月婴儿添加辅食，哪组是合适的？

A. 鱼肝油、鱼泥、蛋羹、肝泥、碎菜、粥、果泥

B. 蛋黄、菜泥、果汁、米糊鱼肝油

C. 蛋、鱼、软饭、面条、饼干、豆腐

D. 软饭、肉末、肝泥、带馅食品、果肉、熟土豆

E. 果汁、菜水、米糊、蛋黄、菜泥

18. 关于幼儿的饮食，下列哪项不合适？

A. 每日总热量需 420～450kJ/kg

B. 每日需蛋白质 2～3g/kg

C. 每日按排三餐两点

D. 正餐以软饭、面条、带馅食品，以及鱼肉、菜、豆制品制作细碎软烂

E. 点心可加糕点、水果和乳类

19. 新生儿保健的内容是

A. 建立访视制度

B. 指导喂养

C. 指导日常护理

D. 预防感染

E. 以上都是

20. 幼儿期保健的内容不包括

A. 合理喂养

B. 生长发育监测

C. 预防感染及预防接种

D. 语言能力培养

E. 促进感知觉的发育

21. 集体托儿机构防病制度的内容是

A. 定期体检

B. 晨、晚间检查制度

C. 清洁卫生消毒制度和传染病隔离制度

D. 安全制度

E. 以上都是

22. 培养幼儿良好生活习惯不包括

A. 睡眠习惯

B. 个人卫生习惯

C. 学习和劳动习惯

D. 饮食习惯

E. 排便习惯

23. 注射活疫苗时以下哪项操作是不正确的？

A. 了解小儿身体健康情况，进行必要体检

B. 查对疫苗名称、有效期、有无变质

C. 准备好急救药品

D. 无菌操作，注射前用碘酒、酒精消毒皮肤

E. 向家长说明疫苗的副作用和注射后反应

24. 以下哪种免疫制剂是死菌苗？

A. 百日咳

B. 卡介苗

C. 鼠疫

D. 布氏杆菌

E. 白喉

25. 以下哪种免疫制剂是减毒活疫苗？

A. 卡介苗

B. 脊髓灰质炎

C. 伤寒

D. 白喉

E. 乙型脑炎

26. 以下哪种免疫制剂是活菌苗？

A. 伤寒

B. 霍乱

C. 卡介苗

D. 百日咳

E. 白喉

27. 以下哪种免疫制剂是类毒素？

A. 脊髓灰质炎

B. 乙脑

C. 麻疹

D. 百日咳

E. 破伤风

28. 以下哪种免疫制剂是灭活疫苗？

A. 白喉

B. 脊髓灰质炎

C. 百日咳

D. 乙型脑炎

E. 麻疹

29. 以下免疫制剂的性质哪一组是正确的？

	死菌苗	减毒活疫苗	类毒素
A.	百日咳	乙型脑炎	白喉
B.	卡介苗	脊髓灰质炎	破伤风
C.	伤寒	麻疹	破伤风
D.	霍乱	白喉	卡介苗
E.	卡介苗	脊髓灰质炎	白喉

30. 按计划免疫程序6个月婴儿已接种过的免疫制剂是

A. 卡介苗 乙肝疫苗 百白破三联制剂 麻疹疫苗

B. 卡介苗 脊髓灰质炎疫苗 麻疹疫苗 百白破三联制剂

C. 乙肝疫苗 百白破三联制剂 乙脑疫苗 脊髓灰质炎疫苗

D. 卡介苗 百白破三联制剂 麻疹疫苗 乙脑疫苗

E. 卡介苗 乙肝疫苗 脊髓灰质炎疫苗 百白破三联制剂

31. 以下哪种情况的小儿不能接种卡介苗

A. 2个月以内婴儿

B. 1个月前曾患肺炎已愈

C. 1个月前曾患腹泻已愈

D. OT试验阳性的1岁婴儿

E. 有先天性6指畸形

（二）多选题

1. 儿童生长发育的高峰期是

A. 婴儿期

B. 幼儿期

C. 学龄前期

D. 学龄期

E. 青春期

2. 下列有关生长发育规律的描述不正确的是

A. 匀速进行

B. 具有阶段性

C. 有个体差异性

D. 各系统发育不平衡

E. 先会控制四肢，再控制头部活动

3. 前囟晚闭或过大见于下列哪些患儿？

A. 脑膜炎恢复期

B. 佝偻病

C. 脑积水

D. 维生素D中毒

E. 先天性甲状腺功能减低症

4. 下列有关儿童运动功能发育，哪项不正确？

A. 2个月会抬头

B. 6个月能独坐

C. 8个月能独站

D. 18个月会爬台阶

E. 20个月能双脚跳

5. 下列有关儿童运动功能发育，哪项正确？

A. 4个月时手能握持玩具

B. 5个月时能将玩具从一手换到另一手

C. 10个月可拇、食指对指拿东西

D. 1岁会用勺子

E. 3岁会洗手

6. 下列有关儿童语言发育的陈述，正确的是

A. 4个月会笑出声

B. 6个月能无意识发“爸爸”等复音

C. 12个月能叫出物品名字，如灯

D. 15个月能说出自己的名字

E. 18个月能说歌谣

7. 根据皮亚杰的认知理论，2岁至7岁小儿的思维特点是

A. 以自我为中心

B. 开始使用语言符号

C. 具有逻辑思维能力

D. 掌握较丰富的概念

E. 能正确推理因果关系

8. 依据爱瑞克森的理论，照顾和护理学龄前期儿童时应

A. 经常纠正儿童的愚蠢行为

B. 对儿童提出的一些离奇的想法予以制止

C. 给予更多的自由和机会去创造和实践

D. 对孩子提出的各种问题予以耐心解答

E. 允许儿童使用无伤害性的玩具或医疗用品做游戏

9. 关于初乳的描述，以下哪些是正确的？

A. 产后1～2周内分泌的乳汁

B. 质稀，清亮

C. 含脂肪少而球蛋白多

D. 免疫物质多
E. 微量元素多

10. 关于成熟乳的叙述，以下哪些是正确的？
A. 是指产后第1～第9个月的母乳
B. 乳汁分泌量多
C. 蛋白、脂肪和糖比例适当
D. 钙磷比例适当
E. 是婴儿最好的食品，不需要另加辅食

11. 关于水溶性维生素，以下叙述哪些是正确的？
A. 需要每日供给
B. 不能在体内储存
C. 供给过量时能排出体外，不会中毒
D. 供给不足时可引起缺乏的症状
E. B族维生素和维生素C都是水溶性维生素

12. 关于脂溶性维生素的描述，以下哪些是正确的？
A. 存在于含脂肪的食物中
B. 可以储存在体内脂肪组织中
C. 不需要每日供给，过量可引起中毒
D. 维生素D是脂溶性维生素
E. 维生素A不是脂溶性维生素

13. 关于微量元素，哪些描述是正确的？
A. 是人体所必需的营养素
B. 对维持正常的代谢过程和生理活动很重要
C. 需要的量很少，它们的作用可以由其他物质代替
D. 碘是微量元素，它是合成甲状腺素的必要元素
E. 磷是微量元素，参与构成骨骼，还作为缓冲系统参与维持酸碱平衡

四、问答题

1. 简述小儿生长发育的规律。
2. 列举影响儿童生长发育的因素。
3. 依据爱瑞克森的理论，简述幼儿期的性格发展特点及护理原则。
4. 简述为儿童选择玩具的注意事项。
5. 简述游戏的重要作用。
6. 试述蛋白质、脂肪和碳水化合物对小儿营养的意义。
7. 试述维生素对小儿健康的意义。
8. 列出母乳喂养的优点。
9. 母乳喂养的禁忌证是什么？
10. 叙述新生儿期家访的内容。
11. 婴幼儿期保健工作的重点是什么？
12. 青春期保健的重点内容是什么？
13. 预防注射的一般反应有什么表现？如何护理？
14. 预防注射的异常反应有哪些？如何处理？
15. 按国家“急性传染病条例”甲类和乙类传染病有哪些？如何进行传染病卡片疫情报告？
16. 小儿预防接种有哪些禁忌证？

参 考 答 案

一、名词解释

1. 生长：是指小儿整体和各器官的长大，是表示机体在量方面的增加。
2. 发育：是指细胞、组织、器官功能的成熟和机体能力的演进，表示质方面的变化。
3. 基础代谢：是指在清醒、安静、空腹状况下，处于18℃～25℃环境中人体维持基本生理活动所需的最低能量。
4. 食物特殊动力作用：指摄入和吸收食物时，可使机体的代谢增加超过基础代谢率，摄入蛋白质、脂肪和碳水化合物时，分别使代谢增加39%、4%和6%。
5. 排泄损失能量：是指食物在体内不能完全消化吸收，残余部分排出体外，损失部分能量，此项约占摄入量的10%，腹泻时丢失增加。
6. 必需氨基酸：不同的蛋白质含有不同的氨基酸。在人体内不能合成，必需由食物供给的氨基酸称为必需氨基酸。
7. 优质蛋白：是指含必需氨基酸种类和数量多的，配合比例合适，又易于消化的蛋白质。一般动物蛋白优于植物蛋白，尤以乳类和蛋类为优；大豆蛋白由于富含赖氨酸优于一般谷物。
8. 必需脂肪酸：是指某些脂肪酸在人体内不能合成，必需从食物中摄取的脂肪酸，如亚油酸、亚麻酸等。植物油中必需脂肪酸较动物油脂多。
9. 初乳：产后5～7天内的乳汁为初乳，质稍稠而带黄色，含脂肪少而球蛋白较多，微量元素和免疫物质也多。
10. 过渡乳：指产后7天到满月的母乳，含脂肪最多，蛋白质与矿物质逐渐减少。
11. 成熟乳：为产后第2～9月的乳汁，分泌量多，营养成分适当。
12. 晚乳：指产后第10个月以后的乳汁，分泌量少，营养价值下降。
13. 预防接种：是有针对性地将生物制品接种到人体内，使之产生免疫力，以达到预防传染病的目的。
14. 计划免疫：当通过预防接种使有免疫力的人数在人群中达到一定百分比时，则免疫人群就形成一个屏障，保护那些未经免疫的人不受感染，这就是人群免疫。而计划免疫则是根据当地疫情和人群免疫状况，将各类疫苗按国家规定的免疫程序，合理地有计划地对易感人群进行预防接种，以提高人群的免疫水平，从而控制相应的传染病。

二、填空题

1. 3%～9%　7～10
2. 3～5　1　2
3. 3　50
4. 脊柱　下肢　头部　下肢
5. 头顶　耻骨联合上缘　耻骨联合上缘　足底
6. 34　1
7. 1.5～2　1～1.5
8. 增高　脱水
9. 3　6　1

10. 20　4　10　2~2.5
11. 15~20
12. 4~5
13. 2　6　8
14. 信任感
15. 组织细胞　生理功能
16. 生长　修复　能量
17. 正氮
18. 营养不良　贫血　生长发育迟缓
19. 细胞膜　神经细胞　脂肪酸　磷脂
20. 供能　45%~60%
21. 基础代谢所需　生长发育所需　食物的特殊动力作用　活动所需　排泄损失能量
22. 5~7　产后2~9个月　第10个月
23. 460.24　150
24. 90%　80%
25. >70%　<20%
26. 30%　50%
27. 24~48　全面体检　指导喂养　建立新生儿健康管理卡　预防接种卡
28. 菌苗　疫苗　类毒素
29. 过敏性休克　晕针　过敏性皮疹　扩散
30. 卡介苗初种　乙肝疫苗第一针
31. 卡介苗初种　乙肝疫苗一、二、三针　脊髓灰质炎减毒活疫苗1、2、3丸　白百破三联1、2、3针　麻疹减毒活疫苗初种　乙脑疫苗初种

三、选择题

(一) 单选题

1.A	2.D	3.C	4.D	5.E	6.E	7.A	8.C
9.B	10.E	11.C	12.A	13.E	14.C	15.B	16.C*
17.A	18.A	19.E	20.D	21.E	22.C	23.D	24.A
25.B	26.C	27.E	28.D	29.C	30.E	31.D	

*1g奶粉+8g水=9g牛奶，每日需760ml 5%糖牛奶，需84g淡奶粉配制。

(二) 多选题

1.AE	2.AE	3.BCE	4.CE	5.ACE	6.ACD	7.ABD	8.CDE
9.CDE	10.BCD	11.ABCDE	12.ABCD	13.ABD			

四、问答题

1. 小儿的生长发育的规律包括：

(1) 生长发育的连续性和阶段性；

(2) 各系统器官发育的不平衡性；

(3) 生长发育的顺序性：一般生长发育遵循由上到下、由近至远、由粗到细、由低级到高级、由简单到复杂的顺序或规律；

(4) 生长发育的个体差异性；

2. 影响生长发育的因素　遗传特性和环境影响是确定儿童生长发育进程的两个最基本因素。其中包括：

(1) 遗传因素；

(2) 性别；

(3) 营养；

(4) 孕母状况；

(5) 环境：不仅包括物理环境，还包括家庭的经济、社会、文化状况和背景；

(6) 疾病。

3. 依据爱瑞克森的理论，幼儿期是自主－羞愧或疑虑期，此期小儿性格发展的特点及护理原则是：

(1) 开始学会控制大小便，并在运动能和智能发展的基础上扩大对周围环境的探索。他们想要独立完成每一件事，表现出自主性。此期顺利发展的结果是自我控制和自信感；

(2) 父母应对孩子合理的自主行动给予支持，避免过分干预。否则，将会使儿童产生羞愧和疑虑，儿童将怀疑自己的能力，并将停止各种尝试和努力；

(3) 父母应注意用温和、适当的方式约束小儿以使其按社会能接受的方式行事，帮助他们学会适应社会规则；

(4) 护理此期儿童时，应为小儿提供自己做决定的机会并对其能力加以赞赏。鼓励幼儿进行力所能及的自理活动，如进食、穿衣、入厕等。如果治疗或护理过程需要约束患儿时，应向其做出适当的解释，并给予抚慰，同时尽量缩短约束时间。

4. 为儿童选择玩具时要注意：

(1) 适应孩子的年龄及其生长发育的特殊需要；

(2) 注意玩具的安全性；

(3) 玩具应易洗、耐用、易抓握、大小和重量适宜、边缘平滑等。

5. 游戏的功能包括：

(1) 促进儿童的感觉运动发展；

(2) 促进智力发展；

(3) 促进社会化；

(4) 发展创造性；

(5) 促进自我认同；

(6) 促进道德发展；

(7) 具有重要的治疗性作用。

6. 蛋白质、脂肪和碳水化合物对小儿营养的意义

(1) 蛋白质是构成人体组织细胞的重要成分和保证生理功能的重要物质。食物中的蛋白质主要用于机体的生长和组织的修复，当摄入的热量不足时，也可作为能量来源。小儿时期如长期缺乏蛋白质，处于负氮平衡，可出现营养不良、贫血和生长发育迟缓。

(2) 脂肪主要由甘油和脂肪酸组成，是主要供能的营养素，也是人体组织细胞的重要成

分，如细胞膜和神经细胞都含有脂肪酸和磷脂等，脂肪食物中还含有脂溶性维生素 A、D、E、K。婴幼儿每日总能量应有 30% ~ 35% 来自脂肪，长期脂肪摄入不足可引起生长迟滞、营养不良和脂溶性维生素缺乏症。

(3) 碳水化合物是人体最重要的供能营养素，它还可促进其他营养素的代谢。每日由糖类供给的能量约占总能量的 45% ~ 60%，糖类供给不足时，体内动用蛋白质和脂肪作为供能的来源，从而影响生长发育。

糖类包括单糖、双糖和多糖。多糖中的纤维素和果胶虽不能被人体吸收，但在肠道中可刺激消化液的产生，促进肠道蠕动，因此也是一种营养物质。

7. 维生素对小儿健康的意义　维生素参与酶系统活动或作为其辅酶，对调节体内各种代谢过程和生理活动、维持正常生长发育极为重要。维生素需要量虽很少，但大多不能在体内合成，必需从食物中获得。维生素可分为脂溶性维生素（维生素 A、D、E、K）及水溶性维生素（B 族维生素和维生素 C）两大类，前者可储存在体内，不需要每天供给，过量可引起中毒；后者不能储存在体内，需每天供给，不足会迅速发生缺乏症状，过量会排出体外，不引起中毒。

维生素 A 促进生长发育和上皮的完整，并是形成视紫质所必需，还能促进免疫功能。维生素 D 调节钙磷代谢、促进肠道对钙磷的吸收，维持血液钙、磷浓度，维持骨骼、牙齿的正常发育和健康。维生素 K 由肝脏利用合成凝血酶原。

B 族维生素包括 B_1、B_2、B_6、B_{12}、维生素 PP、叶酸，他们多是各种辅酶和酶的成分，参与体内多种物质代谢，对生长发育、生血和神经组织代谢有重要作用。维生素 C 参与人体的羟化和还原过程，对胶原蛋白、细胞间粘合质、神经递质的合成与类固醇的羟化、氨基酸代谢、抗体及红细胞生成等均有重要作用，能防治坏血病。

8. 母乳喂养的优点

(1) 成分构成合适：母乳所含蛋白质、脂肪、糖的比例适当为 1∶3∶6，符合小儿的消化能力和生长发育的需要。钙磷比例（2∶1）适宜，易于吸收，母乳喂养小儿较少发生低钙血症。

(2) 易消化、吸收和利用。母乳蛋白质总量虽较少，但其中白蛋白多而酪蛋白少，在胃内形成的凝块小。脂肪中含不饱和脂肪酸多，又有较多的的解脂酶，有利消化吸收。糖类含乙型乳糖，利于双歧杆菌生长。

(3) 母乳缓冲力小，对胃酸的中和作用弱，对消化有利。

(4) 母乳具有增进婴儿免疫力的作用，母乳含有 SIgA 可增强肠粘膜的免疫能力和减少过敏反应产生。母乳含有较多乳铁蛋白，还有巨噬细胞、T 淋巴细胞、B 淋巴细胞、补体、溶菌酶及双歧因子等可抑制大肠杆菌和白色念珠菌生长。

(5) 母乳的量随小儿的生长而增加，温度和泌乳速度也适宜，不需加热，不易污染，直接喂哺，经济方便。

(6) 母乳喂养有利于促进母子感情，便于母亲密切观察小儿变化，随时照顾护理；也有利于母亲产后的恢复。

9. 母乳喂养的禁忌证

①母亲患有急、慢性传染病，如肝炎、活动性肺结核；②母亲患有严重疾病，如严重心脏病、肾脏病和慢性消耗性疾病；③母亲再次妊娠，现在实行计划生育这种情况较少见，但母亲如有特殊情况需再次妊娠，则应停止哺乳；④母亲患乳腺炎或乳头皲裂，患侧乳房应暂停哺乳，给予热敷，抗菌治疗，用吸奶器把奶吸出，待治愈后可继续哺乳。

10. 新生儿期家访的内容包括：

新生儿期的保健重点应放在第1周，建立新生儿家庭访视制度。访视中及时了解小儿出生后的健康、喂养和疾病等情况，并进行体检，有针对性地给予护理、喂养、卫生、生活安排、疾病防治等方面的指导；对早产儿更应在保暖、喂养、护理和预防感染方面进行重点随访和指导。

11. 婴幼儿期保健工作的重点是积极提倡母乳喂养，指导合理喂养、有计划地进行各种预防接种；注意预防感染；加强母婴接触，促进小儿生长发育。

(1) 合理喂养：提倡母乳喂养，对于人工喂养和混合喂养儿要指导正确合理的喂养方法和及时地添加辅食；

(2) 生长发育监测：定期做健康检查和体格测量，进行生长发育系统监测；

(3) 预防接种：按照全国计划免疫条例规定的免疫程序，完成预防接种的基础免疫；

(4) 预防感染：腹泻、呼吸道感染等常发生在婴儿期，肺炎是婴儿期死亡的最重要原因，必须积极预防；

(5) 促进感知觉的发展：应结合婴儿的生活实践，训练他们认识生活环境，培养观察力，促进感知觉的发育；

(6) 体格锻炼。

12. 青春期保健的重点内容是：

(1) 营养问题：此期体格发育加快，需要大量营养，应给予指导和提供充足的营养，避免因偏食、不吃早餐导致营养不足，影响体格发育和引起贫血等。

(2) 培养良好的生活习惯：充足的睡眠，良好的卫生习惯、不抽烟、不酗酒、坚持体育锻炼。

(3) 树立正确的人生观：面临升学、就业、恋爱等问题，来自社会的压力较大，要培养远大的目标，不怕苦、不怕挫折的精神。成人应尊重和理解他们，给予一定的帮助和心理支持，使他们克服心理危机。

(4) 性知识教育：巨大的生理和心理变化，使青少年对性感到困惑和对异性好奇。家长、学校和保健人员都有责任对青少年进行性知识教育、青春期卫生和心理卫生的正面教育，内容应包括介绍生殖器官的结构与功能，第二性征，月经和遗精等知识。青少年还应获得有关与异性正确交往、怀孕以及性传播疾病的知识。防止少女怀孕、性传播疾病等。

13. 预防注射的一般反应及护理

(1) 局部反应：在接种后24h内局部红肿热痛现象，有时伴有淋巴结肿大，轻者不必处理，重者可局部热敷，并抬高患肢。这种反应一般24~48h消退。

(2) 全身反应：主要表现为发热，部分病人伴有头痛、寒战、恶心、呕吐、腹痛、腹泻等。轻者适当休息，重者可对症处理，高烧持续不退的应到医院诊治。个别儿童接种麻疹疫苗后 5~7 天出现皮疹等反应。

14. 预防注射的异常反应有过敏性休克、晕针、过敏性皮疹和扩散，都应紧急处理。

(1) 过敏性休克：在注射后数分钟或半小时~2 小时内出现不安、脸色苍白、口唇青紫、出冷汗、四肢冰凉、呼吸困难、脉速而细、惊厥、甚至昏迷，可在短期内危及生命。应及时抢救，使患儿平卧、头部放低、安静保暖，并立即皮下或静脉注射 1:1000 肾上腺素 0.5~1ml，必要时可重复注射，有条件时应吸入氧气，病情稍稳定后，就近转入医院抢救。

(2) 晕针：在注射中或注射后数分钟内发生。轻者心慌、胃部不适、恶心、手足发木等；重者面色苍白、心跳加速、恶心、出冷汗、手足发凉。应马上平卧、头低、安静，饮用糖水，短时间内可恢复。

(3) 过敏性皮疹：以荨麻疹最为常见，一般在接种后几小时到几天内出现，经服用抗组织胺药物后即可痊愈。

(4) 扩散：免疫功能缺陷或功能低下者，接种减毒活菌（疫）苗后，可扩散为全身感染。

15. 按国家“急性传染病条例”甲类和乙类传染病有哪些？如何进行传染病卡片疫情报告？

按国家《急性传染病条例》规定，分甲、乙两类传染病，填写传染病卡片进行疫情报告。

(1) 甲类传染病管理：天花、鼠疫、霍乱（包括副霍乱），要求发现立即报告，城市不超过 12h，农村不超过 24h，并逐级报告到中央卫生部。

(2) 乙类传染病管理：白喉、猩红热、流行性脑脊髓膜炎、百日咳、麻疹、脊髓前角灰质炎、痢疾、伤寒和副伤寒、布氏杆菌病、血吸虫病、钩虫病、流行性乙型脑炎、森林脑炎、疟疾、丝虫病、斑疹伤寒、回归热、黑热病、流行性出血热、炭疽病、狂犬病、恙虫病。

(3) 北京市规定病毒性肝炎（甲、乙、丙型）、流行性感冒、结核性脑膜炎、破伤风、钩端螺旋体病也作为报告之列。

(4) 上海市规定病毒性肝炎（甲、乙、丙型）、钩端螺旋体病也作为报告之列。

16. 小儿预防接种的禁忌证　一般有急性传染病及恢复期病人、有传染病接触史、未过检疫期者、严重慢性病、活动性肺结核、化脓性皮肤病、过敏者；某些疫苗还有特殊的禁忌证，尤应严格掌握。

（洪黛玲　丛笑梅）

第三章　护理程序在儿科护理中的应用

内 容 提 要

第一节　儿童及其家庭的评估

一、与患儿及其家庭沟通的方法

年幼儿多不能自述病史，须由家长或主要照顾者代述。护士应态度和蔼，首先自我介绍，然后鼓励父母详细叙述病情经过，以及儿童以往的健康状况。与儿童进行沟通时，护士应采取与患儿视线平行的位置，避免突然接近患儿，使其感到有威胁感。可通过玩具作为媒介，帮助沟通。当病情危急时可先重点询问现病史，边体检边询问，及时进行抢救，待病情稳定后再仔细了解全面病史。

二、资料收集的特点

1. 一般情况　包括姓名、性别、年龄、出生年、月、日、种族、入院日期、病历申述者等项目。

2. 主诉　家长带小儿来院就诊的主要原因（症状）及其经过。

3. 现病史　此次患病的详细情况，包括发病时间、主要症状、病情发展、严重程度，以及接受过何种处理等。还应包括伴随症状，以及同时存在的疾病等。

4. 既往健康状况　包括出生史、喂养史、生长发育史、既往健康史和日常活动等。

5. 家庭状况　了解家庭背景，健康史，家庭的氛围对儿童的影响，以及儿童患病住院对家庭的影响。

三、儿童体格检查的特点

1. 为取得患儿合作，对婴幼儿在开始检查前应先与其交谈或游戏，以解除恐惧心理及紧张情绪，使之勇于接受检查。

2. 根据患儿年龄采取适当的检查体位。

3. 检查中应减少不良刺激，对于较大儿童应注意保护其隐私，不要过多地暴露身体。

4. 应注意隔离保护，预防交叉感染和意外伤害。

5. 检查顺序应视小儿病情、当时情绪灵活掌握。易受哭闹影响的项目先检查，如听心、肺在其安静时先查。检查咽部、眼部时对小儿刺激较大，应放在最后。

第二节　护理诊断、计划、实施和评价

一、诊断和计划

在对患儿及其家庭进行全面的评估后，经整理、分析发现健康问题，确定现存的、有……危险的，以及健康的护理诊断。注意儿童和家长双方的健康需求，如家长的知识缺乏、

焦虑、恐惧、预感性悲哀、无能为力、绝望等。确定护理诊断的紧迫性和重要性，决定首优、中优和次优问题。

护理目标是评价的标准，书写要符合要求，应明确、可测量。

护理措施是针对某个特定患儿及其家庭的健康需求而制定的，包括三个方面：①来自于医嘱的治疗措施；②护士与其他健康保健人员相互合作采取的措施；③护士独立提出和采取的措施。在制定护理目标和护理措施的过程中，应鼓励儿童和家长积极参与。

护理计划成文是护士的又一项重要工作，护理计划书写时语言应简明、确切，书面整洁，避免涂改。书写格式各医院可能有所不同，但主要内容应包括日期、护理诊断、目标、护理措施、评价等，护校学生还应书写措施依据。

二、实施和评价

实施是执行护理计划的过程。儿科护士在实施过程中不仅需要具备丰富的专业知识、熟练的操作技能，而且需要具备与不同年龄阶段儿童及其家庭沟通的能力。

实施前准备工作：包括准备用物、场所，以及帮助患儿和家长做好准备。在实施过程中护士要注意观察，有效沟通，灵活运用自己的知识和技能，同时，发挥服务对象的主动参与性。实施过程结束后，护士要及时记录完成的护理措施及执行过程中的观察所见和存在问题。

评价是将病人的健康状态与护理计划中的预期目标进行比较并作出判断的过程。评价不只是护理程序的最后一步，而是贯穿于护理程序整个过程的始终。从而，为修改护理计划提供依据。

第三节　护理病历的书写（略）

强化练习题

一、问答题

1. 陈述与患儿及其家庭沟通的方法。
2. 简述儿童体格检查时的注意事项。

参考答案

1. 与患儿及其家庭沟通的方法

(1) 年幼小儿多不能自述病史，须由家长或主要照顾者代述。收集健康资料时护士应态度和蔼，语言温和，理解家长因子女患病而引起的焦虑心情，并给予适当的安慰。

(2) 护士需首先自我介绍，然后鼓励父母详细叙述病情经过，以及儿童以往的健康状况，耐心听取，不轻易打断，然后根据需要给予必要的提示和引导，以获得详尽、确切的资料。

(3) 在交谈时，不要对家长的某些观念、价值观抱有成见和进行评价和批评，从而妨碍双方信任感的建立，也应避免以暗示的语气引导家长提供护士所希望的材料，而使资料失去真实性、可靠性。

(4) 与儿童进行沟通时，护士应采取与患儿视线平行的位置，注意避免突然接近患儿，以及避免目光持续接触儿童，使其感到有威胁感。

(5) 交谈时可通过娃娃等玩具作为媒介，帮助沟通。

(6) 护士语言要清楚、明确，使用较简短的语句，语速稍慢。给患儿以表达疑问和害怕之事的时间。对儿童要诚实。

(7) 年龄较大的患儿可补充叙述有关病情的细节，但应注意其记忆及表达的准确性。

(8) 当病情危急时可先重点询问现病史，边体检边询问，以便及时进行抢救。待病情稳定后再仔细了解全面病史。

2. 儿童体格检查时的注意事项

(1) 为取得患儿合作，对婴幼儿在开始检查前应先与其交谈，或用玩具、听诊器等与之游戏，以解除恐惧心理及紧张情绪，或以表扬的语言鼓励患儿，使之勇于接受检查。

(2) 根据患儿年龄采取适当的检查体位。

(3) 检查中应减少不良刺激，手和用具要温暖，手法轻柔，动作快速。对于较大儿童应注意保护其隐私，不要过多地暴露身体。

(4) 应注意隔离保护，检查前应洗手，必要时带口罩。避免暴露检查部位过久，以免着凉。注意预防意外，离开前要拉好床栏，检查用具。

(5) 检查顺序应视小儿病情、当时情绪灵活掌握。易受哭闹影响的项目如测呼吸、脉搏、心脏听诊、腹部触诊等先检查，而皮肤、淋巴结、骨胳等项目不易受哭闹影响可随时检查。检查咽部、眼部时对小儿刺激较大，应放在最后。

（丛笑梅）

第四章　住院儿童的护理

内 容 提 要

第一节　住院儿童一般护理

一、入院护理

（一）护士在儿童入院时的职责　护士应理解儿童患病住院对患儿及其家庭的影响，在入院时为其提供必要的信息及情感上的支持，取得患儿与家长的信任，使患儿获得安全和舒适感。

（二）入院护理常规

1. 介绍病房情况，将儿童及家长带至其病床边，并将其介绍给其他病人和家长。

2. 收集患儿健康资料。

3. 测量生命体征，进行全身体格检查。

4. 若病情允许可进行清洁护理，并注意观察以发现传染性疾病。

5. 在母亲离开时，对儿童进行心理护理，减轻分离性焦虑。

二、住院期间的护理

住院期间为患儿提供的基础护理包括以下内容：

（一）饮食　正在断奶的婴儿在住院期间应暂时停止断奶，继续喂哺母乳，待恢复健康后再断奶。能下地活动的患儿在护士的协助下可集体进餐，以促进食欲。餐具每次用后消毒。

（二）休息与睡眠　可根据情况为患儿制定生活日程，保证患儿的休息与睡眠。

（三）清洁卫生　根据病情及季节不同定期为患儿擦浴或沐浴。饭前便后洗手。患儿的衣着及被褥经常更换，保持清洁。

（四）预防交叉感染和意外事故。

（五）促进生长发育、满足教育需求。

（六）治疗性的游戏　当游戏起到应对恐惧和忧虑的作用时称为治疗性的游戏。常用的方法包括讲故事、绘画、听音乐、用玩偶游戏以及进行具有情节、戏剧性的游戏。

（七）健康教育

三、出院护理

（一）出院准备　出院计划需在住院期间尽早完成，以便帮助患儿和家长掌握必要的护理知识，使家庭学会如何促进儿童恢复健康。

（二）出院指导　准备出院所带药品，指导用药方法，安排定期复诊时间，并与家长共同复习出院后所需的护理知识和技术。

第二节　住院儿童的心理反应和护理

一、儿童及其家庭对住院的反应

（一）不同年龄阶段儿童对疾病和住院的理解

1. 婴儿　6个月后，儿童患病住院，其父母不能陪伴时会产生分离性焦虑。

2. 幼儿和学龄前儿童　小儿不知道患病的原因，认为外界事物、某些神奇的力量或自己的不良行为是引起疾病的原因。儿童会十分害怕自己的身体残缺不全和发生改变，仍然怕与父母分离和被抛弃。

3. 学龄儿童　开始对身体各部分的功能了解，并且知道一些患病的真实原因。住院与父母分别时分离性焦虑程度减低。

4. 青少年　他们更加了解疾病或受伤的生理和心理因素，知道疾病与某些器官功能不良有关。他们对疾病的发生和治疗有一定的见解及自我控制能力。与同伴分离给他们带来痛苦和不安。

（二）儿童对住院的反应

1. 分离性焦虑　6个月至2岁半的婴幼儿，住院所带来的应激或压力主要来自于与父母的分离，从而产生分离性焦虑。分离性焦虑可分为3个阶段。

（1）反抗阶段：儿童对与父母的分离表现出侵略性、攻击性的反应。反抗行为可持续几小时至几天，若陌生人如护士接近会使反抗加剧。

（2）绝望阶段：儿童感到没有找到父母的希望，明显表现出抑郁、悲伤、沮丧、无活力。儿童的活动减少，与他人不沟通，并表现出退化行为。儿童的身体状况可由于拒绝进水、进食或不活动等行为而受到伤害。

（3）超然或否认阶段：若长期与父母分离，儿童表面上会表现出最终适应了这种分离，形成新的人际关系。儿童把对父母的感情全部压抑下来，变得更以自我为中心，而且将重要的情感依附于物质上。一旦达到超然或否认阶段，将对儿童产生难以扭转的、极其不利、甚至永久性的影响。

住院儿童较少出现超然或否认的行为，但反抗行为却非常常见。护理人员应正确认识儿童分离性焦虑各阶段的表现及其对住院患儿的影响，从而采取有效措施减少焦虑的程度，避免对儿童造成伤害。

2. 控制感丧失

（1）幼儿和学龄前期是发展自主性和主动性的时期，患病住院则使日常稳定熟悉的环境发生改变，阻碍其正常发展。

（2）学龄前儿童努力寻求其勤勉感和独立性，但病人的角色使其感到失去对自己的控制和自身的力量。从而产生挫折感、抑郁、敌意。

（3）青春期是发展独立性、自我肯定和角色认同的时期，而疾病和住院可造成青少年依赖性增加和归属感丧失，他们常表现出拒绝、不合作、退缩、气愤、挫折感等行为。

3. 身体伤害与疼痛反应

（1）婴儿：新生儿能够感觉疼痛，并且长时间、强程度的疼痛刺激会对小儿今后的成长发展造成影响。疼痛的主要表现为哭泣，全身性动作，局部肢体的退缩，面部疼痛的表情。

（2）幼儿和学龄前儿童：小儿在疼痛刺激开始前就企图推开刺激物。疼痛时大声哭、用语言表达拒绝，不合作。

(3) 学龄儿童：此期小儿也可表现以上所述的行为。会用语言拖延治疗护理过程的开始。

(4) 青少年：可用语言表达疼痛的程度，肌肉紧张。

护士应根据患儿的年龄和认知水平选择适当的疼痛评估工具。较大儿童和青少年可用疼痛评估工具进行评估，包括：面部表情疼痛测量图、数字式疼痛评估工具、描述式疼痛评估工具等。

(三) 家庭对儿童住院的反应　最初的反应往往是否认，继而家长会感到内疚。若儿童病情较重，家长会产生恐惧、焦虑、抑郁和挫折感，对他们能否胜任照顾者的角色表示怀疑，同时，担忧住院的高额花费。小儿患病住院往往导致正常家庭秩序和角色发生紊乱。同胞手足对患儿住院的反应可能有嫉妒、愤怒、不安感和负罪感，护士应能理解家庭的各种反应，并为其提供有关的知识和信息，帮助他们更好地应对和处理这些危机。

二、住院儿童的心理护理

(一) 影响儿童适应住院的因素　许多因素影响儿童适应住院，主要包括：①成长发展阶段；②所患疾病及其严重程度；③以往患病、与父母分离或住院的经历；④应对应激事件的技巧；⑤其他可利用的支持系统或资源。

(二) 住院儿童心理护理的一般原则　护士应根据不同的心理反应进行心理护理，使患儿身心早日康复。

1. 住院儿童心理社会方面的需要

(1) 生长发育的需要：儿童在住院期间各方面的发展不应停滞甚至倒退，而应得到良好促进和发展。

(2) 住院期间特殊的心理要求：儿童在住院时，因疾病和环境改变而产生许多新问题和特殊需要：①与家庭分离；②改变在家庭中的生活习惯，适应医院的新环境；③丧失自我照顾能力和自我控制感；④疾病带来的痛苦和创伤；⑤手术及各种治疗、护理过程所带来的疼痛及恐惧；⑥对死亡的恐惧。

2. 主要护理措施

(1) 促进了解：向患儿父母及保育人员询问患儿的心理及有关情况，以利于根据患儿的特点进行身心护理。同时，使家长体会到医护人员对患儿的关心、负责，增强其信任感。

(2) 减少分离：同意家长有尽可能多的时间陪伴患儿，使分离性焦虑的程度得以减轻。

(3) 减少控制感的丧失：努力取得患儿的合作，减少对肢体的束缚，增加患儿自由活动的时间和空间。鼓励儿童的独立性，支持他们做自己可以完成的活动，促进其控制感。

(4) 预防、减轻身体伤害和疼痛：关心和爱护患儿，使其感到有安全感。对患儿的疼痛反应要及时评估，并给予有效的处置。对患儿要经常巡视观察，及时发现病情变化。

(5) 固定护士照顾患儿：尽可能让固定的护士照顾患儿，以增加亲密感，以及为患儿提供全面的、连续的身心护理，满足患儿的需要。

(三) 不同年龄阶段住院儿童的心理护理

1. 婴儿　不同阶段婴儿对住院的反应有所不同。主要护理措施为：

(1) 6个月以前婴儿：①固定的护士对患儿进行连续的全面护理，使患儿与护士能够建立起信任感。②给患儿以身体上的接触。③提供有益的环境刺激。④让家长陪伴患儿，及参与护理过程，促进母子的情感连结。

(2) 6个月以后婴儿：①护士首次接触患儿时，不要突然从父母怀抱中把其强迫抱走。②护士要尽量固定、连续为患儿提供护理。③了解患儿住院前的习惯，并尽量保持一致。④保持婴儿与父母的密切联系。

2. 幼儿　幼儿对母亲的依恋之情甚深。主要护理措施为：

(1) 设固定护士对幼儿进行连续、全面的护理。

(2) 尽量满足幼儿住院前的爱好及生活习惯，减少焦虑情绪。

(3) 了解患儿的习惯用语和特殊表达方式。

(4) 使患儿有机会发展其自主性，但应注意采取安全措施。

(5) 当有皮肤破损时，应及时进行局部包扎，使其感到安全。

3. 学龄前儿童　此期儿童思维能力进一步提高，并努力发展自己的主动性。主要护理措施：

(1) 护理人员和护理方法要保持稳定。

(2) 用患儿易于理解的词语和方法，解释手术、治疗或护理的简要过程，利用适当的时机和方法，说明住院的原因。

(3) 为患儿提供适当的游戏，同时，还可进行健康教育。

(4) 鼓励患儿参加适当的自我照顾和护理工作，建立自信心和自尊心。

4. 学龄儿童　此期儿童开始勤奋学习，以求学业上的进步。主要护理措施：

(1) 保持护理人员的连续性。

(2) 建立必要的规章制度，保证患儿的安全。创造条件使患儿有活动的机会。

(3) 进行体检及各种操作时，要注意保护患儿的隐私和自尊心。

(4) 简要地讲解医疗器械的功能，手术部位及手术过程，治疗的必要性。

(5) 组织患儿看书、做作业、绘画、猜谜语及开展游戏活动。

(6) 鼓励患儿适当从事自我护理和个人卫生工作。

(7) 使患儿家长了解患儿对患病和住院的反应，以便家长对患儿进行帮助。

(8) 鼓励患儿与同伴和老师通讯，允许同伴来院探视。

5. 青少年　青春期是发展角色认同的时期。主要护理措施为：

(1) 把住院青少年介绍给其他同龄患者，鼓励一起活动。

(2) 在治疗和护理过程中保护病人隐私。

(3) 鼓励完成力所能及的自我护理活动。

(4) 条件允许的情况下，鼓励青少年参加体育运动或花费精力的活动。

(5) 帮助青少年维持正常的社会交往，减少其自卑感和退缩行为。

三、慢性病儿童及其家庭的心理护理

(一) 慢性疾病对儿童及其家庭的影响

1. 情绪不稳定　患儿自我控制能力减低，其情绪不如正常儿童一样稳定。

2. 自我意识增强　患儿自认为是家庭的中心，对父母常提出过分要求。

3. 行为幼稚化　自我照顾能力减低，依赖性增强。

4. 猜忌心增强　患儿对周围环境、事物较敏感，好猜忌。

5. 对社会生活的期望过高或退缩　患儿感到自己与其他儿童的区别，从而影响患儿的社会交往，他们或对社会生活期望过高，或对社会生活感到畏惧。

当家长得知儿童患慢性病的诊断时，他们的反应可表现为否认、愤怒、协商、抑郁、接受等几个阶段。家长在照顾儿童时可能会有过度保护或纵容的行为，也可能过分苛求孩子象正常儿童一样生活。这些均不利于儿童的发展。

（二）主要护理措施

1. 促进生长发展，使患儿达到最大的潜能。

2. 帮助家长适应和接受患儿。

3. 家长应避免对患儿过度保护，以避免其依赖感、自我意识增强。

4. 为家长和年长患儿提供必要的知识，这样可使家长更多地了解疾病，更好地护理患儿，减少压力。

四、濒死儿童及其家庭的心理护理

（一）不同年龄阶段儿童对死亡的认识　儿童对死亡的认识与其认知水平的发展有密切联系。

1. 婴幼儿　并不理解死亡是什么。

2. 学龄前儿童　对死亡逐渐有所认识，但他们认为死亡是暂时的，不知道死后不能复生。认为死亡是一种惩罚，害怕与父母分别。

3. 学龄儿童　逐步了解死亡的概念。把死亡和痛苦、伤害等联系起来，开始知道惧怕死亡。

4. 青少年　对死亡的认识和成人相似。

（二）家庭对濒死儿童的反应　濒死儿童父母的心理反应过程可分为5个阶段：

1. 否认、震惊　当父母知道自己的子女濒临死亡的消息时，首先的反应是不能接受现实。

2. 愤怒　当濒死的事实无法否认时，父母会将愤怒发泄到医生、护士及周围人的身上。同时也责怪自己。

3. 协议或磋商　家长对医护人员抱以过高期望，祈求医生、护士，有的祈求神灵，只要治愈孩子的绝症，家长愿意作出任何努力和牺牲。

4. 抑郁　此期父母真正意识到将要发生什么，无比忧伤。

5. 接受　最后接受既成的事实。但是，往往在孩子死后几年父母才能接受这一现实。

以上5个阶段并不是直线式进行的，随着患儿病情的反复，父母的心理反应也在变化。而且每个阶段持续的时间也不相同。

（三）主要护理措施　应包括对患儿和家庭两个方面的护理。

1. 护理人员应尽可能固定。

2. 为濒死患儿提供全面的照顾。

3. 鼓励父母多陪伴患儿，护士应给父母提供护理患儿方面的指导。

4. 医护人员需充分认识家长的心理反应阶段，根据不同阶段提供适当的护理服务。护士要控制自己的情感，真正理解、关心、同情患儿及家长。

5. 患儿死后，护士应尽量满足其要求。

6. 在医院应安排僻静的场所，让父母表达和发泄内心的悲痛，医护人员应适当给予劝解和抚慰。

强化练习题

一、名词解释

治疗性的游戏

二、填空题

1. 分离性焦虑发生于婴儿中期至学龄前期的儿童与母亲分别时，特别是__________至__________的婴幼儿表现更加明显。
2. 家长对儿童患病住院的最初反应往往是__________，继而他们会感到__________，认为是由于自己的过失而使小儿生病。

三、选择题

（一）单选题

1. 逐步了解死亡的概念，知道死亡是生命的终结，是普遍存在的，不可避免的年龄是
   A. 婴儿
   B. 幼儿
   C. 学龄前儿童
   D. 学龄儿童
   E. 青少年
2. 对住院的幼儿进行护理时，下列不正确的方法是
   A. 初次接触患儿应在父母在场的情况下
   B. 尽量保持住院前的爱好及生活习惯
   C. 多用非语言的沟通方式与患儿交流
   D. 当有皮肤破损时，应及时进行包扎
   E. 因患病和年龄小，不应让其自己吃饭、穿衣

（二）多选题

1. 儿童不知道患病的原因，常把两个不相关的事物赋予因果关系，认为外界事物、某些神奇的力量或自己的不良行为是引起疾病的原因，此年龄阶段是
   A. 婴儿期
   B. 幼儿期
   C. 学龄前期
   D. 学龄期
   E. 青春期
2. 一个2岁幼儿住院，当与父母分别时哭闹，拒绝进食和游戏。这种表现说明了
   A. 儿童适应能力差
   B. 小儿与亲人有密切的关系
   C. 儿童与亲人分离时的正常反应
   D. 退行性行为
   E. 焦虑的表现
3. 下列有关婴儿疼痛的描述正确的是
   A. 新生儿能够感觉疼痛
   B. 婴儿可有面部疼痛的表情
   C. 在受到疼痛刺激后推开刺激物
   D. 在疼痛刺激开始前就企图推开刺激物
   E. 长时间、强程度的疼痛刺激对今后的成长发展会造成影响

四、问答题

1. 简述儿科入院护理常规。
2. 简述治疗性游戏的作用和方法。
3. 简述分离性焦虑各阶段的表现及护理。
4. 简述如何进行儿童疼痛的评估。
5. 简述住院儿童心理社会方面的需要及护理措施。
6. 简述对慢性病儿童的护理措施。

参考答案

一、名词解释

治疗性的游戏：当游戏起到应对恐惧和忧虑的作用时称为治疗性的游戏。其作用是评估儿童对疾病的了解和认识，以及对儿童进行护理干预。

二、填空题

1. 6个月　2岁半
2. 否认　内疚

三、选择题

（一）单选题

1.D　　2.E

（二）多选题

1.BC　　2.BCE　　3.ABCE

四、问答题

1. 入院护理常规包括：
   (1) 介绍病房情况和作息制度。
   (2) 收集患儿健康资料。
   (3) 测量体温、脉搏、呼吸、血压等生命体征，测体重并进行全身体格检查。
   (4) 若病情允许可进行清洁护理。
   (5) 在母亲离开时，对儿童进行心理护理，减轻分离性焦虑。对重症患儿，护士应根据病情协助进行治疗和抢救，待病情平稳后，再进行其他方面的护理。

2. (1) 治疗性游戏的作用是评估儿童对疾病的了解和认识，以及对儿童进行护理干预。
   (2) 常用的方法包括：讲故事、绘画、听音乐、用玩偶游戏以及进行具有情节、戏剧性的游戏。治疗性的游戏可帮助护士接近患儿，并解释病因、治疗护理过程、自我保健知识等，同时，使患儿表达恐惧、焦虑和幻想。护士应根据患儿年龄、病情选择适当的游戏与玩具。

3. (1) 分离性焦虑分为3个阶段：①反抗阶段：儿童对与父母的分离表现出侵略性、攻击性的反应。反抗行为可持续几小时至几天，若陌生人如护士接近会使反抗加剧。②绝望阶段：儿童感到没有找到父母的希望，停止哭泣，但表现出抑郁、悲伤、沮丧、无活力。与他人不沟通，并表现出退化行为。持续的时间不等。儿童的身体状况可由于拒绝进水、进食或不活动等行为而受到伤害。③超然或否认阶段：若长期与父母分离，儿童表面上会表现出最终适应了这种分离，对周围的一切开始有较大的兴趣，而且形成新的人际关系。儿童把对父母的感情全部压抑下来，他们变得更以自我为中心，而且将重要的情感依附于物质上。一旦达到超然或否认阶段，将对儿童产生难以扭转的、极其不利、甚至永久性的影响。大多数情况下，因住院而导致的分离不会造成如此严重的结果。

(2) 护理人员应正确认识儿童分离性焦虑各阶段的表现及其对住院患儿的影响，从而采取有效措施减少焦虑的程度，如允许家长陪伴，避免对儿童造成伤害。同时，学龄儿童和青少年也需要父母的指导和与父母在一起的安全感。

4. 儿童疼痛的评估

(1) 不同年龄阶段儿童对疼痛的反应有所不同，应根据其年龄特点进行评估。主要可从以下几方面进行评估：面部表情、哭的声音、全身性和局部的身体动作、兴奋性、吸吮活动、语言表达、对周围人的反应等。

(2) 较大儿童和青少年可用工具对疼痛进行评估：包括面部表情疼痛测量图、数字式疼痛评估工具、描述式疼痛评估工具。护士还可根据儿童的认知水平，用游戏等方法测评疼痛的程度，如用不同颜色、不同数字的扑克牌代表疼痛的严重程度等。

5. (1) 住院儿童心理社会方面的需要包括：①生长发育的需要；②住院期间特殊的心理要求：与家庭分离，离开父母及熟悉的人，离开熟悉的环境；改变在家庭中的生活习惯，适应医院的新环境；丧失自我照顾能力和自我控制感；疾病带来的痛苦和创伤；手术及各种治疗、护理过程所带来的疼痛及恐惧；对死亡的恐惧。

(2) 主要护理措施：①促进了解；②减少分离；③减少控制感的丧失；④预防、减轻身体伤害和疼痛；⑤固定护士照顾患儿。

6. 对慢性病儿童的护理措施包括：

(1) 促进生长发展，使患儿达到最大的潜能。对患儿的照顾尽可能“正常化”，以保持儿童与家人和其他人员的社会联系。

(2) 帮助家长适应和接受患儿。鼓励他们表达内心的忧虑、恐惧、支持家庭成员之间相互沟通，鼓励家长与其他有相似经历的家庭取得联系，并相互交流感受和应对方法。

(3) 家长应避免对患儿过度保护，以避免其依赖感、自我意识增强。也不要过分苛求患儿完成正常儿童的活动，以免造成患儿的自卑和退缩。

(4) 为家长和年长患儿提供必要的知识，包括生活护理方面的知识，预防和简单鉴别急性发作和并发症，传染性疾病的消毒隔离知识，以及掌握某些简单、常用的化验检查。使家长更多地了解疾病，更好地护理患儿，减少压力。

（丛笑梅）

第五章　小儿疾病的治疗

内 容 提 要

第一节　儿科治疗原则和一般治疗

一、治疗原则

儿科治疗的对象是正处在身心发育过程中不同年龄的小儿，儿科治疗必需从多方面综合进行整体治疗，既要有特异的病因治疗，又要有必要的对症治疗以解除或减轻患儿的痛苦，还要加强护理、改善营养、配合支持疗法、心理治疗和康复医疗，促进健康恢复，使小儿达到完美的生理、心理状态。

小儿疾病多数发病较急，变化较快，并发症较多，因此治疗应根据疾病的轻重缓急，及时、按量、按步骤、按疗程，给予恰当的治疗。

二、一般治疗

（一）一般护理　除了基础护理，管好患儿的饮食营养、睡眠、穿衣、体温、室温、卫生、大小便等护理工作外，还应完成治疗计划，观察患儿的病情变化。日常的护理应包括：

1. 按年龄、病种、病情安排病室　如新生儿、早产儿病室；传染病隔离室，感染与非感染的患儿应分开；危重患儿应收入重症监护室，以利抢救。

2. 保证足够的休息与睡眠　可按病情的不同限制活动量，恢复期逐渐增加活动量。减少不必要的治疗，除抢救外治疗操作应在患儿觉醒时集中进行。

3. 保证安全　防止患儿住院期间跌伤、碰伤、锐器刺伤、烫伤、触电、异物吸入等意外发生。

4. 防止交叉感染　保持病室清洁，定时打扫和消毒地面及患儿用物。每日定时通风换气，紫外线照射消毒。接触患儿前后要洗手，必要时要穿隔离衣、带口罩、帽子。

（二）饮食管理　根据患儿的年龄、疾病种类、病情轻重及既往饮食习惯给患儿安排合适的饮食。婴儿一般为各种奶类和婴儿饭。儿童无发热的、无消化系统疾病的可进食与同龄儿童基本相同的普通饭；高热的和消化道疾病的可进食流质饮食，介于两者之间的进食半流质食物或软饭。适应各种特殊的疾病还有各种特殊饮食，如少渣饮食、无盐（或少盐）饮食、高蛋白饮食、低蛋白饮食、糖尿病饮食等。

（三）心理护理　护士要用耐心、细心、热心的态度，和蔼的言行取得患儿的信任。创造一个良好的休养环境，以减轻疾病的痛苦，消除或减低患儿情绪上的焦虑。

第二节　药物治疗

一、小儿药物的选择

药物有防治疾病的作用，也有不良的副作用。小儿用药应慎重选择，选择药物时应注意年龄、生理、病理特点。

（一）镇静止惊药　对抑制呼吸中枢的药如吗啡、可待因一般不用，而使用安定、苯巴比妥、氯丙嗪等。

（二）退热药　小儿感染时多发热，常用退热药，可选用阿司匹林或扑热息痛（对乙酰氨基酚），剂量不宜过大，紧急降温时可采用安乃近滴鼻或消炎痛肠溶栓剂。6个月以下的小婴儿退热药要慎用，尽量采用物理降温，如需用药物降温时，剂量宜减少。

（三）抗感染药　小儿易患感染性疾病，抗感染药较常使用。考虑细菌感染需使用抗生素者，要掌握好适应证，有针对性地选用。通常应用一种抗生素为宜，如感染严重也可联合用药。

（四）镇咳、祛痰、止喘药　婴幼儿呼吸道较狭窄，炎症时容易出现呼吸道阻塞，采用祛痰药使痰液变稀易于咳出；镇咳药抑制咳嗽不利排痰，强镇咳药抑制呼吸中枢不主张使用。止喘药如氨茶碱，对小儿有一定的兴奋作用，新生儿、小婴儿慎用。

（五）泻药与止泻药　5岁以下的小儿便秘时应以饮食调节或使用开塞露、甘油栓及清洁灌肠等通便方法，不主张使用泻药，以免引起水和电解质紊乱。小儿腹泻时不主张用止泻药，以免肠道内毒素吸收反而加重病情。

（六）肾上腺皮质激素　使用激素时要注意其副作用掩盖病情、延误诊断，长期使用会影响骨骼生长和水电平衡、蛋白和脂肪代谢，引起高血压和库兴综合征等。水痘患儿禁用激素，以防疾病扩散和加重，激素治疗过程中发生水痘应停用或减量。

（七）新生儿、早产儿用药特点　新生儿肝功未完善，某些酶（如葡萄糖醛酸转移酶）缺乏，对药物解毒能力差。如使用氯霉素可急性中毒；维生素 K_3、磺胺药等与胆红素竞争结合白蛋白，新生儿黄疸时应禁用。新生儿肾脏滤过功能较差，对从肾脏排泄的药物，易蓄积中毒，如洋地黄要减量。

（八）避免使用影响小儿生长发育的药　四环素影响牙釉质和骨骼的发育，儿科已基本淘汰此药；性激素、肾上腺皮质激素长期使用应慎重。

二、给药方法

根据患儿年龄、病种、病情，选择给药途径、给药剂型、给药时间和次数。

（一）口服法　最常用的给药方法，神志不清、昏迷者可采用鼻饲给药，年幼儿用糖浆、冲剂较好，也可将药片捣碎后加糖水吞服；年长儿可用片剂或丸剂。给药时应让小儿坐起或抱起，年长儿可训练其自己服药，必要时强制服药。

（二）注射法　奏效快，重症、急症者多用此法。但对小儿刺激较大，肌肉注射次数过多可有臀部肌肉损害，影响下肢运动，应尽量少用。静脉推注因小儿不合作不易成功，费时费事，而多用静脉滴注，可多次给药，要注意滴速。

（三）灌肠法　因不易吸收，小婴儿又难以保留，一般少用。操作时先用生理盐水清洗灌肠排便后给药。药物应加水稀释到10～30ml，用灌肠器轻轻灌入后用手捏住肛门，以防排出。

（四）外用药　以软膏为多，也有用水剂、混悬剂、粉剂。要避免小儿用手抓摸药物，误入口、眼引起意外。

（五）其他　舌下、含漱、吸入等。只能用于能合作的较大患儿。

三、药物剂量计算

小儿用药比成人更需要剂量准确。剂量计算方法有多种，见下述：

（一）按体重计算　最常用、最基本的计算方法，计算公式为：

小儿剂量 = 体重（kg）× 每日（或每次）每公斤体重所需剂量

年长儿按体重计算剂量如已超过成人剂量，则以成人剂量为限。

（二）按体表面积计算　一般用于计算抗代谢药、抗肿瘤药和免疫抑制剂等。小儿体表面积可从“小儿体表面积”图查得，也可按以下公式计算出来：

< 30kg 小儿体表面积（m^2）= 体重（kg）× 0.035 + 0.1

> 30kg 小儿体表面积（m^2）=（体重 kg − 30）× 0.02 + 1.05

剂量（每日/每次）= 体表面积（m^2）× 每平方米体表面积需要量（每日/每次）

（三）按年龄计算　用于剂量幅度大、不很精确的药物，如止咳药、营养药等。

（四）从成人的剂量折算　此法一般仅用于未提供小儿剂量的药物，不常用。计算公式如下：小儿剂量 = 成人剂量 × 小儿体重（kg）/50

还要结合患儿具体情况，决定小儿具体剂量，如新生儿和小婴儿一般剂量要偏小；重症剂量要大；不同用途剂量也不同；用药途径也影响剂量，一般灌肠给药剂量较口服的大，而静脉给药剂量较小。

四、药物治疗中的护理

（一）口服给药

1. 给药前应核对医嘱。

2. 应将患儿抱起或让其坐起服药，或把床头抬高，以免服药时呛咳。

3. 护士发药后应在患儿服药后才离去，以免小儿误服或不服药。

4. 药物不要与乳汁或食物混合喂入，以免小儿拒食食物。

5. 护士发药前先洗手，给药后清洗、清毒给药容器、用具。

6. 观察小儿服药后的反应，如有异常给予及时处理，严重者应通知医生。

（二）肌肉注射

1. 操作前先洗手。

2. 给药前再核对医嘱、药物标签、药物剂量。

3. 对较大儿童可进行解释、鼓励，以取得合作。

4. 让小儿俯卧或侧卧面向护士，护士右手持注射器，左前臂固定患儿背部和上肢，右臂固定患儿大腿和下肢关节，皮肤消毒后，进行注射。

5. 对年长儿可采用“两快一慢”注射法，而对婴幼儿，不合作者则采取“三快法”，尽快完成注射，以免小儿挣扎发生意外。

6. 注射时应留 1/4 针头在皮肤外，以便万一因挣扎折断时，尚可捏住针头周围组织，请他人用血管钳夹住拔出。

（三）静脉注射

1. 操作前先洗手。

2. 核对医嘱、药物、剂量。

3. 暴露穿刺部位，婴幼儿除肢体部位静脉外还可穿刺头皮静脉。穿刺肢体静脉时，可在穿刺部位的近心端扎止血带，使静脉显露有助穿刺，穿刺后去掉。

4. 穿刺完成后要固定好，给予一定约束。保持静脉通畅和维持滴速，观察有无输液反应和药物副作用。

第三节　液体疗法

一、小儿体液平衡的特点

（一）年龄愈小，体液总量愈多，主要是间质液量的比例较高，而细胞内液和血浆的比例和成人相近。

（二）小儿体液电解质成分与成人相似，仅生后数日内血钾、氯、磷偏高。血钠、钙和碳酸氢盐偏低。

（三）水的交换　体液是保持动态平衡，小儿所需能量相对较高，故需水量也相对高。正常婴儿每日需水量120～150ml/100kcal（418kJ），每日水交换量约等于细胞外液的1/2，水交换率比成人快3～4倍，所以小儿对缺水的耐受力差，容易出现脱水。

1. 不显性失水多　小儿新陈代谢旺盛，所需能量较大，其不显性失水也较多，按体重计算约为成人的2倍。

2. 消化道的液体交换量大　每日分泌消化液约为血浆量的1～2倍或细胞外液的2/3，但大部分被再吸收，腹泻时再吸收障碍，极易发生水和电解质紊乱。

3. 年龄愈小，肾脏浓缩、稀释、酸化尿和保留碱基的功能均较低，发生水和电解质紊乱的机会愈多。

二、水、电解质和酸碱平衡紊乱

（一）脱水的程度和性质

1. 脱水的程度　根据脱水的症状，体重下降程度可分为轻度、中度和重度。

2. 脱水的性质　不同原因引起的脱水，水和电解质丢失的比例不同，导致体液渗透压的改变也不同。

（1）等渗脱水　水和电解质成比例丢失，血钠浓度在130～150mmol/L，临床上最常见的脱水。

（2）低渗脱水　电解质的丢失大于水的丢失，血钠<130mmol/L，细胞外液减少相对较重，临床上除脱水体征较重外，易出现外周循环衰竭休克症状。严重低钠者可致脑水肿，出现嗜睡、惊厥、昏迷等。

（3）高渗脱水　水的丢失多于电解质的丢失，血钠>150mmol/L，由于细胞外液渗透压高，细胞内水分向细胞外流动，出现细胞内脱水，表现口渴明显、高热、烦躁不安、肌张力增高，甚至惊厥。

（二）低钾血症　血钾<3.5mmol/L时称为低钾血症。主要原因有：胃肠道丢失过多；肾脏排钾过多和钾摄入不足。低钾的表现有神经肌肉兴奋性减低、精神萎靡、肌肉无力、腱反射减弱或消失、肠鸣音减弱或消失，严重时出现肌肉弛缓性瘫痪。心音低钝、血压减低，心电图可见T波改变，S-T段下降，Q-T间期延长，出现U波，心律失常，严重者可发生猝死。

治疗首先要去除病因，尽早恢复正常饮食，补钾可口服或静脉滴注，每日氯化钾剂量约为3～4mmol/kg，液体中钾的浓度不超过0.3%，每日给钾总量静脉点滴时间不得少于6～8h。

（三）酸碱平衡紊乱　细胞外液pH为7.35～7.45。细胞外液的pH主要决定于碳酸氢盐缓冲对［HCO_3^-］和［H_2CO_3］的比值，两者的比值是20:1，如这个比值发生变化pH值就发生变化，出现酸中毒或碱中毒。这时如经肺、肾的调节，两者比值又能维持在正常范围内者称为代偿性酸中毒或代偿性碱中毒，但代偿有一定的限度。

1. 代谢性酸中毒　由于碱性物质丢失过多或酸性物质过多堆积，为［H^+］增加或［HCO_3^-］减少所致。

轻度酸中毒症状不明显，仅呼吸稍快。较重酸中毒可出现呼吸深长、口唇樱红、恶心、呕吐、疲乏无力、烦躁不安、嗜睡、昏迷、心率增快。严重酸中毒时心率转慢、血压下降、心力衰竭、心律紊乱，可致生命危险。小婴儿呼吸变化不典型。

根据血浆 HCO_3^- 或 CO_2CP 将酸中毒分为轻度（18~13mmol/L）、中度（9~13mmol/L）和重度（<9mmol/L）。

治疗先要去除病因，改善循环、呼吸和肾脏的功能，恢复机体的调节作用。轻度酸中毒经补液后即能恢复；中度及重度酸中毒则需另给碱性溶液才能纠正。其用药计算公式如下：

所需碱性液的 mmol 数 =（22 - 测得的 CO_2CP mmol/L）×0.5×体重（kg）

给5%碳酸氢钠 1ml/kg 或11.2%乳酸钠0.5ml/kg 可提高 CO_2CP 1mmol/L。一般先按总需要量的1/3~1/2给予静脉滴注；未测定 CO_2CP，可先按提高血浆 CO_2CP 5mmol/L 计算，给药后4h复查，根据治疗后反应和化验结果再决定是否继续用药。因机体能自行调节，大多无需给足总量即可恢复正常。

2. 代谢性碱中毒　由于体内［H^+］减少或［HCO_3^-］增多所致。表现倦怠、头昏、精神迟钝、嗜睡、昏迷，由于血中游离钙减少，神经肌肉兴奋性增加，可出现手足搐搦或惊厥。可伴有低钾症状。化验可见 CO_2CP 及 pH 增高。

首先治疗原发病和纠正脱水。大多数患儿经滴注生理盐水即可恢复，只有少数严重低氯性碱中毒需用氯化铵纠正。伴有低钾、低钙时可相应补充氯化钾和钙剂。

3. 呼吸性酸中毒　由于呼吸系统器官疾病、呼吸中枢疾病、呼吸肌麻痹或心功能不全致肺水肿造成通气换气障碍，导致体内 CO_2 潴留、碳酸增高。临床表现因原发病不同而异，但最终表现为呼吸衰竭。血 pH 降低，而 CO_2CP 增高，血钾也增高。治疗是治原发病，改善呼吸功能。

4. 呼吸性碱中毒　由于过度换气使 CO_2 大量排出导致碳酸减少所致，常见于剧烈哭闹、高热、脑炎、脑膜炎和人工呼吸器使用不当等。表现呼吸深快、肌张力增高、手足搐搦，血 CO_2CP 降低、pH 值增高。治疗应治原发病，改善呼吸功能，调整人工呼吸器使通气量适当，有手足搐搦时应补充钙剂。

三、常用液体的配制

（一）非电解质液　常用的有5%葡萄糖溶液和10%葡萄糖溶液，输入体内后葡萄糖逐渐被氧化成水和 CO_2，同时供给能量。因此进入体内即成无张力溶液，用于补充水分和部分热量。

（二）电解质液　用于补充损失的液体、电解质，纠正酸碱紊乱。

1. 生理盐水（0.9%氯化钠）　为等渗溶液，其含钠和氯各为154mmol/L，钠接近血浆浓度，但氯比血浆浓度（103mmol/L）高出1/3，输入过多可使血氯过高。

2. 3%氯化钠溶液　为高渗溶液，用以纠正低钠血症，每毫升含钠离子0.5mmol。

3. 碱性溶液　用于纠正酸中毒。

（1）碳酸氢钠：可直接增加缓冲碱，是治疗代谢性酸中毒的首选药，但呼吸衰竭和 CO_2 潴留者慎用。一般使用1.4%等张溶液，制剂为5%溶液也可直接静脉推注。

(2) 乳酸钠：需在有氧条件下经肝脏代谢产生［HCO_3^-］而起缓冲作用，在休克、缺氧、肝功能不全、新生儿期或乳酸潴留性酸中毒时不宜使用。1.87%溶液为等张液，制剂为11.2%溶液。

(3) 谷氨酸钠：用于治疗肝昏迷，也可纠正酸中毒。

(4) 三羟甲基氨基甲烷（THAM）：是一种强有机缓冲剂，治疗代谢性酸中毒和呼吸性酸中毒均有效。一般不作为首选药，新生儿慎用。

4. 氯化钾　制剂为10%或15%溶液，静滴时需稀释成0.2%～0.3%溶液。

5. 氯化铵　用于纠正低氯性碱中毒。心、肝、肾功能障碍者禁用。0.8%溶液为等张液。

(三) 混合溶液　把各种溶液按一定比例配成不同的混合液，互补其不足，以适应不同的临床情况。常用的混合液组成和配制见《儿科护理学》表6-3-3。

(四) 口服补液盐（oral rehydration salts，简称ORS液）　是WHO推荐的治疗急性腹泻合并脱水的液体，适用于能口服且脱水不太重的患者。其配方如下：氯化钠3.5g，碳酸氢钠2.5g，氯化钾1.5g，葡萄糖20g，加水到1000ml。此液体为2/3张，适于补充累积损失量。如作为维持补液应稀释后使用。

四、液体疗法及护理

液体疗法的目的是纠正脱水和电解质平衡紊乱。恢复机体正常生理功能。

(一) 补液的实行　液体疗法的方案应综合分析脱水的程度、性质而制定。

1. 补充累积损失量　指补自发病到补液时所损失的水和电解质的量。补液量应根据脱水程度而定，轻度脱水补液应<50ml/kg，中度脱水补50～100ml/kg，重度脱水补100～120ml/kg。补液的种类根据脱水的性质而定。一般低渗脱水补2/3张～等张含钠液，等渗脱水补1/2张～2/3张含钠液，高渗脱水补1/3张～1/4张含钠液。如判断困难可先按等渗脱水处理，待测血钠含量，以确定脱水性质。

累积损失量应在8～12h内补足。重度脱水或有循环衰竭者应于30～60min内首先静脉推注或静脉快速滴入2:1等张含钠液20ml/kg，以扩充血容量，改善血循环和肾功能，总量不超过300ml。

2. 补充继续损失量　指补液开始后继续丢失的液体，用1/3张～1/2张含钠液补。

3. 供给生理需要量　供给基础代谢需要的热量婴儿每天需209kJ/kg，需水60～80ml/kg，实际用量应除去口服部分，用1/4张～1/5张含钠液补充。

继续损失量和生理需要量在后12～16h内输入。

(二) 补液的护理

1. 输液前的准备　①了解小儿病情、补液的目的和应注意事项；②准备好药品、液体、器械用具。

2. 液体的配制　根据医嘱，用原始液体配制好所需张力的含钠液体备用。

3. 输液的实行　静脉穿刺前说明补液的目的和方法，以取得患儿和家长的合作。采取无菌操作行静脉穿刺，做好固定，年幼儿童应给予适当约束。

4. 掌握输液速度　补液开始后安排好24h补液的总量，按顺序有计划、按一定速度输入。记录出入量，观察生命体征变化，脱水征是否好转，以随时调整补液方案。

强化练习题

一、名词解释

1. 低渗脱水
2. 高渗脱水
3. 等渗脱水
4. 低钾血症
5. 代谢性酸中毒
6. 呼吸性酸中毒

二、填空题

1. 婴幼儿选择镇静止惊药时，对呼吸中枢有抑制作用的药物如＿＿＿＿＿＿、＿＿＿＿＿＿一般不用。
2. 小儿口服退热药，由于阿司匹林副作用较多，目前大多改用＿＿＿＿＿＿。
3. 婴幼儿呼吸道狭窄又不会咳痰，所以当有咳嗽时不用不利排痰的＿＿＿＿＿＿药，而一般采用＿＿＿＿＿＿药。

三、选择题

（一）单选题

1. 婴儿神经系统和呼吸中枢发育不成熟，选择镇静止惊药时不宜选择
   A. 安定
   B. 吗啡
   C. 苯巴比妥
   D. 异丙嗪
   E. 氯丙嗪
2. 5 岁以下小儿便秘时，可采取的措施不包括
   A. 饮食调节
   B. 开塞露
   C. 甘油栓
   D. 口服果导片
   E. 清洁灌肠
3. 婴幼儿腹泻时采取的措施不主张的是
   A. 纠正水和电解质紊乱
   B. 控制肠道感染
   C. 使用止泻药
   D. 给予助消化药
   E. 给予调整微生态的活菌制剂
4. 肾上腺皮质激素适应证不包括
   A. 急性严重感染
   B. 过敏性疾病和哮喘
   C. 治疗白血病
   D. 肾病综合征
   E. 水痘脑炎
5. 按每日 5 万 U/kg 的剂量计算，4 岁小儿应给青霉素为
   A. 20 万 U/次，每日 2 次
   B. 30 万 U/次，每日 2 次
   C. 40 万 U/次，每日 2 次
   D. 50 万 U/次，每日 2 次
   E. 60 万 U/次，每日 2 次

6. 按每次 $1mg/m^2$ 的剂量给予某种免疫抑制剂，20kg 的小儿每次应给

A. 0.5mg

B. 0.6mg

C. 0.75mg

D. 0.8mg

E. 0.85mg

7. 小儿与成人体液分布的差异主要是小儿的

A. 间质液含量高

B. 血浆含量高

C. 细胞内液含量高

D. 间质液和血浆含量高

E. 细胞内液和血浆含量高

8. 低渗性脱水较高渗性脱水更易发生

A. 休克

B. 烦渴

C. 高热

D. 神经细胞脱水

E. 脑水肿

9. 低钾血症的临床表现不包括

A. 腱反射减弱

B. 肌无力

C. 肠鸣音亢进

D. 心音低钝

E. 心电图 T 波低平，出现 U 波

10. 低血钾症的原因不包括

A. 长期禁食

B. 腹泻

C. 胃肠引流

D. 口服安体舒通

E. 口服强的松

11. 腹泻所致低血钾补钾时，以下哪项是错误的?

A. 输液有尿后才可开始补钾

B. 静脉补液中氯化钾浓度不超过 0.3%

C. 每日补钾，静脉点滴时间不短于 6h ~ 8h

D. 治疗低血钾症需持续给钾 4 ~ 6 天

E. 每日氯化钾的剂量 1 ~ 2mmol/kg

12. 轻度酸中毒的标准是 CO_2CP 为

A. < 5mmol/L

B. 5 ~ 9mmol/L

C. 9 ~ 13mmol/L

D. 13 ~ 18mmol/L

E. 17 ~ 20mmol/L

13. 代谢性酸中毒时不易出现

A. 口唇樱桃红

B. 呼吸增快

C. 手足搐搦

D. 精神萎靡或烦躁

E. 细胞内液钾部分转移至细胞外液

14. 要提高血中 CO_2CP 5mmol/L 应加入

A. 5%碳酸氢钠 1ml/kg

B. 5%碳酸氢钠 5ml/kg

C. 1.4%碳酸氢钠 1ml/kg

D. 1.4%碳酸氢钠 5ml/kg

E. 1.87%乳酸钠 1ml/kg

15. 0.9%氯化钠 80ml，10%葡萄糖 80ml，张力为

A. 等张

B. 1/2 张

C. 1/3 张

D. 1/5 张

E. 2/3 张

16. 下列情况中符合中度高渗脱水的是

A. 失水占体重的 5%，血清钠 135mmol/L

B. 失水占体重的 11%，血清钠 150mmol/L

C. 失水占体重的 7%，血清钠 155mmol/L

D. 失水占体重的 8%，血清钠 128mmol/L

E. 失水占体重的 8%，血清钠 148mmol/L

17. 等渗中度脱水，补充累积损失量，应选用

A. 2/3 张液，100 ~ 120ml/kg

B. 1/3 张液，80ml/kg

C. 1/2 张液，80ml/kg

D. 1/4 张液，100ml/kg

E. 1/5 张液，50ml/kg

18. 补充累积损失量阶段所需时间为

A. 2 ~ 4h

B. 4～6h

C. 6～8h

D. 8～12h

E. 12～16h

19. 最常用的治疗方法是

A. 口服法

B. 肌肉注射

C. 静脉推注

D. 静脉滴注

E. 灌肠法

20. 多次使用可留下后遗症影响下肢运动的治疗是

A. 口服法

B. 肌肉注射

C. 静脉推注

D. 静脉滴注

E. 灌肠法

21. 药物起作用快，可多次给药

A. 口服法

B. 肌肉注射

C. 静脉推注

D. 静脉滴注

E. 灌肠法

22. 低渗脱水表现是

A. 血钠 < 130mmol/L

B. 血钠 130～150mmol/L

C. 血钠 > 150mmol/L

D. 血钾 < 3.5mmol/L

E. CO_2CP < 18mmol/L

23. 等渗脱水的表现是

A. 血钠 < 130mmol/L

B. 血钠 130～150mmol/L

C. 血钠 > 150mmol/L

D. 血钾 < 3.5mmol/L

E. CO_2CP < 18mmol/L

24. 低钾血症的表现是

A. 血钠 < 130mmol/L

B. 血钠 130～150mmol/L

C. 血钠 > 150mmol/L

D. 血钾 < 3.5mmol/L

E. CO_2CP < 18mmol/L

（二）多选题

1. 对小儿生长发育有影响的药物有

A. 青霉素

B. 四环素

C. 红霉素

D. 性激素

E. 肾上腺皮质激素

2. 在新生儿期可以使用但剂量应减少的药物有

A. 洋地黄

B. 青霉素

C. 氨基糖甙类

D. 磺胺类

E. ViT K_3

四、问答题

1. 如何掌握小儿泻药与止泻药的使用？
2. 小儿如何使用抗生素？
3. 小儿如何使用激素治疗？
4. 试述新生儿和早产儿用药特点。
5. 护理小儿口服给药时应注意什么？
6. 给小儿行肌肉注射时应注意什么？
7. 给小儿静脉注射时应注意什么？

参考答案

一、名词解释

1. 电解质的丢失大于水的丢失，血钠 < 130mmol/L 时称为低渗脱水。多见于营养不良小儿伴较长时间腹泻者，或腹泻时口服大量清水、静脉滴入大量非电解质液体，以及因心、肾疾病长期限盐等情况。细胞外液减少相对较重，临床上除脱水体征较重外，易出现外周循环衰竭，严重低钠者可致脑水肿，出现嗜睡、惊厥、昏迷等。
2. 水的丢失多于电解质的丢失，血钠 > 150mmol/L 时称为高渗脱水。多见于腹泻伴有高热、饮水不足，或输入电解质液体过多。由于细胞外液渗透压高，细胞内水分向细胞外流动，出现细胞内脱水，表现口渴明显、高热、烦躁不安、肌张力增高、甚至惊厥。
3. 等渗脱水是水和电解质成比例丢失，维持血钠浓度在 130 ~ 150mmol/L。临床上最常见，出现一般的脱水症状。
4. 血钾 < 3.5mmol/L 时称为低钾血症。表现为神经肌肉兴奋性减低，精神萎靡、肌肉无力、腱反射减弱或消失、肠鸣音减弱或消失，严重时出现肌肉弛缓性瘫痪。心音低钝、血压减低，心电图可见 T 波低平、双向或倒置，S-T 段下降，Q-T 间期延长，出现 U 波，心律失常，严重者可发生猝死。
5. 代谢性酸中毒是由于碱性物质丢失过多或酸性物质过多堆积，为［H^+］增加或［HCO_3^-］减少所致。血 pH < 7.35。轻度酸中毒症状不明显，仅呼吸稍快。较重酸中毒可出现呼吸深长、口唇樱红、恶心、呕吐、疲乏无力、烦躁不安、嗜睡、昏迷、心率增快。严重酸中毒时心率转慢、血压下降、心力衰竭、心律紊乱，可致生命危险。小婴儿呼吸变化不典型。
6. 呼吸性酸中毒　由于呼吸系统器官疾病、呼吸中枢疾病、呼吸肌麻痹或心功能不全致肺水肿，造成通气换气障碍，导致体内 CO_2 潴留、碳酸增高、血 pH 降低，而 CO_2CP 增高，血钾也增高。

二、填空题

1. 吗啡　可待因
2. 扑热息痛（对乙酰氨基酚）
3. 镇咳　祛痰

三、选择题

（一）单选题

1.B	2.D	3.C	4.E	5.C	6.D	7.A	8.A
9.C	10.D	11.E	12.D	13.C	14.B	15.B	16.C
17.C	18.D	19.A	20.B	21.D	22.A	23.B	24.D

（二）多选题

1.BDE　　2.AC

四、问答题

1. 小儿对脱水的耐受力差，5 岁以下的小儿便秘时应以饮食调节或使用开塞露、甘油栓及清洁灌肠等通便方法，不主张使用泻药，以免引起水和电解质紊乱。小儿腹泻时不主张用止泻药，因止泻药减少肠蠕动，使肠道内毒素无法排出，反而加重病情。而应以纠正脱水及电解质紊乱、控制肠道感染为主、辅以助消化和调整微生态的活菌制剂（含双歧杆菌、乳酸杆菌等）。

2. 小儿使用抗生素应根据不同病种、病情轻重、年龄大小选择用药。临床肯定为病毒感染者，可试用中药制剂；考虑细菌感染需使用抗生素者，要掌握好适应证，有针对性地选用。通常应用一种抗生素为宜，如感染严重也可联合用药。注意抗生素的毒副作用，长期用药有导致双重感染（霉菌感染和耐药菌感染）的危险。

3. 小儿使用激素常与抗生素合用用于急性严重感染，或用于过敏性疾病和哮喘发作等。一般是短期使用，治疗白血病、肾病综合征、自身免疫性疾病时则疗程较长或周期性使用。使用激素时要注意其副作用掩盖病情，延误诊断，长期使用影响骨骼生长和水电、蛋白、脂肪代谢，引起高血压和库兴综合征等。水痘患儿禁用激素，以防疾病扩散和加重，激素治疗过程中发生水痘应停用或减量。

4. 新生儿和早产儿用药特点：新生儿肝功未完善，某些酶（如葡萄糖醛酸转移酶）缺乏，对药物解毒能力差，如新生儿使用氯霉素可急性中毒，引起“灰婴综合征”；维生素 K_3、磺胺药等与胆红素竞争结合白蛋白，新生儿黄疸时应禁用，以免间接胆红素增高，透过血脑屏障，引起核黄疸。新生儿肾脏滤过功能较差，排泄分泌功能也不完善，对从肾脏排泄的药物，排出较慢，易蓄积中毒，故剂量要控制，如洋地黄、氨基糖甙类在新生儿、早产儿要减量。

5. 护理小儿口服给药时应注意：

（1）给药前应核对医嘱。

（2）应将患儿抱起或让其坐起服药，如病重不便坐起可把床头抬高，以免服药时呛咳。

（3）护士发药后，应在患儿服药后才离去，以免小儿误服或隐瞒不服等情况发生。

（4）药物不要与乳汁或食物混合喂入，以免小儿拒食食物。

（5）发药前护士应先洗手，给药结束后清洗、消毒给药容器、用具。

（6）观察小儿服药后的反应，如有异常应通知医生，给予及时处理。

6. 给小儿行肌肉注射时应注意：

（1）操作前先洗手。

（2）给药前再次核对医嘱、注射药的标签，避免有误。再按所需剂量吸取药液。

（3）对较大儿童可进行解释、安慰、鼓励，以减少紧张取得合作。

（4）让小儿俯卧或侧卧面向护士，护士右手持注射器，左前臂固定患儿背部和上肢，右臂固定患儿大腿和下肢关节，皮肤消毒后，进行注射。

（5）对年长儿可同成人一样采用“两快一慢”注射法，即进针快、拔针快，推药慢。而对婴幼儿，不合作者则采取“三快法”，即进针、推药、拔针均快，尽快完成注射，以免小儿挣扎发生意外。

（6）进针时，应留 1/4 针头在皮肤外，以便万一因挣扎折断时，尚可捏住针头周围组织，请他人用血管钳夹住拔出。

7. 给小儿静脉注射时应注意：

（1）操作前先洗手。

（2）核对医嘱、药物、剂量。

（3）暴露穿刺部位，婴幼儿除肢体部位静脉外还可穿刺头皮静脉。穿刺肢体静脉时，可在穿刺部位的近心端扎止血带，使静脉显露，有助穿刺，穿刺后去掉。

（4）穿刺完成后要固定好，必要时给予一定约束。注意保持静脉通畅和维持所需的滴速，注意观察有无输液反应和药物副作用。

（洪黛玲）

第六章　儿科常见症状的护理

内 容 提 要

第一节　发　　热

小儿的体温有个体差异，随环境的变化而波动，一般以清晨体温最低，下午最高。腋下体温一般在36℃～37℃，口表数值略高，肛表更高。测体温应在饭后1h、休息半小时后安静时量。

一、定义

发热即体温异常升高。腋下体温波动在37.5℃～38℃之间时临床上称为低热，39℃～40℃称为高热，超过40℃称为超高热。连续发烧超过2周称为长期发热。

腋下体温在37℃～37.5℃之间是否属于低热应根据具体情况进行分析。

二、病因

（一）感染性疾病　细菌、病毒、支原体、立克次体、螺旋体、寄生虫等任何病原体感染所引起的疾病都可伴有发热。

（二）非感染性疾病　可见恶性肿瘤、严重组织损伤、结缔组织病、变态反应、体温调节失常（颅脑损伤）和中暑等。

三、对机体的影响

发热是机体的防御反应，但高热或发热时间久会对机体产生不良影响。

（一）使代谢率增快、耗氧量增多。体温每增高1℃，基础代谢增高13%。

（二）体温每升高1℃，心搏增快15次/min。表皮血管扩张，心血管负担加大。

（三）使大脑皮层过度兴奋，产生烦躁、惊厥；也可过度抑制引起昏睡、昏迷，多见于婴幼儿。

（四）消化道分泌减少，消化酶活力降低，胃肠蠕动减慢，故常有食欲减退、腹胀、便秘等。

（五）持续高热反而使机体防御机能降低，对康复不利。

四、疾病诊断

发热的早期有时缺乏阳性体征，一时不易明确诊断，除了密切观察病情发展和进行必要的实验室检查外，应仔细观察神经精神状态和心血管功能，及早发现早期的暴发型疾病，如中毒性痢疾、流脑败血症、休克型肺炎等，并及时抢救。还应根据季节、传染病流行情况和患儿特点，警惕急性传染病的可能性，减少漏诊。

长期发热而其他临床表现不明显者仍以感染性疾病为多，其次为结缔组织病、血液病、恶性肿瘤等，应进行有关的实验室检查辅助诊断。

五、治疗和护理

（一）病情观察　测量和精确地记录体温，每4h 1次，观察患儿热型。超高热或有高热惊厥趋势等每1～2h测量1次。退热处置后1h应复测体温。注意有无体温骤降和虚脱表现，给予必要处理。此外，要随时注意有无新的症状或体征出现，以明确诊断。

（二）一般护理　卧床休息，室内环境安静、温度适中、通风良好，衣被包裹不可过厚太紧。保持皮肤清洁，要勤擦浴、更换内衣和被单。保证充足水分摄入，选择清淡、易消化的流质或半流质饮食。

（三）降温措施　体温在38.5℃左右或以上时需给对症治疗。若患儿有高热惊厥史者则应及早给予处理。

1. 物理降温　方法有：①头部冷湿敷或枕冰袋；②酒精擦浴，对婴幼儿效果较好；③温湿大毛巾包裹躯干部，包括腋下和腹股沟部；④温水浴，水温比患儿体温低1℃，适用于温暖和炎热季节，或者室温在22～24℃以上时；⑤冷盐水灌肠，适用于降温和需查大便者；⑥大血管区放置冰袋配合冬眠疗法。

2. 药物降温　常用有：①25%安乃近溶液滴鼻，适用于5个月至1岁左右的婴儿；②阿苯片：可重复使用，间隔不短于4h。一般从高热降至中、低热即可，以免虚脱。3～4个月以内小婴儿慎用阿司匹林；③扑热息痛：用量同阿司匹林，副作用少。

（四）病因治疗。

第二节　婴儿哭闹

婴儿以哭闹表达要求或表示痛苦或不高兴。哭闹不一定是病态，但有些婴幼儿疾病临床表现不明显，哭闹成为主要的或早期的症状。

一、哭闹的原因

（一）非疾病原因　包括情绪变化、饥饿、口渴、睡眠不足、断奶；外界不良刺激如过热、过冷、尿布潮湿、衣服过紧、被褥过重、蚊虫叮咬等。

（二）疾病原因　任何疾病凡能引起小儿不适或疼痛都可以引起哭闹。

二、护理

通过耐心、细致地观察找出小儿哭闹的原因。

（一）哭的声调　脑性尖叫，提示颅脑损伤，哭声低沉而粗见于甲状腺功能低下。哭声时高时低为要挟性哭闹。哭声弱或呈呻吟者病情多严重。

（二）哭闹持续时间　非疾病性哭闹较短暂，去除原因或分散其注意力后可即停止并活泼如常。疾病所致者哭闹为持续性或反复性。

（三）哭闹特点和伴随表现

1. 非疾病哭闹　①饥饿：有吸吮觅食等。要睡觉时哭声低且较烦躁，双眼时睁时闭，经哄拍后入睡。要大便而哭闹常常憋气、使劲和满面涨红。②因刺痛或叮咬可引起阵发性嚎啕大哭，间隙时嬉戏如常。③小儿熟睡时突然大哭，可因是巨响震醒害怕。多次夜间大声啼哭时，可能是白天过度兴奋或晚餐进食过多。④2岁以上幼儿要挟性哭闹时，常哭而无泪，双眼半睁半闭，窥测成人举动，这时对其哭闹可暂不理睬，平时则应加强教养。⑤新生儿可黑白颠倒，应改变其睡眠习惯。

2. 疾病所致的哭闹　可见于下列情况：①婴儿阵发性腹痛，好发于1～3个月的婴儿。可能与喂养不当等有关。有时患儿大声哭闹，一般排便或肛门排气后缓解。②肠套叠，好发于4~10个月婴儿。剧烈而持久地哭闹，伴频繁呕吐，6~12h左右出现血便。腹部可触及包块。应肛门指检看有无果酱样大便，X线空气灌肠既能确定诊断又是治疗。③嵌顿性疝，对哭闹原因不明者要检查有无腹股沟疝，如有疝嵌顿应及早回纳。④外耳道疖肿或在中耳炎穿孔前患儿常因耳痛哭闹，不断摇头，不让接触患耳。⑤鼻腔堵塞时，在吃奶时和在夜间引起烦躁哭闹和张嘴呼吸。⑥其他如蛲虫症等。

对啼哭无好转的患儿，尤需密切观察病情，以便及早诊断和处理。

第三节 呕　　吐

呕吐是由于食道、胃或肠道呈逆蠕动，伴腹肌痉挛性收缩，迫使胃内容物从口和鼻腔涌出所致。

一、病因

（一）消化道梗阻　如先天性肠道狭窄或闭锁、肠套叠或肠梗阻。

（二）消化道感染性疾病　炎症刺激引起反射性呕吐，如胃肠炎、阑尾炎等。

（三）消化道以外疾病　如全身感染性疾病和代谢障碍，可引起呕吐。

（四）中枢神经系统疾病　由于颅内压增高而引起喷射性呕吐。

（五）各种中毒也可引起呕吐。

二、诊断和治疗

（一）新生儿期　新生儿吞入较多羊水而发生呕吐，可用2%苏打水洗胃。新生儿可因喂养不当而出现呕吐。胎粪阻塞肠道伴呕吐，灌肠排便后呕吐即止，有消化道畸形，可进行X线检查。幽门肥大性狭窄常从新生儿晚期开始出现喷射性呕吐，喂奶后在上腹部可见蠕动液，呕吐物为奶汁无胆汁，右上腹腹直肌外侧可能摸到似橄榄大小的硬块。

（二）婴儿期　喂养不当是呕吐的主要原因。肠套叠在此年龄期较常见，表现为腹痛并伴有阵发性剧烈哭闹，面色苍白，频繁呕吐，便血及腹部可触及包块。小婴儿贲门松弛，哺乳后溢乳，小儿体重增长如常，需与呕吐鉴别。

（三）儿童期　消化道和消化道外疾病均可引起呕吐，原发病表现明显不难确诊。再发性呕吐好发于学龄儿童，女孩多于男孩，反复发作，诱因与精神因素有关。严重者需补液。

三、护理

（一）新生儿和幼婴呕吐时，要使患儿保持侧卧位以免误吸而窒息。

（二）任何内科疾病引起的呕吐都可采用少量多次哺喂，必要时可在配奶中加米粉以增加稠度减少呕吐，呕吐引起脱水者应静脉补液。由于胃扭转引起的呕吐，患儿应经常保持半坐卧位或直立位，经过一定时间呕吐可自行缓解。

第四节 腹　　痛

腹痛是小儿常见症状之一，多数为内科疾病，但少数为外科急腹症。

一、发病机理

（一）内脏性腹痛　内脏中存在着痛觉纤维。肠道平滑肌强烈收缩，使肠腔内张力增加，管腔膨胀或血管痉挛与阻塞，造成局部缺血，内脏感受器将其冲动经交感神经、内脏神经、相应脊髓节段传至中枢神经系统而产生腹痛感觉。此种疼痛为绞痛或钝痛，范围较广且定位差。见于器官痉挛、梗阻或溃疡病。

（二）感应性腹痛　当内脏病变使痛觉神经纤维受刺激，发生冲动传入相应的脊髓节段的脊髓神经支配的皮肤部位，而引起体表感应性腹痛。例如阑尾病变的体表感应区是右下腹；胃的体表感应区在上腹部；肝胆的体表感应区在右上腹和右肩胛。疼痛较尖锐，伴皮肤过敏和腹肌痉挛，定位明确，常位于腹部两侧。腹外病变也可引起感应性腹痛，如胸膜炎引起前腹壁疼痛，应注意识别。

二、病因

（一）器质性疾病

1. 腹腔内疾病　主要见于胃肠道疾病，包括寄生虫病、细菌和病毒感染。亦可见于溃疡病、胃肠道梗阻。其他如肠系膜淋巴结炎、胆囊炎、胰腺炎。各种原因的内脏破裂。还见于泌尿道感染、尿石症，较大女孩的卵巢囊肿蒂扭转等。

2. 腹膜外疾病　如大叶肺炎、胸膜炎、心包炎、过敏性紫癜、腹型癫痫等。

（二）功能性腹痛　肠管蠕动异常或肠管壁痉挛引起的腹痛，如婴儿夜间阵发性哭闹与饮食不当有关；儿童肠痉挛症与精神因素和植物神经功能紊乱有关。

三、鉴别诊断

（一）急腹症的特点　急腹症是指腹腔内器质性疾病并急需外科手术治疗。表现为严重的腹痛，同时存在明确的压痛和肌紧张。压痛局限于某一部位可能是阑尾炎、胆囊炎；全腹压痛、肌紧张并伴有腹胀可能是腹膜炎；腹痛伴有腹胀、肠型、反复呕吐、便秘者可能是肠梗阻。如果腹痛患儿经数小时以上的观察，始终无上述表现，多可除外急腹症。

（二）复发性腹痛　慢性反复性腹痛，疼痛程度不一。以功能性者多见，如肠痉挛症、腹型癫痫、肠蛔虫症等，少数为溃疡病、溃疡性结肠炎、肠系膜淋巴结核等。

四、治疗和护理

（一）密切观察病情　患儿不能准确描述症状，需医护人员细致、全面地观察病情。

1. 疼痛部位　器质性疾病常见特定的固定部位，一般在脐周以外，但亦并非固定不变，例如急性阑尾炎早期是上腹痛，以后固定于右下腹。非器质性疾病的腹痛往往在脐周或含糊不清。

2. 严重程度　腹痛可轻可重，轻者诉说疼痛，较重者有痛苦表情，辗转不安或哭闹，严重者翻滚、面色苍白、冷汗淋漓、痛苦不堪。肠道蛔虫、过敏性紫癜、尿路结石、急性阑尾炎、胰腺炎等常引起剧烈腹痛。

3. 疼痛性质　分为持续性钝痛、阵发性绞痛和持续性疼痛伴有阵发性加重。

4. 伴随症状　这是进行诊断时的重要依据。

(1) 呕吐：注意呕吐的量、频度、发生时间。肠梗阻时常频繁呕吐、呕吐量较多，发生时间与梗阻部位高低有关。内科疾病引起的呕吐常发生在疾病早期。

(2) 大便次数、性状和排气情况：腹泻引起腹痛，大便是诊断的重要依据，肠套叠时呈果酱样大便、出血性坏死性小肠炎时见带有脱落组织的血便、溃疡病出血为柏油样便。腹痛后无排便、排气，伴频繁呕吐则很可能是肠梗阻。

(3) 黄疸：腹痛过程中出现黄疸则以肝胆系统疾病的可能性大。

(4) 其他：注意是否伴有咳嗽、发热、尿路刺激症状、关节痛和皮疹等。

（二）一般护理　腹痛患儿较痛苦，要仔细照顾，尤其症状持续较久或反复发作者。对食欲差、消耗较多、吐泻较重的患儿应设法保证入量，怀疑急腹症者应禁食、静脉输液。

（三）针对病因进行处理　诊断不明者不宜给镇痛解痉药物，以免掩盖症状和延误诊断，腹部亦不宜放热水袋。诊断明确后去除病因，腹痛多可较快缓解。内科病的腹痛在一定条件下可转变为外科疾病，如溃疡病穿孔、蛔虫性完全性肠梗阻等。

第五节　食欲不振

食欲不振即对进食不感兴趣，有时与精神因素或喂养不当有关，但突然食欲不振往往是疾病的先驱症状，长期食欲不振可能是某些慢性疾病的症状。

一、发病机理

食欲是高级神经活动现象之一。疾病或精神因素可使大脑皮层和下视丘发生抑制，使消化液分泌减少，胃肌张力减低而食欲不振。

二、病因

（一）器质性疾病

1. 新生儿期的各种感染常以拒食为前驱症状。

2. 婴幼儿营养性贫血时食欲不振常为突出的症状。

3. 年长儿患传染性肝炎时食欲不振可能是唯一的症状，且持续时间较长。

4. 食欲不振可能是消化系统疾病的症状之一。

（二）精神因素　生活条件良好、溺爱、精神因素常是引起较长时间内食欲不振的主要原因。

1. 强迫进食　哄骗威胁、打骂、强迫进食，影响小儿情绪而造成食欲不振。

2. 精神因素　陌生环境，学习负担过重、情绪紧张等均可使食欲减退。

（三）喂养不当或不良的饮食习惯均可降低食欲。

（四）药物　很多药物影响食欲，例如抗生素、过量的维生素 A、D 等。

三、诊断

首先要确定有无器质性疾病，若怀疑精神因素时应了解喂养的全过程以便发现问题。注意部分患儿兼有两种因素。

食欲不振与畏惧或拒绝进食不同，后者食欲正常，只是因为进食时口腔或舌部疼痛，咀嚼时牙痛或吞咽时咽痛等，以致不愿进食，应予区别。

四、治疗和护理

（一）指导家长了解正常生长发育，不要强迫小儿进食。

（二）指导家长供给小儿合理膳食，改进喂养。

（三）精神性厌食的护理　取得患儿和家长的信任。鼓励患儿渐增食量，并辅以暗示治疗。如已有较严重的营养不良存在，可在患儿合作下采用短期鼻饲，待情况好转再鼓励进食。必要时指导家长育儿知识，帮助患儿安排好生活。

第六节　惊　厥

惊厥是儿科常见的急诊，表现为突然发作的全身或局部肌群强直性或痉挛性抽搐，多数伴有意识障碍，双眼上翻、凝视或斜视，也有意识正常者。小儿惊厥发生率高，6 岁以下小儿惊厥的发生率约为成人的 10～15 倍。

一、病因

（一）感染性疾病　感染性疾病引起的惊厥多伴有发热，又称热性惊厥。

1. 颅内感染　如流行性脑脊髓膜炎、化脓性脑膜炎、乙型脑炎以及病毒性脑膜炎、结核性脑膜炎、脑脓肿等疾病在病程中均可发生惊厥。

2. 颅外感染

（1）高热惊厥：颅外感染伴有高热时在年幼儿常有可能引起惊厥，急性上呼吸道感染时尤为常见，其惊厥特点是：①年龄多在6个月至3岁之间；②多在病初突然高热时；③发作呈全身性、次数少和时间短；④神志恢复快，预后好，无阳性神经系统体征。

（2）全身重症感染可引起惊厥，如败血症、中毒性肺炎、中毒性痢疾，在高热时脑部微循环发生障碍，使脑细胞缺氧、组织水肿时均可引起惊厥。

（二）非感染疾病引起的惊厥　又称无热惊厥。此类惊厥常反复发作，无年龄限制，大多伴有智力落后、意识和运动功能障碍、肢体强直或痉挛等。常见的有新生儿颅内出血、新生儿窒息、脑血管疾病、脑发育异常等。全身代谢性疾病、水和电解质紊乱及中毒等均可引起惊厥。

二、临床表现

惊厥发作时全身或局部肌群突发阵挛、松弛交替或强直性抽搐，局部发作以面部和拇指抽动为多见，常伴意识障碍，双眼凝视、斜视或上翻，瞳孔扩大。口吐白沫、喉头痰鸣、窒息。呼吸肌抽搐可有屏气、紫绀，可有大小便失禁，严重者舌咬伤、肌肉关节损伤、跌倒摔伤等。每次发作可持续数秒、数分或更长时间。发作后常有无力、嗜睡等，可有暂时性麻痹。如惊厥时间超过30min或两次发作间歇期意识不能完全恢复称惊厥持续状态。

新生儿惊厥表现与婴幼儿、年长儿不同，常为局灶性且很不规律，临床可分为5种类型：①轻微型；②强直型；③多灶性阵挛型；④局限性阵挛型；⑤全身性肌阵挛型。

高热惊厥是小儿惊厥最常见的原因，多由上呼吸道感染引起，约1/3有阳性家族史。

三、治疗

治疗原则是迅速控制惊厥发作、防治脑水肿、寻找和治疗病因、预防复发。

（一）一般治疗　加强护理，建立静脉通道，进行必要化验，纠正代谢紊乱。

（二）控制发作

1. 安定　为首选药物。

2. 苯妥英钠　安定无效时选用。

3. 苯巴比妥　上述药物无效时可选用。

4. 副醛　仅用于常规处理无效时。本药从肺排出，故肺疾患时慎用。

5. 硫喷妥钠　经上述处理无效时用，易致呼吸抑制，需做好气管插管准备。

（以上各种药物剂量，详见《儿科护理学》第六章）

对原因不明的新生儿惊厥，可先静脉注射25%葡萄糖液10～15ml，如为低血糖，则可终止发作；无效时给予10%葡萄糖酸钙2ml/kg，稀释后缓慢静脉注射，可终止低血钙引起的惊厥；仍无效时静脉注射维生素B_6 50～100mg，如发作即刻停止，则为维生素B_6缺乏或依赖症。

（三）预防脑水肿　限制液体入量。反复惊厥有脑水肿者，应及时脱水处理。

（四）病因治疗　在控制惊厥的同时，应尽快查明病因并进行治疗。

（五）预防复发　惊厥持续状态控制后，均应继续每日口服苯巴比妥4～6mg/kg，以防惊厥复发。原有癫痫的病人，应按癫痫治疗。由于急性脑疾患引起者，可根据情况服用苯巴比妥数周至2年。由代谢紊乱引起者，主要是纠正代谢紊乱。有复发危险的高热惊厥患儿应预防复发。

五、护理

（一）病情观察

1. 观察惊厥类型　①全身发作；②局限性抽搐。

2. 观察生命体征　要立即并随时观察体温、脉搏、呼吸、血压。

3. 观察伴随症状　观察神志情况，尤其要注意惊厥缓解后神志恢复情况。也要观察有无呕吐、皮疹、口腔的特殊气味等。

（二）惊厥的抢救需紧张而有序地进行。室内保持安静，光线和室温适宜。

（三）立即松解患儿衣服取侧卧位。清除口腔鼻咽部分泌物，以保持呼吸道通畅，防止吸入窒息。在上、下齿列之间放置牙垫，防止咬伤舌头，但在牙关紧闭时，不必强力撬开，以免损伤牙齿。

（四）必要时给氧吸入，要准备好开口器和气管插管用具。

（五）伴高热者作物理降温或药物降温。

（六）注意患儿安全，要有专人守护，防止发生跌伤等意外事故。

强化练习题

一、名词解释

1. 低热
2. 高热
3. 超高热
4. 长期发热
5. 功能性腹痛
6. 内脏性腹痛
7. 感应性腹痛
8. 食欲不振
9. 惊厥
10. 高热惊厥
11. 惊厥持续状态

二、填空

1. 低热是指腋下体温在__________至__________之间。
2. 高热是指体温在腋下温度__________。
3. 超高热是指腋下温度超过__________。
4. 连续发烧超过__________为长期发热。

5. 口服退热药阿司匹林由于胃肠的刺激作用、肝功能损害和抗凝副作用，现多用__________来代替。

6. 婴幼儿期食欲不振常见的原因是__________、__________和__________引起的。

7. 影响食欲的药物常见的有__________、__________和过量的维生素__________等。

三、选择题

单选题

1. 发热原因不包括
   A. 感染性疾病
   B. 进食较热食物
   C. 结缔组织病
   D. 产热过多或散热过少
   E. 体温调节失常
2. 发热对机体的不良影响不包括
   A. 基础代谢增高
   B. 心搏加快，心血管负担加重
   C. 大脑皮层过度兴奋
   D. 消化系统功能减退
   E. 泌尿系统功能减退
3. 发热增加代谢，体温增高 1℃，基础代谢增高
   A. 5%
   B. 8%
   C. 10%
   D. 13%
   E. 15%
4. 发热增快心搏，体温每升高 1℃，心搏增快
   A. 5 次/min
   B. 8 次/min
   C. 10 次/min
   D. 12 次/min
   E. 15 次/min
5. 患儿 8 个月，持久性哭闹，伴呕吐。发病 8h 后大便 1 次，果酱样。腹部可扪及包块，哭闹原因首先要考虑：
   A. 喂养不当
   B. 嵌顿性疝
   C. 肠套叠
   D. 肠寄生虫
   E. 害怕引起
6. 以下哪种病引起的腹痛属于急腹症？
   A. 肠蛔虫症
   B. 急性回肠炎
   C. 大叶肺炎放射上腹痛
   D. 腹型癫痫
   E. 胆囊炎、胆石症
7. 退热患儿出现虚脱表现，护士应立即给予
   A. 吸氧
   B. 肌注地塞米松
   C. 静点氢化可的松
   D. 保暖、饮热水
   E. 补液
8. 高热患儿可重复使用阿司匹林降温，但应注意间隔时间
   A. 1h
   B. 2h
   C. 3h
   D. >4h
   E. >6h
9. 腹腔外器质性疾病引起的腹痛可见于
   A. 大叶性肺炎
   B. 过敏性紫癜
   C. 腹型癫痫
   D. 胸膜炎
   E. 以上都是
10. 引起食欲不振的原因是
    A. 各种急性感染
    B. 营养性贫血
    C. 精神因素
    D. 喂养不当或不良饮食习惯

E. 以上都是

11. 颅内压增高患儿呕吐的特点是

A. 频繁地呕吐

B. 喷射性呕吐

C. 反射性呕吐

D. 呕吐物为胃内容物

E. 呕吐物为胆汁

12. 呕吐常见的原因是

A. 消化系统梗塞或感染

B. 中枢神经系统感染或占位性病变

C. 代谢性疾病

D. 各种中毒

E. 以上都是

13. 患儿腹痛后无排便、无排气，伴有频繁呕吐，最可能是

A. 肠套叠

B. 肠粘连

C. 肠梗阻

D. 坏死性小肠炎

E. 肠蛔虫症

14. 新生儿期呕吐，为防止窒息，应使患儿保持

A. 侧卧位

B. 仰卧位

C. 俯卧位

D. 头高足低位

E. 头低足高位

15. 颅外感染引起小儿惊厥，最常见的疾病是

A. 支气管肺炎

B. 上呼吸道感染

C. 急性尿道感染

D. 败血症

E. 中毒性痢疾

16. 发生高热惊厥常见的年龄是

A. 新生儿

B. 1～6个月

C. 6个月～3岁

D. 3～7岁

E. 7～12岁

17. 婴幼儿时期最常见惊厥的原因是

A. 高热惊厥

B. 癫痫

C. 中毒性脑病

D. 脑炎和脑膜炎

E. 低血糖和水电解质紊乱

18. 护士给高热惊厥患儿静脉注射安定4mg，所需时间

A. 1min

B. 2min

C. 4min

D. 5min

E. 6min

四、问答题

1. 试述小儿物理降温的方法。
2. 试述小儿药物降温的方法。
3. 新生儿呕吐如何护理?
4. 引起小儿呕吐的病因有哪些?
5. 如何观察小儿腹痛以除外小儿急腹症?
6. 食欲不振的病因有哪些?
7. 试述精神性厌食的护理。

参考答案

一、名词解释

1. 当腋下体温波动在37.5～38℃之间时临床上称为低热。
2. 当腋下体温在39～40℃之间称为高热。
3. 当腋下体温超过40℃称为超高热。
4. 连续发烧超过2周称为长期发热。
5. 功能性腹痛是由于肠管蠕动异常或肠管壁痉挛引起的腹痛，如婴儿阵发性腹痛和功能性再发性腹痛（肠痉挛症）。前者与饮食不当有关，表现为夜间阵发性哭闹。后者多见于儿童，有周期性发作，其发病原因与精神因素和植物神经功能紊乱有关。
6. 内脏中存在着痛觉纤维。当空腔器官平滑肌强烈收缩，使肠腔内张力增加，引起管腔膨胀或血管痉挛与阻塞，造成局部缺血，这些刺激作用于内脏感受器，其冲动经交感神经，通过内脏神经，经相应脊髓节段传至中枢神经系统而产生腹痛感觉称为内脏性腹痛。此种疼痛为绞痛或钝痛，不伴皮肤感觉过敏或腹肌痉挛。疼痛部位多在腹部中线附近，范围较广泛，且定位差。此种腹痛见于器官痉挛或梗阻，亦见于溃疡病。
7. 感应性腹痛常与内脏性腹痛同时存在或相继发生，当内脏病变使痛觉神经纤维受刺激，发生冲动，传入相应的脊髓节段的脊髓神经支配的皮肤部位，而引起体表感应性腹痛。例如阑尾病变的体表感应区是右下腹；小肠的体表感应区在脐周；胃的体表感应区在上腹部；肝胆的体表感应区在右上腹和右肩胛；肾和输尿管的体表感应区在腰和腹股沟部。此种疼痛比较尖锐，伴皮肤过敏和腹肌痉挛，定位较明确，常位于腹部两侧。

   此外，腹外病变也可引起感应性腹痛，例如胸膜炎可引起前腹壁疼痛。
8. 食欲不振亦称厌食，是指患儿缺乏进食欲望，常见于急慢性疾病。突然食欲不振往往是疾病的先驱症状，长期食欲不振可能是某些慢性疾病的症状。此外，小儿情绪变化、不良的饮食习惯也可引起长期食欲不振，造成营养不良，以致影响小儿的生长发育。
9. 惊厥是儿科常见的急诊，表现为突然发作的全身或局部肌群强直性或痉挛性抽搐，多数伴有意识障碍，双眼上翻、凝视或斜视，也有意识正常者。发作持续时间短暂，严重者反复多次发作，甚至呈持续状态，惊止后多入睡。
10. 高热惊厥是颅外感染伴有高热时在年幼儿常有可能引起的惊厥，急性上呼吸道感染时尤为常见，其特点是：①年龄多在6个月至3岁之间；②多在病初突然高热时；③发作呈全身性、次数少和时间短；④神志恢复快，预后好，无阳性神经体征。
11. 如惊厥时间超过30min或两次发作间歇期意识不能完全恢复称惊厥持续状态，为惊厥的危重型。

二、填空

1. 37.5℃　38℃
2. 39～40℃
3. 40℃
4. 2周
5. 对乙酰氨基酚（扑热息痛）
6. 营养性贫血　精神因素　喂养不当或不良饮食习惯

7. 抗生素　抗癌药　A、D

三、选择题

1.B	2.E	3.D	4.E	5.C	6.E	7.D	8.D
9.E	10.E	11.B	12.E	13.C	14.A	15.B	16.C

17.A　　18.C（注：安定对呼吸中枢有抑制，静脉注射速度为1mg/min，故注射4mg安定需时4min）

四、问答题

1. 小儿物理降温的方法有：①头部冷湿敷或枕冰袋，可以降温并减少脑细胞耗氧量；②酒精擦浴，对婴幼儿效果较好；③温湿大毛巾包裹躯干部，包括腋下和腹股沟部，此法舒服且降温效果好；④温水浴，水温比患儿体温低1℃，应用清水。盆浴时间很短，操作要敏捷，适用于温暖和炎热季节，或者室温在22～24℃的任何季节。降温效果好；⑤冷盐水灌肠，适用于降温和需检查大便的患儿；⑥大血管区放置冰袋配合冬眠疗法。

2. 小儿药物降温的方法有：①25%安乃近溶液滴鼻，此法简便而有效，适用于5个月至1岁左右的婴儿，每次1～2滴，滴入鼻腔，一般1h以内即可降低体温；②阿苯片（每片含阿司匹林0.1g和苯巴比妥0.01g）为常用的退热剂，剂量为每次5～10mg/kg，年龄小选择小剂量。体温上升可重复使用，间隔不短于4h。退热不要求降得太快，一般从高热降至中、低热即可，以免发生多汗、肢体厥冷等虚脱现象。3～4个月以内小婴儿一般不用或慎用阿司匹林。③对乙酰氨基酚（扑热息痛）副作用少，剂量同阿司匹林。

3. 新生儿呕吐的护理

(1) 新生儿和幼婴呕吐时，要使患儿保持侧卧位以免误吸。未成熟儿可因呕吐物吸入而窒息死亡，应多加注意，及时清理呕吐物，保持呼吸道通畅。

(2) 任何内科疾病引起的呕吐都可采用少量多次哺喂，呕吐引起脱水者应静脉补液；由于胃扭转引起的呕吐，患儿应经常保持半坐卧位或直立位，经过一定时间呕吐可自行缓解。

(3) 指导家长喂养，避免吞咽过快，吞入气体；奶温适中，奶头孔大小合适，喂奶时奶头充满乳液，喂毕后抱起小儿，轻拍背部，排出吞入气体。

4. 引起小儿呕吐的病因有：

(1) 消化道梗阻，如先天性肠道狭窄或闭锁、肠套叠或各种原因引起的肠梗阻。

(2) 消化道感染性疾病，如胃炎、肠炎、阑尾炎等，由于炎症刺激而引起的反射性呕吐。

(3) 消化道以外疾病，如全身感染性疾病和代谢障碍，可引起消化道功能异常而引起呕吐。

(4) 中枢神经系统疾病，由于颅内压增高而引起喷射性呕吐。

(5) 各种中毒也可引起呕吐。

5. 急腹症是指腹腔内器质性疾病并急需外科手术治疗。表现为严重的腹痛。同时存在明确的压痛和肌紧张。压痛局限于某一部位可能是阑尾炎、胆囊炎；全腹压痛、肌紧张并伴有腹胀可能是腹膜炎；腹痛伴有腹胀、肠型、反复呕吐、便秘者可能是肠梗阻。

腹痛的临床表现较为复杂，又因患儿不能准确地描述自己的症状，所以需要依靠医护人员细致、全面和反复地观察病情。

(1) 疼痛部位：器质性疾病常见特定的固定部位。

(2) 严重程度：轻者诉说疼痛，较重者有痛苦表情，辗转不安或哭闹，严重者翻滚、面色苍白、冷汗淋漓、痛苦不堪。胆道蛔虫、过敏性紫癜、尿路结石、急性阑尾炎、胰腺炎等常引起剧烈腹痛。

(3) 疼痛性质：可分为持续性钝痛、阵发性绞痛和持续性疼痛伴有阵发性加重。器质性疾病的腹痛，一般疼痛持续。

(4) 伴随症状：①呕吐：肠梗阻时常出现频繁呕吐、呕吐量较多。呕吐发生时间的早晚与梗阻部位高低有关。内科疾病引起的呕吐常发生在疾病早期。②大便次数、性状和排气情况：肠套叠时呈果酱样大便、出血性坏死性小肠炎时见带有脱落组织的血便、溃疡病伴出血时大便呈柏油样等。腹痛后无排便、排气，伴频繁呕吐则很可能是肠梗阻。③黄疸：腹痛过程中出现黄疸则以肝胆系统疾病的可能性大。④其他：注意是否伴有咳嗽、发热、尿路刺激症状、关节痛和皮疹等。

6. 食欲不振的病因有：

(1) 器质性疾病：①新生儿期的各种感染常以拒食为前驱症状。②婴幼儿营养性贫血时食欲不振常为突出的症状。③年长儿患传染性肝炎时食欲不振可能是唯一的症状，且持续时间较长。④食欲不振可能是消化系统疾病的症状之一。

(2) 精神因素：①强迫小儿进食，影响其情绪而造成食欲不振，甚至形成条件反射性拒食。②其他精神因素。小儿突然进入陌生环境，如进托儿机构或住院、入学后学习负担过重、情绪紧张等因素均可使食欲减退。

(3) 喂养不当或不良的饮食习惯均可降低食欲。

(4) 很多药物影响食欲，例如抗生素、抗癌药物、过量的维生素A、D等。

7. 精神性厌食的护理　在调查了解患儿厌食原因的基础上，取得患儿和家长的信任及合作，解除思想顾虑，并向他们解释病因和症状。鼓励患儿渐渐增加食量，并辅以暗示治疗。如确已有较严重的营养不良存在，可在取得患儿合作的前提下采用短期鼻饲，待情况好转再鼓励进食。指导家长正确抚育和教养小儿，帮助患儿具体安排学习和生活等。

第七章　新生儿及新生儿疾病的护理

内容提要

第一节　总　　论

新生儿期是指从出生到满28天内的一段时间，此期间的婴儿称新生儿。围产期一般是指从妊娠28周至出生后7天的一段时间，此期间的小儿称围产儿。

一、概述

（一）新生儿分类

1. 根据胎龄分类

（1）足月儿：指胎龄满37足周至不满42足周（260～293天）的新生儿。

（2）早产儿：指胎龄满28周至不满37足周（196～259天）的新生儿。

（3）过期产儿：指胎龄满42周（294天）以上的新生儿。

2. 根据体重分类

（1）正常出生体重儿：指出生体重在2500～3999g之间的新生儿。

（2）低出生体重儿：指初生1h内体重不足2500g的新生儿。

（3）巨大儿：指出生体重超过4000g者。

3. 根据体重与胎龄的关系分类

（1）适于胎龄儿（ACA）：指出生体重在同胎龄儿平均体重的第10～90百分位的婴儿。

（2）小于胎龄儿（SGA）：指出生体重在同胎龄儿平均体重第10百分位以下的婴儿。

（3）大于胎龄儿（LGA）：指出生体重在同胎龄儿平均体重第90百分位以上的婴儿。

4. 高危儿　是指已发生或可能发生危重病情的新生儿，需在出生后数天或数周严密观察。

二、新生儿的特点和护理

正常足月新生儿系指出生时胎龄满37～42周，体重在2500g以上（通常约3000g），身长47cm以上（约50cm），无任何畸形和疾病的活产新生儿。

（一）新生儿的解剖生理特点

1. 外观特点　正常新生儿皮肤红润，耳壳软骨、乳房结节、指（趾）甲发育良好。四肢肌张力好。男婴睾丸已降至阴囊，女婴大阴唇可覆盖小阴唇。

2. 呼吸系统　新生儿鼻腔小，粘膜血管丰富，炎症时易堵塞。胸腔小，呼吸肌薄弱，以腹式呼吸为主。呼吸次数40～45次/min，节律不规则。

3. 循环系统　胎儿出生后卵圆孔和动脉导管功能性关闭。新生儿心率平均120～140次/min，血压平均为9.3/6.7kPa（70/50mmHg）。

4. 消化系统　新生儿胃呈横位，贲门括约肌不发达，幽门括约肌则较发达，易发生溢乳和呕吐。出生后12h内开始排胎便，若超过24h无胎粪排出，应检查是否存在肛门闭锁。

5. 血液系统　出生时血液中红细胞数和血红蛋白量高。

6. 泌尿系统　新生儿一般在生后第一天排尿，如生后48h仍无尿，需要检查原因。新生儿肾功能发育尚不完全。

7. 神经系统　新生儿的脑相对较大，脊髓相对较长。新生儿和小婴儿具有特殊的神经反射，巴氏征、克氏征等病理征可呈阳性反应。

8. 体温调节　新生儿皮下脂肪薄，体表面积相对较大，易散热。主要依靠棕色脂肪的代谢产热。室温过低时，则可发生硬肿症。

9. 能量和体液代谢　新生儿患病时易发生酸碱失衡，需及时纠正。

10. 免疫系统　胎儿可通过胎盘从母体获得免疫球蛋白IgG，但SIgA和IgM分子较大，不能通过胎盘。

11. 皮肤特点　新生儿皮肤薄嫩，富于血管，皮肤的清洁和保护极为重要。脐带残端在7～10天内脱落，应注意防止发生脐炎。

12. 新生儿常见的几种特殊生理状态　包括生理性黄疸、乳腺肿大、假月经、“板牙”或“马牙”、“螳螂嘴”。

（二）新生儿的护理

1. 娩出后的护理　新生儿娩出后，应保持呼吸道通畅；结扎脐带断端；将血迹和较多的胎脂揩去，用预热好的包被包裹婴儿，然后放入中性温度环境中。

2. 保持呼道通畅　经常检查新生儿鼻孔是否通畅；保持适宜的体位；避免遮盖新生儿口鼻腔，或按压胸部。

3. 保暖　使婴儿处于中性温度的环境中。中性温度系指能维持正常体温及皮肤温度的最适宜的环境温度，在此温度下，身体耗氧量最少，蒸发散热量最少，新陈代谢最低。

4. 喂养　提倡早哺乳，母乳喂养，定时测量体重。

5. 预防感染　新生儿病室室温应为22～24℃，相对湿度55%～65%，每晚应用紫外线照射30min，并定期全面清洁和消毒；严格遵守消毒隔离制度；加强脐部、皮肤和粘膜的护理。

6. 促进母婴感情建立　提倡母婴同室和母乳喂养。

7. 健康教育　向家长介绍婴儿喂养、保暖、防感染、预防接种、促进发育等有关知识。

三、早产儿的特点及护理

早产儿又称未成熟儿，指胎龄不足37周的活产婴儿，体重一般在2500g以下，身长在47cm以下。

（一）早产儿的解剖生理特点

1. 外观特点　早产儿肌张力低下。皮肤薄，胎毛多，头发少。耳廓软骨、乳腺、指（趾）甲发育不成熟。足底纹理少。男婴睾丸未降至阴囊，女婴大阴唇不能覆盖小阴唇。

2. 呼吸系统　呼吸中枢发育不成熟，常发生呼吸暂停现象。肺泡表面活性物质少，易发生肺透明膜病。

3. 消化系统　吞咽反射差，容易发生呛乳而致乳汁吸入。各种消化酶分泌不足，消化能力弱。肝功能不成熟，生理性黄疸程度重，持续时间长，易发生核黄疸。

4. 神经系统　胎龄越小，反应越差。早产儿易发生缺氧，导致缺氧缺血性脑病。

5. 体温调节　体温调节功能更差，易出现体温偏低或不升。胎龄愈小中性温度要求愈高。

6. 生长发育快　早产儿1周岁时体重可达出生体重的5～7倍。由于生长快，易发生佝偻病。

7. 其他　早产儿易发生酸中毒、低血钙、低血糖等。

（二）早产儿的护理

1. 早产儿室环境　室温保持在24～26℃，相对湿度55%～65%。

2. 保暖　体重小于2000g者，应尽早将婴儿置于培养箱中保暖。条件较差的单位可因地制宜，采取简易方法保暖。集中各项护理操作，尽量缩短操作时间。

3. 喂养　生后2～4h开始试喂糖水，6～8h后可喂奶，必要时采用静脉营养；母乳喂养是最佳选择，无母乳时可选用早产儿配方乳；根据早产儿的体重、日龄确定喂奶量及间隔时间；根据其吸吮能力可采用直接母乳喂养、奶瓶喂养、滴管喂养、胃管喂养等方法。注意补充维生素和矿物质。

4. 预防感染　注意消毒隔离，加强口腔、皮肤及脐部的护理。

5. 维持有效呼吸　注意观察呼吸状态，若出现呼吸暂停及时处理。吸氧时间不宜过长，吸入氧浓度不宜过高，预防发生氧中毒。

6. 密切观察病情。

第二节　新生儿窒息

新生儿窒息是指胎儿因缺氧发生宫内窘迫或娩出过程中引起的以呼吸功能障碍为主的一组综合征。

一、病因和发病机理

新生儿窒息的发生与宫内环境和分娩过程密切相关，凡能影响母体和胎儿血液循环和气体交换的因素都会造成窒息，包括母亲因素、分娩因素和胎儿因素。严重窒息可发生代谢性酸中毒，导致全身各重要器官受累，胎粪排出，胎儿可吸入被胎粪污染的羊水。

二、临床表现

缺氧早期胎动增加，胎心率加快≥160次/min；晚期胎动减少，胎心率减慢至<100/min，羊水可被胎粪污染成黄绿色或深绿色。Apgar评分8～10分为正常；4～7分为轻度窒息，患儿全身青紫；0～3分为重度窒息，患儿皮肤苍白，呼吸微弱或无呼吸，肌张力低下。窒息的其他临床表现可有循环衰竭、羊水或胎粪吸入综合征、尿少、血尿、缺氧缺血性脑病、颅内出血及黄疸加重等。

三、实验室检查

可进行血气分析、头颅B超或CT检查。

四、治疗和护理措施

应立即采取复苏措施，按ABCDE复苏方案进行：

A. 开放气道：吸净鼻、口腔及咽喉中的粘液和分泌物，保持呼吸道通畅。

B. 建立呼吸：弹足底或刺激皮肤以引起啼哭、建立呼吸。Apgar评分3～7分者，可面罩给氧。评分在3分以下，无自主呼吸和（或）心率<100/min，应立即行气管插管，加压给氧。

C. 维持循环：若心率慢，<80次/min，可作心外按压，120次/min。

D. 用药：心率 < 80 次/min，给予 1∶10000 肾上腺素 0.1 ~ 0.3ml/kg，静脉或气管滴入。根据病情用药以扩充血容量和纠正酸中毒。

E. 评价：病情观察，并注意喂养、大小便情况、预防感染等问题。

五、预防　定期作产前检查，及时处理异常情况。不断提高产科技术。

第三节　新生儿肺透明膜病

新生儿肺透明膜病又称新生儿呼吸窘迫综合征，系指出生后不久即出现进行性呼吸困难、青紫、呼气性呻吟、吸气性三凹征和呼吸衰竭。主要见于早产儿。

一、病因和发病机制

主要病因是缺乏由Ⅱ型肺泡细胞产生的肺泡表面活性物质（PS）。PS 35 周后迅速增加。PS 缺乏时导致肺泡萎陷，出现缺氧和酸中毒，右向左分流，青紫加重。毛细血管渗透性增加，形成一层透明膜而加重换气阻碍。

二、临床表现

在生后 6 ~ 12h 内出现呼吸困难，呈进行性加重，伴呼气性呻吟，吸气性三凹征，出现呼吸暂停甚至呼吸衰竭。肺部可闻及细湿啰音。胸骨左缘可听到收缩期杂音。重者多于 3 日内死亡。若能存活 3 天以上，又无严重并发症者，预后较好。

三、辅助检查

做胃液振荡试验、血气分析、X 线片检查出现支气管充气征。

四、治疗原则

纠正缺氧、酸中毒和水、电解质紊乱，使用表面活性物质替代治疗和关闭动脉导管。

五、预防

积极预防早产。

六、护理

（一）常见护理诊断

1. 不能维持自主呼吸：与缺乏 PS 导致进行性肺不张有关。

2. 气体交换受损：与缺乏 PS 导致肺透明膜形成有关。

3. 营养失调：低于机体需要量：与摄入不足有关。

4. 焦虑：与患儿病情危重，家长担心预后有关。

（二）护理措施

1. 氧气疗法及辅助呼吸　轻症患儿用头罩、鼻导管或口罩给氧；症状加重，用鼻塞持续正压呼吸给氧；病情危重者，进行气管插管和使用人工呼吸机。

2. 纠正酸中毒和电解质紊乱　静脉给 $NaHCO_3$ 纠正代谢性酸中毒。

3. 气管内滴入表面活性物质　选用天然制剂或人工制剂的表面活性物质，滴入患儿肺部。

4. 保暖　将患儿置于中性温度的暖箱中或暖床上。

5. 营养　保证营养供给，必要时采用鼻饲法或给予静脉高营养。

6. 心理支持　向家长介绍病情变化和治疗、护理过程。解答家长的问题。

第四节　新生儿肺炎

一、吸入性肺炎

（一）病因　包括羊水、胎粪、乳汁等吸入。胎粪或羊水吸入是窒息的并发症，持续缺氧时，胎便排出，胎儿将胎粪和羊水吸入气管内。胎儿娩出后，将胎粪吸入至细支气管和肺泡，引起肺不张和肺气肿，严重者还可发生纵隔气肿和气胸等。

（二）临床表现　足月儿和过期产儿多见，羊水或胎粪吸入多有窒息史。胎粪吸入者病情较重，且婴儿皮肤、指甲、口腔粘膜等均被胎粪染成黄绿色，患儿可出现呼吸衰竭、肺不张、肺气肿、持续胎儿循环和缺氧缺血性脑病等中枢神经系统表现。听诊两肺可闻及满布干湿啰音或管状呼吸音。

（三）辅助检查　进行血气分析和胸部X线检查。

（四）治疗原则　根据病情作气管插管，机械呼吸，合并气胸时可作胸腔闭式引流。注意纠正酸中毒，选用抗生素预防继发感染。

二、感染性肺炎

（一）病因　新生儿免疫功能不完善是易发感染性肺炎的内在因素。

1. 产前产时感染的病因　①孕母患菌血症或病毒血症，引起胎儿感染，以病毒感染为主；②羊膜早破，胎儿吸入污染的羊水，或分娩过程中吸入母亲产道中污染的分泌物而致病，常见的病原体为大肠杆菌。

2. 产后感染的病因　①新生儿接触感染源；②患败血症后经血行传播至肺部；③医源性感染。出生后感染以金黄色葡萄球菌为主。

（二）临床表现　出生前感染发病较早，体温不升或发烧，面色苍白或发绀，呼吸急促或减慢，严重者出现呻吟。出生后感染发病较晚，一般情况差，体温不升或发热，呼吸浅促、口吐白沫、口周发绀。病情严重者出现呼吸衰竭和心力衰竭。肺部可闻及细湿啰音。金黄色葡萄球菌感染可合并脓胸、肺脓肿、脓气胸。

（三）治疗原则　合理应用抗生素，给氧，雾化吸入。

三、新生儿肺炎患儿的护理

（一）常见护理诊断

1. 气体交换受损：与肺部感染有关。

2. 清理呼吸道无效：与呼吸道狭窄、分泌物多、咳嗽反射功能不良有关。

3. 体温不升或体温过高：与肺部感染有关。

4. 潜在并发症：心力衰竭。

（二）护理措施

1. 保持呼吸道通畅　定时为患儿翻身拍背，必要时采取雾化吸入和吸痰。

2. 合理用氧　多采用头罩法供给氧气。

3. 维持正常体温　应注意采取保暖措施，体温过高时实施降温措施。

4. 保证营养供给　病情严重者用鼻饲管喂养，或静脉补液。遵循少量多次的原则。

5. 合理应用抗生素　遵医嘱采用抗菌谱广、对新生儿毒副作用小的抗生素。

6. 密切观察病情　认真观察病情和做好记录，并积极配合抢救工作。

第五节　新生儿黄疸

一、新生儿胆红素代谢特点

新生儿胆红素生成相对较多；肝功能不成熟；肠壁吸收胆红素增加。新生儿摄取、结合、排泄胆红素的能力差，极易出现黄疸。

二、新生儿黄疸分类

（一）生理性黄疸　足月儿于生后2～3天开始，4～5天达高峰，10～14天自然消退。早产儿生理性黄疸可出现较晚、程度重、可延至3～4周消退。血清胆红素浓度一般不超过205μmol/L（12mg/dl），早产儿不超过256.5μmol/L（15mg/dl）。

（二）病理性黄疸　黄疸出现早（生后24h内）；血清胆红素超过205μmol/L（12 mg/dl），早产儿超过256.5μmol/L（15 mg/dl），或胆红素每日上升超过85μmol/L（5 mg/dl）；黄疸消退延迟，足月儿超过2周，早产儿超过4周，或黄疸退而复现；血清结合胆红素超过26μmol/L（1.5 mg/dl）。

血清胆红素超过342μmol/L（20 mg/dl）时，引起胆红素脑病或核黄疸，患儿出现尖声哭叫、肌张力下降；双眼凝视、发热抽搐、角弓反张，甚至死亡。后遗症多在生后2个月左右出现。

三、新生儿期病理性黄疸的常见病

（一）新生儿溶血病　是指因母婴血型不合，母血中对胎儿红细胞的免疫抗体IgG通过胎盘进入胎儿循环，发生同种免疫反应导致胎儿、新生儿红细胞破坏而引起的溶血。母亲为O型，婴儿为A型或B型，易发生ABO血型不合。Rh血型不合主要发生在Rh阴性孕妇和Rh阳性胎儿。Rh溶血症常较重，ABO溶血病情稍轻。主要临床表现为水肿、黄疸、贫血、肝脾肿大和胆红素脑病。

（二）胆道闭锁

（三）遗传性疾病

（四）新生儿肝炎

（五）新生儿败血症及其他感染

（六）其他　母乳性黄疸、药物性黄疸、胎粪排出延迟、低血糖、酸中毒、缺氧、体内出血和失水等均可加重黄疸。

四、治疗原则

去除病因；保暖，提早喂养，保持大便通畅；降低血清胆红素。

五、护理

（一）护理诊断

1. 潜在并发症：胆红素脑病。

2. 知识缺乏：家长缺乏有关新生儿黄疸的病因和护理知识。

（三）护理措施

1. 密切观察病情　①观察黄疸的发展情况；②监测生命体征、吸吮力和肌张力等变化，判断有无核黄疸发生；③观察大小便情况，若胎粪延迟排出，应予灌肠处理。

2. 保暖、合理喂养　体温维持在36℃～37℃之间。提早喂养。

3. 降低血清胆红素浓度　采用光照疗法或换血疗法。输血浆或白蛋白。

4. 去除其他诱因

5. 健康教育

第六节　新生儿硬肿症

新生儿硬肿症是指新生儿期内由于寒冷、早产、感染、窒息等多种原因引起的皮肤和皮下脂肪变硬与水肿，常伴有低体温和多器官功能受损。

一、病因和发病机制

（一）内因　①新生儿皮下脂肪中的饱和脂肪酸含量大；②体温调节中枢发育不完善；③早产儿的棕色脂肪含量少；④新生儿体表面积相对大，易散热。

（二）外因　寒冷、摄入不足、窒息、缺氧和严重感染等可抑制棕色脂肪产热，使体温不升。

当皮下脂肪凝固时，可导致微循环障碍，毛细血管通透性增加，出现水肿，严重者发生弥漫性血管内凝血（DIC）和肺出血，以及多器官功能衰竭。

二、临床表现

生后1周以内发病多见。表现为反应差、哭声低、纳差、吸吮困难。随病情加重出现低体温，皮肤硬、肿、亮、凉，颜色暗红。全身硬肿发生顺序为：小腿→大腿外侧→下肢→臀部→面颊→上肢→全身。严重者出现多器官功能衰竭。常合并肺炎、败血症。临终时常有肺出血。

三、实验室检查

凝血酶原时间延长、血小板减低、低血糖、血尿素氮升高，血气分析表现为代谢性酸中毒。

四、治疗原则

复温；支持疗法；纠正多器官功能紊乱；控制感染。

五、护理

（一）常见护理诊断

1. 体温过低：与寒冷、早产、窒息、感染等因素有关。

2. 营养失调：低于机体需要量：与吸吮困难、摄入不足有关。

3. 组织灌注量改变：与皮下脂肪凝固、微循环障碍有关。

4. 有感染的危险：与免疫功能低下有关。

5. 潜在并发症：肺出血。

6. 知识缺乏：家长缺乏有关新生儿保暖等育儿知识。

（二）护理措施

1. 复温　复温的原则是循序渐进，逐步复温。①轻、中度硬肿患儿，置于30℃的温箱中，或根据情况，将箱温调高至30℃～34℃，在6～12h内恢复正常体温。还可采用热水袋、热炕、电热毯或母亲怀抱等取暖方法。②重症患儿置于比体温高1～2℃的暖箱中开始复温，每小时提高箱温1℃，于12～24h内恢复正常体温。还可辅以恒温水浴疗法。还可用远红外抢救台快速复温。

及时监测体温变化，测量和记录肛温或腋温。

2. 合理喂养

3. 纠正酸中毒及改善微循环。

4. 预防感染。

5. 严密观察病情变化。

6. 心理支持。

第七节 新生儿败血症

新生儿败血症指细菌侵入血循环并生长繁殖、产生毒素造成的全身感染。

一、病因和发病机制

新生儿非特异性和特异性免疫功能均不成熟。致病菌我国以葡萄球菌最常见，大肠杆菌等革兰阴性杆菌次之。新生儿败血症可发生在产前、产时或产后。产后感染以金葡菌感染为主，细菌主要从脐部、皮肤粘膜、呼吸道或消化道侵入。

二、临床表现

产前、产时感染症状一般出现在产后 3 天内，产后感染发生在产后 3 天以后。临床表现无特征性，主要为严重的全身中毒症状，并可累及多个系统。严重者可出现：病理性黄疸、出血倾向、休克征象、中毒性肠麻痹、肝脾肿大、呼吸困难或呼吸暂停、化脓性脑膜炎、肺炎、肺脓肿、脓气胸、肝脓肿、局部蜂窝组织炎等。

三、实验室检查

作血培养检查。

四、治疗原则

早期、联合运用有效抗生素；处理局部病灶；对症和支持疗法。

五、护理

（一）常见护理诊断

1. 体温过高或过低：与全身感染有关。

2. 皮肤粘膜完整性受损：与脐部等局部化脓性感染有关。

3. 营养失调：低于机体需要量：与摄入量不足和全身感染中毒有关。

4. 潜在并发症：出血倾向。

5. 潜在并发症：休克。

6. 潜在并发症：惊厥发作。

（二）护理措施

1. 维持正常体温。

2. 抗生素的应用　葡萄球菌感染时，应选用耐酶青霉素、第 1 代头孢菌素或万古霉素；革兰阴性杆菌感染宜选用氨苄青霉素、氨基糖苷类或第 3 代头孢霉素。宜静脉给药，疗程 7～14 天。

3. 清除局部感染灶。

4. 补充营养和液体。

5. 预防交叉感染。

6. 密切观察病情。

7. 心理支持。

第八节　新生儿颅内出血

一、病因和发病机制

1. 缺氧　缺氧、缺血因素导致颅内出血，以早产儿多见。

2. 产伤　以足月儿多见。

3. 其他　高渗液体快速输入、机械通气不当、医疗或护理操作时对头部按压过重均可引起颅内出血。

二、临床表现

因出血部位与出血量不同，症状体征轻重程度、出现早晚及预后有所不同。主要临床表现有意识改变、眼睛症状、颅内压增高表现、呼吸改变、肌张力改变、拥抱反射消失、瞳孔不对称、对光反应差、出现黄疸和贫血。

三、辅助检查

头颅超声波或电子计算机 X 线体层摄影（CT）检查。

四、治疗原则

止血；控制惊厥；降低颅内压；支持疗法；硬脑膜下穿刺抽液。

五、护理

（一）常见护理诊断

1. 潜在并发症：颅内压增高。

2. 不能维持自主呼吸：与颅内出血所致颅内压升高压迫呼吸中枢有关。

3. 营养失调：低于机体需要量：与摄入量减少或呕吐有关。

4. 焦虑：与家长担心患儿预后有关。

（二）护理措施

1. 密切观察病情变化。

2. 减少不良刺激，保持适当体位。

3. 维持呼吸。

4. 遵医嘱准确给药　颅内压增高者用地塞米松、甘露醇。维生素 K_1、止血敏、安络血等止血。严重患儿可少量多次输新鲜血浆或全血。

5. 保证热量供给。

6. 维持体温稳定。

7. 心理支持。

六、预防

加强围产期保健工作，减少异常分娩所致的产伤和窒息。

第九节　新生儿破伤风

新生儿破伤风是因破伤风梭状杆菌经新生儿脐部侵入引起的一种急性感染性疾病，常在生后 7 天左右发病。

一、病因和发病机制

接生时断脐所用的剪刀和其他用物消毒不严，可使破伤风梭形杆菌侵入脐部。该菌在脐部无氧环境中迅速繁殖，产生外毒素，侵袭脊髓前角细胞和脑干运动神经核，以及中枢神经系统，阻碍抑制性传递介质的释放，导致肌肉痉挛。

二、临床表现

潜伏期大多为4~8天。起病时咀嚼肌受累，随后牙关紧闭、面肌痉挛、口角外牵呈苦笑面容。1~2天内发展为全身阵发性强直性痉挛，呈角弓反张。重者可因呼吸肌与喉肌痉挛而引起呼吸困难、窒息。早期多不发热，频繁痉挛发作可致体温升高。若能及时处理，可在1~4周后症状减轻，好转。

三、治疗原则

控制痉挛；使用抗毒素；保证营养和液体的供给；对症治疗和预防感染。

四、护理

（一）常见护理诊断

1. 有窒息的危险：与喉肌痉挛有关。

2. 皮肤完整性受损：与脐带残端受破伤风梭形芽胞杆菌感染有关。

3. 有受伤的危险：与反复抽搐有关。

4. 营养失调：低于机体需要量：与患儿张口、吮奶困难，且病程长、消耗大有关。

5. 知识缺乏：家长及有关人员缺乏新法接生知识。

（二）护理措施

1. 镇静、控制惊厥　①注射破伤风抗毒素（TAT）；②应用镇静剂，首选镇静药物为地西泮（安定）；③减少刺激，避免任何声、光等刺激。各种治疗和护理操作集中在镇静剂发挥作用后进行。

2. 脐部护理　用过氧化氢或高锰酸钾溶液清洁脐部，再涂以2.5%碘酒，用消毒纱布包裹，每天更换，直到伤口愈合为止。接触过脐部伤口的用物应焚烧掉。脐周可注射破伤风抗毒素3000单位。

3. 保持呼吸道通畅　准备好充足的抢救物品，及时清理呼吸道分泌物。应选用头罩给氧方式，必要时行气管切开术。

4. 保证营养。

5. 密切观察病情变化。

6. 抗感染　①可首选青霉素静脉或肌肉注射；②做好口腔护理；③保持皮肤干燥；④定期帮助患儿翻身。

五、预防　开展健康教育，培训基层助产人员，推广无菌接生法。

强化练习题

一、名词解释

1. 新生儿期
2. 围产期
3. 足月儿
4. 早产儿

5. 过期产儿
6. 低出生体重儿
7. 巨大儿
8. 适于胎龄儿
9. 小于胎龄儿
10. 足月小样儿
11. 大于胎龄儿
12. 高危儿
13. 中性温度
14. 新生儿硬肿症

二、填空题

1. 正常出生体重儿是指出生体重在__________~__________g之间的新生儿。
2. 正常足月新生儿出生时胎龄满__________~__________周，体重在__________g以上（通常约__________g），身长__________cm以上（约__________cm）。
3. 我国将胎龄已足月，但体重在2500g以下的婴儿称为__________。
4. 胎儿出生后血液循环发生重要变化，脐带结扎，肺血管阻力下降，__________和__________功能性关闭。
5. 有的新生儿在生后几天内心前区可听到杂音，过几天又消失，这与__________暂时未闭有关。
6. 新生儿胃呈__________位，__________括约肌不发达，__________括约肌则较发达，因此易发生溢乳和呕吐。
7. 新生儿肠壁较薄，通透性高，易使毒素和消化不全的营养物通过肠壁进入血液循环，而引起__________或__________反应。
8. 出生后__________小时内开始排胎便，若超过__________小时无胎粪排出，应检查新生儿是否存在__________。
9. 新生儿一般在生后__________小时内排尿，如生后__________小时仍无尿，需要检查原因。
10. 脐带经无菌结扎后逐渐干燥，残端在__________天内脱落。
11. 新生儿出现乳腺肿大和假月经的原因是出生后孕妇__________激素的影响突然中断所致。
12. 新生儿病室应保持室温在__________℃~__________℃，相对湿度__________~__________。
13. 早产儿又称未成熟儿，指胎龄不足__________周的活产婴儿，体重一般在__________g以下，身长在__________cm以下。
14. 早产儿应在生后__________周开始补充维生素D __________IU/d。4周后补充__________。此外，还应补充维生素A、C、E。
15. 胎儿缺氧早期表现为胎动增加，胎心率可超过__________次/min；晚期胎动减少，胎心率低于__________次/min，羊水可被胎粪污染成__________色。

16. 新生儿窒息程度可用 Apgar 评分方法进行评估，评分________分为正常；________分为轻度窒息，________分为重度窒息。
17. 新生儿肺透明膜病的主要病因是________缺乏，导致进行性肺不张。主要见于________。
18. 新生儿出生前感染的肺炎常在生后________小时内出现症状。出生后感染的肺炎多在生后________天或________天以后发病。
19. 血清胆红素超过________μmol/L 或________mg/dl 者，常引起胆红素脑病或称核黄疸。
20. 母亲血型为________型，婴儿为________型或________型时，婴儿易发生 ABO 血型不合溶血。
21. Rh 血型不合溶血病主要发生在 Rh ________孕妇和 Rh ________胎儿。
22. 新生儿在受寒时的重要产热途径是靠________脂肪产热。
23. 新生儿破伤风是因________菌经新生儿脐部侵入引起的一种急性感染性疾病，常在生后________天左右发病。

三、选择题

（一）单选题

1. 低出生体重儿是指
   A. 初生 1h 内体重不足 1000g 的新生儿
   B. 初生 1h 内体重不足 1500g 的新生儿
   C. 初生 1h 内体重不足 2000g 的新生儿
   D. 初生 1h 内体重不足 2500g 的新生儿
   E. 初生 1h 内体重不足 3000g 的新生儿
2. 新生儿的正常呼吸频率为
   A. 16～18 次/min
   B. 18～24 次/min
   C. 24～30 次/min
   D. 30～40 次/min
   E. 40～45 次/min
3. 新生儿出生后开始排胎便的时间一般为
   A. 生后 3h 内
   B. 生后 8h 内
   C. 生后 10h 内
   D. 生后 12h 内
   E. 生后 24h 内
4. 新生儿生后排尿的时间一般为
   A. 生后 8h 内
   B. 生后 10h 内
   C. 生后 12h 内
   D. 生后 24h 内
   E. 生后 48h 内
5. 胎儿可通过胎盘从母体获得的免疫球蛋白为
   A. SIgA
   B. IgD
   C. IgE
   D. IgG
   E. IgM
6. 正常新生儿喂奶后应采取的卧位是
   A. 仰卧位
   B. 俯卧位
   C. 右侧卧位
   D. 左侧卧位
   E. 头高脚低位
7. 新生儿上腭中线和齿龈切缘上有黄白色小斑点，俗称“板牙”或“马牙”，应如何处理
   A. 挑破
   B. 刮擦
   C. 抗炎治疗
   D. 涂制霉菌素
   E. 无需特殊处理，可自行消失

8. 肺泡表面活性物质迅速增加的时间是

A. 胎龄 20～24 周

B. 胎龄 24～30 周

C. 胎龄 30～35 周

D. 胎龄 35 周以后

E. 胎龄 37 周以后

9. 蓝光治疗时，灯管与婴儿皮肤距离为

A. 10～20cm

B. 20～25cm

C. 25～33cm

D. 33～50cm

E. 50～55cm

10. 新生儿硬肿症最先发生硬肿的部位是

A. 上肢

B. 面颊部

C. 臀部

D. 躯干部

E. 小腿或大腿外侧

11. 新生儿败血症在我国最常见的病原菌是

A. 葡萄球菌

B. 大肠杆菌

C. B 组链球菌

D. 克雷伯杆菌

E. 绿脓杆菌

12. 新生儿败血症出生后感染的主要途径是

A. 呼吸道

B. 脐部和皮肤

C. 消化道

D. 口腔粘膜

E. 泌尿道

13. 胎龄 39 周出生，出生体重 2400g，身长 46cm，皮肤红润，胎毛少，足底纹理较多，此婴儿最可能是

A. 早产儿

B. 足月儿

C. 足月小样儿

D. 过期产儿

E. 大于胎龄儿

14. 治疗新生儿破伤风时，为杀灭伤口需氧杂菌和破伤风梭状杆菌，应可首选

A. 青霉素

B. 红霉素

C. 氯霉素

D. 庆大霉素

E. 制霉菌素

（二）多选题

1. 下列哪些是正常新生儿的外观特点？

A. 四肢呈屈曲性

B. 皮肤红润，胎毛少

C. 耳壳软骨尚未发育好

D. 乳晕清晰，乳房可扪到结节

E. 整个足底光滑，没有较深的足纹

2. 新生儿和小婴儿具有的神经反射包括

A. 吸吮反射

B. 握持反射

C. 拥抱反射

D. 巴氏征阳性

E. 面神经征阳性

3. 早产儿入暖箱时，温度调节的依据是

A. 胎龄

B. 体重

C. 心率

D. 呼吸频率

E. 生后天数

4. 下列哪些是早产儿的外观特点？

A. 胎毛多

B. 足底纹理多

C. 四肢肌张力低下

D. 头发丝状，分条清楚

E. 女婴大阴唇不能覆盖小阴唇

5. 早产儿体温调节的特点包括

A. 缺少棕色脂肪组织

B. 基础代谢低，产热少

C. 体表面积相对小，不易散热

D. 体温易随环境温度变化而变化

E. 早产儿易出现体温偏高

6. 下列哪些是生理性黄疸的特点？

A. 足月儿于 10～14 天消退

B. 早产儿可消退后复又出现

C. 血清胆红素浓度一般不超过 205 μ

mol/L（12mg/dl）

D. 早产儿血清胆红素浓度不超过 324 μ mol/L（20mg/dl）

E. 严重者出现嗜睡、尖声哭叫、肌张力下降、吸吮力弱

7. 护理破伤风患儿时不正确的是

A. 置于单独病室

B. 保持病室安静

C. 患儿戴避光眼罩

D. 经常触摸婴儿，使其保持安静

E. 使用镇静剂前，集中完成各种操作

8. 新生儿易溢乳是由于

A. 胃呈横位

B. 胃容量小

C. 幽门易痉挛

D. 幽门括约肌发达

E. 贲门括约肌不发达

9. 持续、高浓度给氧可引起氧中毒，导致

A. 耳聋

B. 肾纤维化

C. 智力低下

D. 支气管肺发育不良

E. 眼睛晶体后纤维化

10. 下列哪些不是新生儿的特殊生理状态？

A. 螳螂嘴

B. 乳腺肿大

C. ABO 溶血

D. 尖声哭叫

E. 板牙或马牙

四、问答题

1. 简述新生儿脐部、皮肤和粘膜的护理。
2. 叙述新生儿入暖箱的指征，以及暖箱的使用及护理。
3. 简述新生儿窒息的复苏方案。
4. 陈述新生儿肺炎的护理措施。
5. 简述新生儿生理性黄疸的特点。
6. 简述新生儿病理性黄疸的特点。
7. 陈述光疗的指征及光疗时的护理。
8. 简述换血疗法的目的。
9. 陈述硬肿症患儿复温的方法。

参考答案

一、名词解释

1. 新生儿期：是指从出生到满 28 天内的一段时间。
2. 围产期：是指从妊娠 28 周至出生后 7 天的一段时间。
3. 足月儿：指胎龄满 37 足周至不满 42 足周（260～293 天）的新生儿。
4. 早产儿：指胎龄满 28 周至不满 37 足周（196～259 天）的新生儿。
5. 过期产儿：指胎龄满 42 周（294 天）以上的新生儿。
6. 低出生体重儿：指初生 1h 内体重不足 2500g 的新生儿。
7. 巨大儿：指出生体重超过 4000g 者，可包括正常和有疾病的巨大儿。
8. 适于胎龄儿：指出生体重在同胎龄儿平均体重的第 10～90 百分位的婴儿。
9. 小于胎龄儿：指出生体重在同胎龄儿平均体重第 10 百分位以下的婴儿。

10. 足月小样儿：胎龄已足月，但体重在2500g以下的婴儿称为足月小样儿。
11. 大于胎龄儿：指出生体重在同胎龄儿平均体重第90百分位以上的婴儿。
12. 高危儿：指已发生或可能发生危重病情的新生儿，需在出生后数天或数周严密观察。
13. 中性温度：系指能维持正常体温及皮肤温度的最适宜的环境温度，在此温度下，身体耗氧量最少，蒸发散热量最少，新陈代谢最低。
14. 新生儿硬肿症：是指新生儿期内由于寒冷、早产、感染、窒息等多种原因引起的皮肤和皮下脂肪变硬与水肿，常伴有低体温和多器官功能受损。

二、填空题

1. 2500　3999
2. 37　42　2500　3000　47　50
3. 足月小样儿
4. 卵圆孔　动脉导管
5. 动脉导管
6. 横　贲门　幽门
7. 中毒　过敏
8. 12　24　肛门闭锁
9. 24　48
10. 7~10
11. 雌
12. 22　24　55%　65%
13. 37　2500　47
14. 2　800　铁剂
15. 160　100　黄绿（深绿）
16. 8~10　4~7　0~3
17. 肺泡表面活性物质　早产儿
18. 12~24　3　3
19. 342　20
20. 0　A　B
21. 阴性　阳性
22. 棕色
23. 破伤风梭状杆　7

三、选择题

（一）单选题

1.D　2.E　3.D　4.D　5.D　6.C　7.E　8.D
9.D　10.E　11.A　12.B　13.C　14.A

（二）多选题

1.ABD　2.ABCD　3.ABE　4.ACE　5.ABD　6.AC　7.DE
8.ADE　9.DE　10.CD

四、问答题

1. 脐部、皮肤和粘膜的护理

(1) 每日用95%乙醇或1%～2%龙胆紫涂擦脐带残端，每天换消毒纱布。

(2) 脐带脱落前，应每天检查脐部有无渗血，若渗血较多，应重新结扎。观察脐部有无脓性分泌物和异味、脐轮有无红肿等，以及时发现感染表现。

(3) 脐部发生感染时可用3%过氧化氢清洗，再用3%碘酊消毒脐部，全身使用抗生素。

(4) 每天为婴儿沐浴时注意检查皮肤粘膜的情况，包括颜色、有无化脓灶和出血点等。脐带脱落前用干擦法清洁皮肤。

(5) 每次大便后用温水洗净臀部，以免发生尿布炎。尿布应用浅色、吸水性强的棉布，勿用塑料或橡皮制品。

(6) 婴儿衣服应柔软、宽松。不宜采用“蜡烛包”式包裹婴儿的方法。

(7) 口腔粘膜不宜擦洗，每次喂乳后喂少许温开水洗净口腔。不可挖婴儿的鼻腔和耳道，以免损伤粘膜。

(8) 清洁眼部分泌物时，应由眼睑内侧向外侧擦拭，必要时用0.25%的氯霉素眼药水滴眼。

2. 暖箱的使用及护理

(1) 入暖箱的指征：凡出生体重在2000g以下者；高危或异常新生儿，如新生儿硬肿症患儿、体温不升患儿等。

(2) 入暖箱前的准备：护士应了解患儿的一般情况，有无并发症；认真检查暖箱的性能，做好清洁消毒工作，应先预热至34℃，然后根据婴儿的体重及出生日龄调节至适中温度；若患儿为新生儿硬肿症或其他体温不升者，则须遵循逐渐复温的原则调节箱温；在湿化器水箱中应加入蒸馏水，保持暖箱内相对湿度为55%～65%；为患儿换上单衣，换好尿布。

(3) 入暖箱后的护理：患儿在暖箱中可穿单衣，裹好尿布；一切护理操作应尽量在箱内进行；定时测量体温，并同时记录体温和箱温。根据体温调节箱温。注意保持体温在36～37℃之间；保持暖箱清洁；湿化器水箱的水每天须更换1次；定期作细菌培养；患儿出暖箱后，应进行终末清洁消毒处理。

(4) 使用温箱时的注意事项：温箱不宜放置在阳光直射、有对流风，及取暖设备附近；护士应掌握温箱性能，严格按操作规程使用；定期检查有无故障，使用温箱应随时观察使用效果；严禁骤然提高暖箱温度。

(5) 出暖箱的护理：婴儿体重达2000g以上，室温在24～26℃时，在不加热的温箱内能保持正常体温，体重持续增长者，可出暖箱；准备出暖箱的患儿，可在关调暖箱后，裹上包被暂时生活在暖箱中，以逐步适应出暖箱的变化。

3. 新生儿窒息的复苏方案

(1) 开放气道：用吸管吸净鼻、口腔及咽喉中的粘液和分泌物，保持呼吸道通畅。

(2) 建立呼吸：弹足底或刺激皮肤以引起啼哭、建立呼吸。Apgar评分4～7分者，可面罩给氧。若评分在3分以下，无自主呼吸和（或）心率＜100/min，应立即行气管插管，加压给氧，至出现自主呼吸和皮肤转红后拔管。

(3) 维持循环：若心率慢，＜80次/min，可作心外按压，120次/min。

(4) 用药：心率仍＜80次/min，给予1:10000肾上腺素0.1～0.3ml/kg，静脉或气管滴入，并根据病情扩充血容量和纠正酸中毒。

(5) 评价：复苏后至少监护3天。

4. 新生儿肺炎患儿的护理措施

(1) 保持呼吸道通畅：定时翻身拍背；保持适当环境温度和湿度；必要时雾化吸入和吸痰。

(2) 合理用氧：多采用头罩法供给氧气，氧气应预先湿化并加温至31～33℃。

(3) 维持正常体温：将环境温度调节至中性温度；体温过高时实施降温措施，体温过低时更需注意保暖。

(4) 保证营养供给：根据患儿病情采取适当喂养方式，病情严重者可用鼻饲管喂养，或静脉补液；遵循少量多次的喂养原则；耐心喂养并注意观察反应。

(5) 合理应用抗生素：采用静脉给药；遵医嘱采用抗菌谱广、对新生儿毒副作用小的抗生素。

(6) 密切观察病情：认真观察患儿有无烦躁不安、心率加快、呼吸急促、青紫明显加重，以及肋下肝脏的变化，以及时发现心力衰竭、气胸或纵隔气肿等并发症，并积极配合抢救工作。

5. 生理性黄疸的特点

(1) 足月儿常于生后2～3天开始，4～5天达高峰，10～14天自然消退；早产儿生理性黄疸可出现较晚、程度重、可延至3～4周消退。

(2) 婴儿一般情况良好。

(3) 血清胆红素浓度一般不超过205 μmol/L（12 mg/dl），早产儿不超过256.5 μmol/L（15 mg/dl）。

6. 病理性黄疸的特点

(1) 黄疸出现早（生后24 h内）。

(2) 血清胆红素超过205 μmol/L（12 mg/dl），早产儿超过256.5 μmol/L（15 mg/dl），或胆红素每日上升超过85 μmol/L（5 mg/dl）。

(3) 黄疸消退延迟，足月儿超过2周，早产儿超过4周，或黄疸退而复现。

(4) 血清结合胆红素超过26 μmol/L（1.5 mg/dl）。

7. 光疗的指征及光疗时的护理

(1) 光疗指征：任何原因引起的间接胆红素增高的黄疸患儿均可采用光照疗法，凡总胆红素在205.2～256.5 μmol/L（12～15 mg/dl）以上者，在检查病因的同时，可开始光疗。若已确诊为溶血病患儿，应及早进行光疗。需要换血的患儿，在换血前也可进行光疗，以减少换血次数。

(2) 光疗前的准备：①进行光疗前应彻底清洁光疗箱，湿化器水槽应加水，检查线路及灯管亮度；将箱温调节至患儿适中温度，保持相对湿度为55%～65%。②患儿戴遮光眼罩；衣裤脱去，暴露全身皮肤；用长条尿布遮盖会阴部，特别注意保护男婴阴囊；用方形胶布贴于患儿双脚足跟。③护士应了解患儿的情况；估计光疗过程患儿常见的护理问题，包括：有皮肤完整性受损的危险、体温过高、排便异常等。

(3) 光疗过程中的护理：①将患儿裸体放入已预热好的光疗箱中，并记录开始光疗的时间。②光疗中注意使患儿皮肤均匀并且广泛受到照射。③严密监测体温和箱温。④保证水分和营养供给，观察和记录出入量。⑤观察光疗副作用，包括发热、腹泻、呕吐、皮疹、青铜症等，及时给予处理。⑥监测血清胆红素变化，观察患儿生命体征、黄疸消退情况，及时发现有无核黄疸发生，及时与医师联系，进行处理和抢救。⑦注意保持灯管及反射板清洁。⑧光疗时间视病情而定，大多数患儿光疗 24～48 h 即可获得满意疗效，个别可超过 72 h。血清胆红素下降至 171 μmol/L（10 mg/dl）时可停止光疗。⑨光疗结束后，应关好光疗箱电源，将水槽内的水倒掉，进行彻底的清洗、消毒工作。

8. 换血疗法的目的

(1) 换出已致敏的红细胞和血清中的免疫抗体，阻止继续溶血。

(2) 去除血清中的未结合胆红素，防止核黄疸发生。

(3) 纠正溶血导致的贫血，防止缺氧及心力衰竭。

9. 复温的方法

(1) 复温的原则是循序渐进，逐步复温。

(2) 体温 > 30℃，产热良好的轻、中度患儿，可置于预热至 30℃的温箱中，其体温往往较快升至正常，如体温仍低于正常，再根据婴儿情况，将箱温调高至 30～34℃，使患儿在 6～12 h 内恢复正常体温。还可采用热水袋、热炕、电热毯或母亲怀抱等取暖方法。

(3) 体温 < 30℃，产热衰竭的重症患儿，将其置于比体温高 1～2℃的暖箱中开始复温，每小时提高箱温 1℃，于 12～24 h 内恢复正常体温。还可辅以恒温水浴疗法，水温 39～40℃，脐部用消毒纱布和橡皮膏包扎固定，每次 15min，每日 1～2 次，浴后擦干放入暖箱。用远红外抢救台快速复温时，床面温度从 30℃开始，每 15～30min 提高体温 1℃，随体温升高逐步提高床温（最高 33℃），为防止空气对流的影响，可在暖床和婴儿上方覆盖塑料薄膜。体温恢复正常后，将婴儿放入调至适中温度的暖箱中。

(4) 及时监测体温变化，每小时测量和记录 1 次肛温或腋温。体温过低时，可用低温计（水温表代替）测肛温，温度表需擦润滑剂，插入肛门 3～4cm，测 4 min。测腋温时至少要测量 8～10 min。

（丛笑梅）

第八章　营养性疾病患儿的护理

内容提要

第一节　营养不良患儿的护理

营养不良是因能量和（或）蛋白质不足引起的一种慢性营养缺乏症。多见于3岁以下的婴幼儿。临床表现为体重下降、消瘦或水肿，常伴有代谢失常和器官功能的紊乱。

一、病因

主要为喂养不当和疾病因素。

二、病理改变

轻度营养不良仅引起皮下脂肪减少。随病情的发展出现肌肉萎缩，各脏器发生退行性病变。代谢失常，各器官系统功能低下。

三、临床表现

最初表现为体重不增或减轻，皮下脂肪减少，体格生长速度减慢或停顿。随营养不良程度加重，出现全身症状及生化代谢改变。轻度营养不良患儿体重低于正常均值的15%～25%。中度营养不良体重低于正常均值的25%～40%，消瘦明显。重度营养不良体重低于正常均值的40%以上，皮包骨样，肌肉萎缩，患儿抑制与烦躁交替，反应低下。

四、诊断检查

血尿素氮下降，血清白蛋白、运铁蛋白、必需氨基酸以及血清总蛋白下降，多种血清酶活性降低，血糖值下降，胆固醇水平降低。

五、治疗原则

1. 积极查找和去除病因。

2. 调整饮食及补充营养物质。

3. 促进消化功能和改善代谢功能。

六、护理

（一）常见护理诊断

1. 营养失调：低于机体需要量：与热量和（或）蛋白质长期摄入不足有关（喂养不当、疾病影响等）。

2. 有感染的危险：与营养素缺乏，机体免疫力低下有关。

3. 成长发展改变：与营养素缺乏，不能满足儿童成长发展所需有关。

4. 知识缺乏：患儿家长缺乏正确的儿童喂养知识。

（二）护理措施

1. 饮食调整　饮食调整的具体方法如下：

（1）轻度营养不良患儿热卡从每日418～502kJ（100～120kcal）/kg开始，蛋白质每日

3g/kg。逐渐增至能量每日585kJ（150kcal）/kg，蛋白质每日3.5～4.5g/kg。待体重接近正常后再恢复至正常能量需要量。

(2) 中度及重度营养不良患儿，开始每日167～250kJ（40～60kcal）/kg，蛋白质每日2g/kg，一周后增至每日502～628kJ（120～150kcal）/kg，蛋白质每日3～4g/kg。若重症营养不良患儿能量供给可达每日628～711kJ（150～170kcal）/kg，待体重恢复后能量供给调整至生理需要量。

2. 促进消化和改善代谢功能。

3. 预防感染。

4. 健康知识宣教　提倡母乳喂养，混合或人工喂养方法适当，按时添加辅助食品，培养小儿良好饮食习惯，合理安排作息，预防疾病，促进生长发展。

第二节　维生素D缺乏症

一、维生素D缺乏性佝偻病

维生素D缺乏性佝偻病是因维生素D缺乏引起钙磷代谢失常，骨骼钙化不良，重者造成骨骼畸形。

（一）维生素D的来源与代谢　内源性和外源性维生素D经过肝脏25-羟化酶和肾脏1-羟化酶系统作用转变为1，25-二羟胆骨化醇，作用于靶器官（肠、肾、骨）。同时，维生素D的代谢受甲状旁腺素、降钙素和血磷浓度的调节，以及受血钙浓度的反馈调节作用。

（二）病因及发病机制

1. 病因　主要为日光照射不足；维生素D摄入不足；生长速度快；疾病影响或药物作用。

2. 发病机制　维生素D缺乏时导致血钙磷下降，甲状旁腺素分泌增加，加速旧骨溶解脱钙，血钙维持正常。骨骼成骨过程钙化受阻，骨骺端骨样组织堆积，造成骨骼畸形。

（三）临床表现　本病好发于3个月～2岁小儿。

1. 活动早期（初期）　2～3个月发病，以神经、精神症状为主。枕秃形成。

2. 活动期（激期）　主要为骨骼改变和运动功能发育迟缓。

(1) 骨骼改变：易出现颅骨软化、方颅、前囟过大或迟闭、乳牙萌出推迟。形成肋骨串珠、肋外翻、肋膈沟、鸡胸或漏斗胸。形成手镯或脚镯征、“O”形或“X”形腿。久坐可引起脊柱后凸畸形或侧弯。严重患儿发生骨盆畸形。

(2) 肌肉关节松弛。

(3) 神经、精神发育迟滞。

(4) 辅助检查：血钙稍低，血磷降低明显，钙磷乘积低于30，碱性磷酸酶增加。X线片显示骨干骺端增宽，呈毛刷样、杯口状改变，骨干骨密度减低。

3. 恢复期　经治疗后，神经、精神症状逐渐好转而至消失，肌张力恢复正常。血清钙、磷及钙磷乘积恢复正常，碱性磷酸酶下降。X线片骨骼病变逐渐好转。

4. 后遗症期　多见于3岁小儿。仅遗留不同程度的骨骼畸形。

（四）治疗原则

1. 一般治疗　改善营养，多晒太阳。勿久坐、久立和早走。

2. 给予维生素D制剂及根据病情补充钙剂。

3. 加强体格锻炼，矫正畸形。

（五）护理

1. 常见护理诊断

(1) 营养失调：低于机体需要量：维生素 D 缺乏与接受日光照射少，维生素 D 摄入不足等有关。

(2) 成长发展改变：与维生素 D 缺乏导致骨骼发育和神经、精神发育迟缓有关。

(3) 有（呼吸系统）感染的危险：与维生素 D 缺乏引起胸廓发育畸形有关。

(4) 知识缺乏：患儿家长缺乏佝偻病预防和护理知识。

2. 护理措施

(1) 合理喂养。

(2) 补充维生素 D 和钙剂。

①口服用药：活动期轻症患儿口服维生素 D 每日 5000～10000IU，激期患儿 1～2 万 IU/d，连服 1 个月，若症状好转即可改为预防量每日 400IU～800IU。

②突击疗法：重症活动期使用突击治疗。一次肌注维生素 $D_3$30 万 IU，或维生素 $D_2$40 万 IU，1 个月后若明显好转，改预防量，若无明显好转，再肌注一次。重症每月肌注 30～40 万 IU，连续注射 2～3 次，重复前注意有无维生素 D 中毒症状，突击治疗后 2～3 个月起继续服预防量。

③钙剂：3 个月以内婴儿或有手足搐搦病史者，在肌注维生素 D 前应先服钙剂 2～3 日，肌注后再继续服用 2 周。

(3) 增加日光照射

(4) 促进生长发展：提供舒适的环境，不要让患儿坐、站、走的时间过长。矫正畸形。对重症患儿护理动作要轻柔，以免发生骨折。

(5) 预防感染

(6) 健康知识宣教：孕母和乳母加强营养，多晒太阳，加服维生素 D 和钙剂。婴儿按时补充维生素 D。增加小儿户外活动时间。

二、维生素 D 缺乏性手足搐搦症

维生素 D 缺乏性手足搐搦症又称佝偻病性低钙惊厥。由于维生素 D 缺乏，引起血钙降低，神经肌肉兴奋性增高，导致全身惊厥、手足抽搐或喉痉挛等。

（一）病因和发病机制　主要因血中钙离子降低，使肌肉神经兴奋性增高而引起。

（二）临床表现　常伴有程度不等的佝偻病临床表现以及下列症状和体征：

1. 惊厥　多见于婴儿。

2. 手足搐搦　多见于幼儿和儿童。

3. 喉痉挛　突发喉部肌肉和声门痉挛，呼吸困难，可窒息致死。

4. 隐性体征　无发作时可查出面神经征、腓反射、陶瑟征阳性。

（三）治疗原则　控制惊厥和喉痉挛、钙剂治疗、维生素 D 治疗。

（四）护理

1. 常见护理诊断

(1) 潜在并发症；窒息（喉痉挛）。

(2) 有受伤的危险：与惊厥发作有关；有静脉注射钙剂有关。

(3) 焦虑：与痉挛发作有关。

(4) 知识缺乏：家长缺乏预防维生素 D 缺乏的知识以及护理惊厥和喉痉挛的知识。

2. 护理措施　急救处理：补充钙剂；补充维生素 D；预防窒息发生；给予心理支持；健康知识宣教。

第三节　其他维生素缺乏

一、维生素 A 缺乏症

维生素 A 缺乏症是因体内维生素 A 缺乏而引起的全身性疾病。主要临床表现为眼部和皮肤症状。

(一) 维生素 A 的来源和生理作用　维生素 A 为脂溶性。维生素 A 的主要生理功能有：①构成人体视网膜内杆细胞中的感光物质；②维持细胞膜的稳定性；③促进骨骼和牙齿的正常生长；④增强机体免疫功能和抗病能力。

(二) 病因　主要病因为摄入不足；吸收障碍；需要量增加；营养代谢障碍。

(三) 临床表现

1. 眼部症状　出现夜盲症状，形成角膜溃疡，严重者发生角膜穿孔、失明。

2. 皮肤粘膜症状。

3. 其他临床表现　反复感染，体格发育落后，合并其他维生素缺乏的症状。

(四) 治疗原则　去除病因；维生素 A 治疗；眼部病变的治疗。

(五) 护理

1. 常见护理诊断

(1) 营养失调：低于机体需要量：与维生素 A 摄入不足和（或）吸收利用障碍有关。

(2) 有感染的危险：与维生素 A 缺乏所致免疫功能降低有关。

(3) 潜在并发症：角膜溃疡和失明。

2. 护理措施　合理喂养；添加维生素 A；眼部护理；预防感染；健康教育。

二、维生素 B_1 缺乏症

维生素 B_1 缺乏症，又称脚气病，是由于体内缺乏维生素 B_1 所致。临床上以消化系统、神经系统以及心血管系统的症状为主。

(一) 维生素 B_1 的来源和生理作用　维生素 B_1 为水溶性维生素，食物是人体维生素 B_1 的主要来源。缺乏时导致神经及骨骼肌和心肌等组织受损。

(二) 病因　主要病因为摄入不足；需要增加；吸收障碍。

(三) 临床表现

1. 一般症状　乏力、倦怠、食欲不振、消瘦、顽固性便秘、生长发育迟缓。

2. 神经系统症状　常先出现烦躁不安，继而反应迟钝、嗜睡、喂食呛咳、昏迷、惊厥。可因脑水肿、呼吸衰竭死亡。深浅反射消失、肌张力减退，乃至麻痹、周围神经炎、对称性感觉障碍。

3. 心血管系统症状　常发生急性心力衰竭。

4. 其他全身症状　早期可见踝部水肿，继而全身性水肿和浆膜腔积液。

(四) 治疗原则　合理喂养；维生素 B_1 治疗；对症治疗。

(五) 护理

1. 常见护理诊断

(1) 营养失调：低于机体需要量：与维生素 B_1 摄入不足和（或）吸收利用障碍有关。

(2) 潜在并发症：心功能不全。

(3) 潜在并发症：惊厥。

(4) 有受伤的危险：与感觉障碍、全身肌力减低易跌倒和突然发作惊厥有关。

2. 护理措施　合理饮食；补充维生素 B_1；预防意外伤害；密切观察病情；健康教育。

三、维生素 C 缺乏症

维生素 C 缺乏症，又称坏血病，是由于人体长期缺乏维生素 C 所致。主要表现为出血倾向和骨骼病变。

（一）维生素 C 的来源和生理作用　维生素 C 易溶于水，人体所需的维生素 C 来自于食物，新鲜水果和蔬菜等含量丰富。维生素 C 是强还原剂。

（二）病因　主要病因为摄入不足；需要增加；吸收障碍。

（三）临床表现

1. 全身症状　一般起病缓慢，可伴反复呼吸道感染、腹泻等。

2. 出血症状　早期可见皮肤瘀斑，牙龈出血及肿胀。重者可有血尿、便血、眶内出血、骨、关节及颅内出血等。

3. 骨骼症状　常见骨膜下出血，疼痛。

（四）治疗原则　改善营养；给予维生素 C 治疗。

（五）护理

1. 常见护理诊断

(1) 营养失调：低于机体需要量：与维生素 C 摄入不足和（或）吸收利用障碍有关。

(2) 潜在并发症：出血。

(3) 疼痛：与骨膜下出血、关节出血有关。

2. 护理措施　合理喂养；补充维生素 C；减轻疼痛；预防感染；密切观察病情；健康教育。

强化练习题

一、名词解释

1. 营养不良
2. 维生素 D 缺乏性佝偻病
3. 维生素 D 缺乏性手足搐搦症

二、填空题

1. 营养不良最初的临床表现为__________。
2. 营养不良时全身皮下脂肪消减最先出现的部位是__________。
3. 轻度营养不良时体重低于正常均值的__________，中度营养不良时体重低于正常均值的__________，重度营养不良时体重低于正常均值的__________。

4. 维生素 D 缺乏性佝偻病病因中最主要的是__________。
5. 为预防佝偻病，早产儿头 3 个月内服用维生素 D 的预防量应为__________IU/d。
6. 维生素 D 缺乏早期发生手足搐搦症的原因是：血钙降低，__________反应迟钝，引起手足搐搦发作。
7. 维生素 A 的主要生理功能为构成人体__________内__________细胞中的感光物质，即__________质，维持暗光下的视觉能力。
8. 维生素 A 缺乏首先表现为__________适应力减低，即__________症状。
9. 预防和护理维生素 A 缺乏症应避免单纯以__________类食物喂养小儿。
10. 维生素 C 缺乏症，又称__________病，主要表现为__________倾向和__________病变。

三、选择题

（一）单选题

1. 中度营养不良时小儿体重低于正常均值的
   A. 10%
   B. 10% ~ 15%
   C. 15% ~ 25%
   D. 25% ~ 40%
   E. 40%以上
2. 人体维生素 D 主要来源于
   A. 猪肝中的维生素 D
   B. 乳类中的维生素 D
   C. 蛋黄中的维生素 D
   D. 植物油中的维生素 D
   E. 皮肤中的 7-脱氢胆固醇
3. 3 ~ 6 个月婴儿患佝偻病时骨骼系统改变较多见的是
   A. 方颅
   B. 颅骨软化
   C. 下肢畸形
   D. 胸廓畸形
   E. 手镯、脚镯征
4. 佝偻病活动期（激期）的主要表现是
   A. 突然发生惊厥
   B. 易激惹、夜惊
   C. 骨骼系统改变
   D. 烦躁不安、多汗
   E. 各方面发育迟缓
5. 为预防佝偻病一般应服维生素 D 至
   A. 6 个月
   B. 1 岁
   C. 2 岁
   D. 3 岁
   E. 4 岁
6. 脚气病是由于缺乏
   A. 维生素 A
   B. 维生素 B_1
   C. 维生素 B_2
   D. 维生素 C
   E. 维生素 D
7. 维生素 C 缺乏时可导致
   A. 脚气病
   B. 坏血病
   C. 佝偻病
   D. 夜盲症
   E. 手足搐搦症

（二）多选题

1. 下列对重度营养不良临床表现的陈述中正确的是
   A. 反应低下
   B. 肌肉萎缩
   C. 身长尚正常
   D. 腹部皮下脂肪消失
   E. 体重低于正常均值的 15% ~ 40%
2. 佝偻病活动早期（初期）的表现为
   A. 颅骨软化
   B. 枕秃形成

C. 出牙延迟
D. 夜哭、夜惊
E. 手镯、脚镯征
3. 食物中维生素 A 主要来源于
A. 乳汁
B. 蛋黄
C. 胡萝卜
D. 动物肝脏
E. 桃子和香蕉
4. 食物中维生素 B_1 的主要来源为
A. 豆类
B. 坚果
C. 水果
D. 肉类
E. 细加工的米、面
5. 下列哪些食物中含维生素 C 较少?
A. 葡萄
B. 谷类
C. 牛奶
D. 绿叶菜
E. 西红柿
6. 关于营养不良的治疗和护理，下列哪项不正确?
A. 快速补充液体
B. 改善喂养，调整饮食
C. 不应过快地改换原有食物
D. 重度营养不良需早期供给充足的热能
E. 注意选择易消化吸收又含有高热能、高蛋白质的食物
7. 患维生素 D 缺乏性手足搐搦症的患儿可查出下列哪项体征?
A. 腓神经反射
B. 克氏征
C. 面神经征麻痹
D. 布氏征
E. 巴彬斯基征

四、问答题

1. 对重度营养不良患儿如何进行饮食调节?
2. 对营养不良的患儿及其家庭应做哪些健康宣教?
3. 婴幼儿易患维生素 D 缺乏性佝偻病的原因是什么?
4. 如何使用维生素 D 的突击疗法?
5. 对维生素 A 缺乏症患儿应如何进行眼部护理?

参 考 答 案

一、名词解释

1. 营养不良：是因能量和（或）蛋白质不足引起的一种慢性营养缺乏症。多见于 3 岁以下的婴幼儿。临床表现为体重下降、消瘦或水肿，常伴有代谢失常和器官功能的紊乱。
2. 维生素 D 缺乏性佝偻病：因维生素 D 缺乏引起钙磷代谢失常，骨骼钙化不良，重者造成骨骼畸形。多见于婴幼儿。
3. 维生素 D 缺乏性手足搐搦症：由于维生素 D 缺乏，引起血钙降低，神经肌肉兴奋性增高，导致全身惊厥、手足抽搐或喉痉挛等。多见于 4 个月 ~ 3 岁小儿。

二、填空题

1. 体重不增或减轻
2. 腹部
3. 15% ~ 25%　25% ~ 40%　40%以上

4. 日光照射不足
5. 800
6. 甲状旁腺
7. 视网膜　杆　视紫
8. 暗　夜盲
9. 淀粉
10. 坏血　出血　骨骼

三、选择题

（一）单选题

1. D　2. E　3. B　4. C　5. C　6. B　7. B

（二）多选题

1. ABD　2. BD　3. ABCDE　4. ABD　5. BC　6. AD　7. AAC

四、问答题

1. （1）重度营养不良患儿消化吸收功能紊乱，对食物的耐受性差，饮食调整要逐步进行。
（2）开始能量供给可为每日167～250kJ（40～60kcal）/kg，蛋白质每日2g/kg，1周后增至每日502～628kJ（120～150kcal）/kg，蛋白质每日3～4g/kg。患儿食欲和消化功能恢复，能量供给可达每日628～711kJ（150～170kcal）/kg。待体重恢复后能量供给调整至生理需要量。
（3）选择易消化吸收又含有高热能与高蛋白质的食物。婴儿以乳类为最好，对奶类过敏者可选用豆浆、豆类代乳粉。较大婴儿还可添加米面制品、蛋类、鱼、肝、瘦肉、血、豆制品等食物。若热能不够可在食物中加少许植物油。
（4）应给予充足的维生素和矿物质。
（5）根据患儿病情选择适当的喂养方法。
（6）每周应测体重1～2次，定期测量身高，以评估营养状况和恢复情况。

2. （1）合理喂养：提倡母乳喂养。若采用混合或人工喂养时应用动物乳类，调配合理，不能稀释过淡。无动物乳时也可应用代乳品如豆浆、豆乳粉等，但切忌单纯用淀粉类食品喂养婴儿。必须按时添加辅助食品，使婴儿习惯其他食物。培养小儿不挑食、不偏食、少吃零食的良好饮食习惯。
（2）合理安排作息：有充足的睡眠和休息时间，以及适当的户外活动和体格锻炼，使小儿保持良好的食欲。
（3）预防疾病：按时完成预防接种计划。定期体格检查。及时矫正先天畸形，如唇裂、腭裂和幽门狭窄等。
（4）促进生长发展：为儿童提供良好的生活环境，给予更多的心理支持，促进身心各方面发展。

3. （1）日光照射不足。
（2）维生素D摄入不足。
（3）生长速度快。
（4）疾病影响或药物作用。

4.（1）重症活动期或合并其他疾病如腹泻、肺炎或急性传染病时考虑使用突击治疗。

（2）活动早期一次肌注维生素 D_3 30 万 IU，或维生素 D_2 40 万 IU，1 个月后若明显好转，改预防量，若无明显好转，再肌注一次。

（3）活动期重症每月肌注 30～40 万 IU，连续注射 2～3 次，重复前注意有无维生素 D 中毒症状，突击治疗后 2～3 个月起继续服预防量。

5.（1）早期用消毒鱼肝油滴双眼，预防和缓解干眼症。

（2）滴 0.25%氯霉素眼药水，或涂 0.5%红霉素眼药膏预防继发感染。

（3）出现角膜软化、溃疡时，可用消毒鱼肝油和含抗生素的眼药水滴双眼，如 0.25%氯霉素和 0.1%利福平滴眼液或 0.5%硫酸卡那霉素滴眼液交替滴双眼，每 1～1.5 h 1 次。为防止虹膜粘连，可用 1%阿托品散瞳。

（4）做眼部护理时力争患儿合作，动作轻柔，切勿压迫眼球，防止角膜溃疡穿孔，虹膜脱出而引起失明。

（5）注意观察维生素 A 的治疗效果。

（丛笑梅）

第九章 消化系统疾病患儿的护理

内容提要

第一节 小儿消化系统解剖生理特点

一、上消化道

（一）口腔 足月新生儿出生时具有较好的吸吮和吞咽功能，但唾液腺发育不完善，淀粉酶分泌至3~4个月才能达到成人水平的1/3。

（二）食管和胃 新生儿食管似漏斗状，婴儿胃呈水平位，贲门括约肌发育不成熟，易溢乳和呕吐。小儿会走路后，胃的位置逐渐成垂直位。新生儿胃液中胃酸和酶分泌较少，淀粉酶不足，3~4个月后才增加。胃排空时间一般水为1.5~2h，母乳2~3h，牛奶为3~4h。

二、下消化道

婴儿肠道相对较长，肠壁通透性大，分泌面和吸收面都较大，以利于消化吸收营养物质，但肠道毒素也较易被吸收。肠壁屏障功能差，肠道内微生物、过敏原和未完全分解产物经肠粘膜吸收引起全身性感染或变态反应性疾病。肠系膜较长，固定差，易发生肠套叠、肠扭转。肠液中含有多种酶有助于消化蛋白质、糖类和脂肪。同时婴儿肠蠕动协调能力差，易发生粪便滞留或功能性肠梗阻。

三、胰腺 新生儿和幼婴胰脂肪酶和胰蛋白酶的活性均较低，故对脂肪和蛋白质的消化和吸收不够完善，胰淀粉酶活性1岁后才接近成人。

四、肝 年龄愈小肝相对愈大，新生儿肝在右肋缘和剑突下易触及；肝功能不成熟，解毒能力差。婴儿期胆汁分泌较少，影响脂肪的消化和吸收。

五、肠道细菌 胎儿消化道内无细菌，出生后细菌很快从口、鼻、肛门侵入肠道。肠道菌群，母乳喂养者以双歧杆菌为主，人工喂养者以大肠杆菌为主。

六、正常小儿粪便

胎粪为深墨绿色、粘稠、无臭味。多数在生后12h开始排便，总量为100~200g，2~3日渐过渡为黄糊状粪便。人乳喂养儿的粪便为金黄色，糊状，不臭，呈酸性反应，每日2~4次。人工喂养儿的粪便为淡黄色，较干，有臭味，呈中性或碱性反应，每日1~2次。添加辅食后的粪便外观褐色，接近成人，每日1次。

第二节 口炎

口腔粘膜的炎症称为口炎，多由病毒、细菌、真菌或螺旋体引起。

一、鹅口疮

鹅口疮为白色念珠菌感染所致。多见于新生儿、营养不良、腹泻、长期应用广谱抗生素或激素的患儿。使用污染的奶具及新生儿出生时经产道均可导致感染。

（一）临床表现　口腔粘膜上出现白色或灰白色乳凝块样物质，最常见于颊粘膜，其次是舌、牙龈、上腭，甚至蔓延到咽部。起初呈点状和小片状，可逐渐融合成片，形似乳凝块，不易拭去，患处不痛、不流涎，一般无全身症状，偶可累及食管、肠道、喉、气管、肺等，出现呕吐、吞咽困难、声音嘶哑或呼吸困难。

（二）治疗原则　用2%碳酸氢钠溶液清洁口腔。局部涂1%甲紫溶液，制酶菌素10万U，加水1～2ml涂患处。

二、疱疹性口炎

疱疹性口炎多见于1～3岁小儿，为单纯疱疹病毒感染所致。

（一）临床表现　起病可发热，达38～40℃。1～2天后齿龈、唇内、舌、颊粘膜、上腭、咽部等处粘膜出现成簇小水疱和少数散在水疱，直径约2～3mm，破裂后形成浅溃疡，可融合成较大的溃疡，上覆黄白色膜样渗出物，绕以红晕。局部疼痛、流涎，拒食，烦躁，病程约1～2周。局部淋巴结肿大可持续2～3周。

（二）治疗原则　保持口腔清洁、预防感染、局部止痛。

三、溃疡性口炎

溃疡性口炎多见于婴幼儿，主要由链球菌、金黄色葡萄球菌、肺炎链球菌、大肠杆菌或绿脓杆菌感染引起。

（一）临床表现　常见于舌、唇内和颊粘膜处，可蔓延到唇和咽喉部。开始时粘膜充血水肿，形成糜烂或溃疡，有纤维素性炎症渗出物形成假膜，常呈灰白色，边缘清楚，易拭去，创面溢血，涂片染色可见大量细菌。局部疼痛、流涎、拒食、烦躁，发热常可达39～40℃，局部淋巴结肿大，白细胞总数和中性粒细胞增多。因疼痛拒食者可出现脱水和酸中毒。

（二）治疗原则　控制感染，做好口腔清洁和局部处理，注意水分和营养的补充。

四、口炎的护理

（一）常见护理诊断

1. 口腔粘膜改变：与口腔粘膜感染有关。

2. 疼痛：与口腔粘膜炎症和破损有关。

3. 体温过高；与口腔粘膜感染有关。

（二）护理措施

1. 做好口腔护理　3%过氧化氢溶液清洗溃疡面后涂1%甲紫或2.5%～5%金霉素鱼肝油、中药养阴生肌散等，每1～2h1次。较大儿童可用含漱剂漱口。多饮水，流涎者保持皮肤干燥、清洁，避免引起皮肤湿疹和糜烂。

2. 局部涂药　先将纱布或干棉球放在颊粘膜腮腺管口处或舌系带两侧，隔断唾液流出，用干棉球将病变部粘膜表面吸干净后涂药。涂药后嘱患儿闭口10min，然后取出隔离唾液的纱布或棉球。

3. 全身给药　细菌性感染可给予敏感的抗生素，霉菌引起可口服制霉菌素。并可给予B族维生素及维生素C，有利疮口愈合。

4. 饮食护理　供给以高热量、高蛋白、含丰富维生素的流食或半流食，食物宜微温或放凉后进食，避免刺激性食物和酸性饮料。口腔疼痛影响进食者，食前用2%利多卡因涂局部。不能进食者，应给予肠道外营养。

5. 食具专用　患儿使用的食具应煮沸消毒或高压灭菌消毒。

6. 对症处理　体温过高时给予物理降温或药物降温。

7. 健康教育　纠正患儿吮指和不刷牙习惯，年幼儿可多饮水，达到漱口目的。进行营养指导，培养良好饮食习惯，注意食具卫生和消毒。患儿急性感染、腹泻等疾病时，应适当补充维生素 C 和 B 族维生素。

第三节　小儿腹泻

小儿腹泻是由多种病原、多因素引起的以腹泻为主的一组疾病，主要表现为多次稀便及水和电解质紊乱。发病年龄多在 2 岁以下，1 岁以内约占半数。

一、病因

（一）易感因素　婴幼儿易患腹泻与下列因素有关：

1. 消化系统发育不完善，胃酸较少，消化酶活性较低，对食物变化的耐受性较差。

2. 生长发育快，所需营养物质较多，消化道负担重，容易发生功能紊乱。

3. 机体防御功能较差　胃酸低、血中免疫球蛋白和胃肠道 SIgA 均较低；新生儿正常肠道菌群尚未建立。

4. 人工喂养　缺乏母乳中含有的体液因子，巨噬细胞抗肠道感染能力差，且食物和食具易污染。

（二）感染因素

1. 肠道内感染　可由病毒、细菌、寄生虫和真菌引起。

（1）病毒：轮状病毒、腺病毒、埃可病毒、柯萨奇病毒，冠状病毒、星状病毒等均可引起腹泻。

（2）细菌和真菌感染：致病性大肠杆菌、弯曲菌、耶尔森菌、鼠伤寒杆菌、变形杆菌、金葡萄球菌、克雷白杆菌和白色念珠菌等引起的肠道感染。

（3）寄生虫：梨形鞭毛虫、结肠小袋虫和蠕虫感染可引起腹泻。

2. 肠道外感染　发热和病原体毒素作用使消化功能紊乱，可伴有腹泻。肠道外感染的病原体有时也可感染肠道。

（三）非感染因素

1. 饮食因素　喂养不当，对牛奶或食物成分过敏或不耐受，均可引起腹泻。

2. 气候因素　天气变化，腹部受凉致肠蠕动增加；天气过热使消化液分泌减少，口渴又吃奶过多，增加消化道的负担，均易诱发腹泻。

3. 精神因素　精神紧张可致肠道功能紊乱，引起腹泻。

二、发病机制

（一）非感染性腹泻　由饮食不当引起，食物不能被完全消化吸收，堆积在小肠上部使局部酸度降低、肠道下部细菌上移和繁殖，造成内源性感染和消化功能失调，引起腹泻和水电解质紊乱。肠内的乳酸和胺类刺激使肠蠕动增加而引起腹泻，毒性产物吸收入血，可出现中毒症状。

（二）感染性腹泻　病原微生物进入消化道，在机体抵抗力下降、微生物的量多和毒力大、粘附性强时引起肠道感染。肠道分泌增加而水和电解质的回吸收障碍引起腹泻；产肠毒素的细菌在上部小肠繁殖和产生肠毒素，影响小肠功能。侵袭性细菌侵入肠粘膜，引起炎症细胞浸润、溃疡和渗出等病变，排出大量含有白细胞、红细胞和水分的大便。全身可有发热、腹痛、甚至里急后重等症状。轮状病毒肠炎病变仅限于粘膜层，故粪便中仅有少量白细胞。

三、临床表现

（一）一般腹泻的临床表现

1. 轻型腹泻　主要是胃肠道症状，食欲不振、溢奶或呕吐；大便次数每日可达4~5次至10余次，每次量不多，为黄绿色糊状稀便，杂有奶瓣、泡沫和少量粘液。大便镜检可见大量脂肪球。无明显的全身症状，偶有低热，体重不增或稍减，无明显脱水征和电解质紊乱，多在数日内痊愈。

2. 重症腹泻　多为肠道内感染，也可由轻症逐渐加重转变而来。急性起病，有较重的胃肠道症状。常有呕吐，严重者可吐咖啡渣样液体。腹泻频繁，每日十至数十次。大便黄绿色，每次量多，呈蛋花汤样或水样，可有少量粘液。大便镜检可见脂肪球及少量白细胞。侵袭性细菌肠炎则可见红细胞和较多白细胞。

有较明显水、电解质和酸碱平衡紊乱症状及发热等全身中毒症状。一般状态较差，精神萎靡、嗜睡或烦躁不安，甚至昏迷。

（二）几种类型肠炎的临床特点

1. 轮状病毒肠炎　是秋、冬季流行，多见于6个月至2岁婴幼儿，潜伏期1~3天，起病急，有发热和上感症状，无明显中毒症状。可发生呕吐，大便每日几次至几十次，量多，黄色水样或蛋花汤样，无腥臭味，常有脱水酸中毒。本病有自限性，病程约3~8天。大便镜检偶有少量白血球。

2. 大肠杆菌肠炎　多发生在气温较高的5~8月份，腹泻频繁，大便呈蛋花汤样、腥臭，有较多粘液。全身中毒症状较重，可发生水及电解质紊乱和酸中毒。大便镜检可有白细胞。如为侵袭性大肠杆菌肠炎，大便粘冻样，镜检有较多白细胞，甚至红细胞。

3. 空肠弯曲菌肠炎　多发生在夏季，6个月~2岁婴幼儿发病率最高，经口传染。症状与痢疾相似，可发热、头痛、腹痛，大便次数增多、水样、粘冻样或脓血便，有腥臭味，镜检可见大量白细胞和数量不等的红细胞。可出现脱水酸中毒，腹痛剧烈或便血者易误诊为阑尾炎或肠套叠。发热多在数日内缓解，腹泻持续1~10天。重症可伴有败血症、肺炎、脑膜炎、心内膜炎、心包炎等。

4. 耶尔森菌小肠结肠炎　多发生在冬春季，可散发或流行。累及婴儿和儿童。以粪－口途径感染为主。5岁以下儿童以腹泻多见，大便水样、粘液样或脓血样，镜检有白细胞、红细胞，多伴有发热、头痛、呕吐、腹痛，水、电解质紊乱，临床表现与菌痢难以区别。腹痛严重者甚至与阑尾炎相似。此菌亦常引起咽炎和颈淋巴腺炎。严重病例可发生肠穿孔和腹膜炎。病程一般1~3周，少数可迁延数月。

5. 鼠伤寒沙门菌小肠结肠炎　以6~9月份发病率最高，2岁以下婴幼儿多见，<1岁婴儿占1/2~1/3，易在新生儿室流行。经口感染，起病急，发热、腹泻，大便为黄绿色或深绿色水样、粘液样或脓血样，镜检有大量白细胞和数量不等的红细胞。年龄愈小病情愈重，重症可并发败血症、远位化脓病灶、DIC和休克。一般病例病程约1~2周，但败血症者可长达数周至数月。

6. 抗生素诱发性肠炎　长期使用广谱抗生素使肠道正常菌群被抑制，继发肠道内耐药金黄色葡萄球菌、变形杆菌、梭状芽胞杆菌或白色念珠菌等大量繁殖引起的肠炎。一般发生在体弱的患儿、长期使用激素或免疫抑制剂的患儿，起病急，病情凶险，全身中毒症状和脱水症状重，大便为暗绿色海水样、有粘液。

(三)迁延性腹泻和慢性腹泻　病程在2周至2个月的为迁延性腹泻,超过2个月的为慢性腹泻。久泻者常有营养不良和维生素缺乏，全身和消化道的免疫功能下降，肠道菌群失调，易合并皮肤感染和呼吸道感染等。

四、治疗原则

(一) 饮食疗法　脱水患儿严重呕吐者可暂时禁食，使胃肠道得到休息，但禁食时间不应过长。

(二) 控制感染　病毒性肠炎以饮食管理和支持疗法为主。细菌性肠炎要用敏感的抗生素。真菌可用制霉菌素或克霉唑；梨形鞭毛虫可用灭滴灵、呋喃唑酮。

(三) 液体疗法

1. 口服补液　用 WHO 推荐的口服补盐液（ORS)，用于腹泻脱水的预防及轻度和中度脱水，无明显周围循环障碍者。

2. 静脉补液　用于中度以上脱水和吐泻重或腹胀的患儿。

(1) 第一天补液

①纠正脱水：应包括累积损失量、继续损失量和生理需要量三部分。对等渗性脱水，其累积损失量的补充为：

轻度脱水　30~50ml/kg　用 1/2 张含钠液补，在 8~12h 内输入。

中度脱水　50~100ml/kg　用 1/2~2/3 张含钠液补，8~12h 内输入。

重度脱水　100~120ml/kg　先用 2:1 等张含钠液 20ml/kg，与 1/2~1h 内输入扩容，余下的累积损失量用 1/2~2/3 张含钠液补，在 8~12h 内输入。

继续损失量则丢多少补多少，一般采用 1/2~1/3 张液体。生理需要量一般用维持液（1/5 张）按 60~80ml/kg 补充（去除口服部分）。这两部分在 12~16h 时滴入。

②纠正酸中毒：轻、中度酸中毒无需另行处理，输液后即能改善，重度酸中毒可用 5% 碳酸氢钠 5ml/kg 稀释后静推，可提高 CO_2CP 5mmol/L，必要时再按化验结果给予矫正。

③钾的补充：补液后低钾的症状会逐渐明显，所以有尿后要及时补钾，静脉补钾的浓度为 0.15%~0.3%。

④钙和镁的补充：在纠正脱水后要注意补钙，可给 10% 葡萄糖酸钙 5~10ml 静脉缓注，必要时可重复。个别抽搐患儿钙剂无效，考虑为低镁血症，可给 25% 硫酸镁 0.1ml/kg 深部肌肉注射，6h 一次，每日 3~4 次。

(2) 第二天以后的输液，主要是补充继续损失量和生理需要量，继续补钾，供给热量。病情好转可改口服补液。

(四) 对症治疗

1. 腹泻　中毒症状消失后而腹泻仍频繁者，可试用鞣酸蛋白、次碳酸铋等收敛剂，思密达具有保护粘膜，吸附并清除病原体及毒素作用，对腹泻有较好疗效。

2. 腹胀　低钾者可补钾。细菌产气所致腹胀可采取肛管排气、针灸或皮下注射新斯的明增加排气。

3. 微生态疗法　选用含双歧杆菌的制剂，有助于恢复肠道正常菌群生态平衡。

五、护理

(一) 常见护理诊断

1. 腹泻：与喂养不当或感染导致肠道功能紊乱有关。

2. 体液不足：与腹泻、呕吐丢失液体过多和摄入量不足有关。

3. 体温过高：与肠道感染有关。

4. 有皮肤完整性受损的危险：与大便次数增多刺激臀部皮肤有关。

5. 营养失调　低于机体需要：与丢失热量和营养素又不能及时补充有关。

6. 潜在合并症　休克：与水和电解质严重紊乱有关。

（二）护理措施

1. 严格按肠道传染病隔离，做好床边隔离，认真洗手，防止交叉感染。

2. 饮食管理　除严重呕吐者暂时禁食；母乳喂养者可继续哺乳，暂停辅食；人工喂养者暂时停食4~6h外，应继续进食，少量多餐，可喂稀释牛奶、米汤、粥等，逐渐过渡到正常饮食。双糖酶缺乏者，不宜用蔗糖，并暂停乳类。腹泻停止后，给予营养丰富的饮食，并每天加餐1次，共2周，以赶上正常生长。

3. 严密观察病情　注意小儿体温变化、代谢性酸中毒表现、低血钾表现、脱水程度和大便的情况。

4. 恢复并维持体液平衡　判断脱水的程度和性质。按医嘱进行补液，根据情况需要调整补液速度。留置尿瓶，了解补液后第1次排尿时间，并可测尿比重，以估计疗效。

5. 臀部皮肤护理　选用柔软布类尿布，勤更换，每次便后用温水清洗臀部并擦干，局部皮肤发红处涂以5%鞣酸软膏或40%氧化锌油并按摩片刻，促进局部血液循环。局部发红有渗出或有浅溃疡者，可采用烤灯泡使创面干燥缩小。避免使用不透气塑料布。

6. 健康教育　①指导合理喂养，宣传母乳喂养和科学育儿方法；②培养儿童良好的卫生习惯，注意食物新鲜、清洁和食具消毒，防止肠道感染。③及早治疗营养不良、佝偻病，适当户外活动增强体质。注意天气变化，防止受凉或过热。

第四节　急性坏死性肠炎

急性坏死性肠炎病变以空肠为主，严重者全部空肠及回肠均可受累，肠腔呈节段性出血坏死病变。多见于3~9岁儿童，亦可发生于新生儿及婴儿。

一、病因与发病机理

病因未完全明确。新生儿期可能与缺氧、缺血、细菌感染或饮食有关。儿童时期多认为与C型产气荚膜梭状芽胞杆菌及其产生的耐热β肠毒素污染的食物有关。另外胰蛋白酶能破坏β肠毒素，胰蛋白酶活性降低时，即易于发病。

二、临床表现

多见于3~9岁儿童，亦可见于新生儿及婴儿期。起病急，腹痛逐渐加重，恶心、呕吐，严重者可吐咖啡渣样物。腹泻，初为黄色稀便以后转为暗红色糊状或赤豆汤样血水便，还可见灰白色坏死组织，腥臭味，轻症仅有大便隐血试验阳性。

腹部体征：早期和轻症腹稍胀、柔软，腹部有轻压痛，肠鸣音亢进。以后腹胀加重，固定压痛点，肠鸣音减弱甚至消失。坏死累及浆膜层或肠穿孔时，出现腹肌紧张、压痛及反跳痛等腹膜炎体征，如有肠穿孔则肝浊音界消失。

全身中毒症状逐渐加重，发热、精神萎靡、面色苍灰，重症者出现中毒性休克，有明显的脱水和电解质紊乱。周围血白细胞总数和中性粒细胞增加，有中毒颗粒和核左移。血培养可有细菌生长，厌氧菌培养多可分离出产气夹膜杆菌。大便检查可见大量红细胞和少量白细胞。

X线检查常表现为动力性肠梗阻征象，部分出现机械性肠梗阻表现。肠穿孔后出现气腹。

三、治疗原则

（一）内科治疗　加强支持疗法，禁食、胃肠减压，静脉输液，矫正水电紊乱。给予抗生素，及时发现和抢救性休克。辅以胰蛋白酶和抗毒血清治疗。

（二）外科治疗　出现：①完全肠梗阻；②腹膜炎或疑有肠穿孔者；③多次大量便血，内科治疗无效；④中毒性休克抢救无效；⑤腹部症状恶化，估计为肠段坏死者。以上情况者，应转外科及时进行手术治疗。

四、护理

（一）常见护理诊断

1. 排便异常：腹泻、便血：与肠道感染和缺血、坏死有关。

2. 疼痛：腹痛：与肠道坏死、感染有关。

3. 体液不足：与液体丢失过多及摄入不足有关。

5. 有组织灌注量改变的危险：休克：与血容量下降及微循环障碍有关。

（一）护理措施

1. 密切观察病情　生命体征，神智状态；便血情况、腹部症状体征的变化。

2. 饮食管理　拟诊后即禁食、胃肠减压，直至大便隐血转阴、腹痛减轻为止。禁食期间给予输液，解除禁食后逐步过渡复正常饮食。如有反复应再予禁食。

3. 保证液体入量　休克时要迅速恢复血容量，保证药物进入。

4. 控制感染　按医嘱进行抗生素治疗。

5. 对症处理　腹胀行肛管排气、胃肠减压，一般不用止痛药，以免延误病情。

6. 心理护理　给家长及患儿解释病情和给予安慰，减轻他们的焦虑和恐惧。

强化练习题

一、名词解释

1. 鹅口疮
2. 疱疹性口炎
3. 溃疡性口炎
4. 轮状病毒肠炎
5. 抗生素诱发性肠炎
6. 鼠伤寒沙门菌小肠结肠炎

二、填空题

1. 根据体液丢失的量决定脱水程度，丢失液体占体重的量，轻度脱水为__________，中度脱水为__________，重度脱水为__________。

2. 低渗脱水血钠为__________，等渗脱水血钠为__________，高渗脱水血钠为__________。

3. 急性腹泻的病程是__________，迁延性腹泻的病程是__________，慢性腹泻的病程是__________。

4. WHO推荐口服补盐液每升中含氯化钠__________，碳酸氢钠__________，氯化钾__________，葡萄糖__________。

5. 秋季腹泻的病原是__________。

三、选择题

单选题

1. 婴幼儿体内含水量较成人多些，主要增多的部分是
   A. 细胞内液
   B. 细胞外液
   C. 血浆
   D. 间质液
   E. 细胞内液和间质液

2. 小儿轻度脱水，丢失水分约为体重的
   A. <5%
   B. 5%~6%
   C. 7%~8%
   D. 9%~10%
   E. 10%~12%

3. 小儿中度脱水，丢失水分约为体重的
   A. <5%
   B. 5%~6%
   C. 5%~10%
   D. 7%~10%
   E. 10%~12%

4. 小儿重度脱水，丢失水分约为体重的
   A. <5%
   B. 5%~7%
   C. 8%~10%
   D. 10%~12%
   E. 12%~15%

5. 低渗性脱水，主要是
   A. 血钾低
   B. 血钠低
   C. 血钙低
   D. 血镁低
   E. 血糖低

6. 静脉补钾，浓度一般不超过
   A. 3%
   B. 3‰
   C. 0.3‰
   D. 2%
   E. 2‰

7. 小儿补充生理需要所用液体张力为
   A. 1/5张
   B. 1/3张
   C. 1/2张
   D. 2/3张
   E. 等张

8. 小儿每日补充生理需要所需液量为
   A. 30~50ml/kg
   B. 40~60ml/kg
   C. 60~80ml/kg
   D. 80~100ml/kg
   E. 100~120ml/kg

9. 护理严重腹泻呕吐的患儿，饮食管理可先行暂时禁食
   A. 4h
   B. 6h
   C. 8~10h
   D. 12h
   E. 24h

10. 引起婴幼儿腹泻最常见的肠道内感染的病原是
    A. 病毒

B. 细菌
C. 寄生虫
D. 真菌
E. 支原体

11. 关于小儿腹泻的治疗原则，叙述哪项是<u>不正确的</u>？
A. 调整饮食
B. 控制肠道内、外感染
C. 尽早使用止泻剂
D. 纠正水和电解质紊乱
E. 加强护理，防止臀红

12. 婴儿秋季腹泻的病原为
A. 金黄色葡萄球菌
B. 大肠杆菌
C. 耶尔森菌
D. 轮状病毒
E. 埃可病毒

13. 下列哪项<u>不属于</u>低渗脱水的特点？
A. 失钠大于失水
B. 主要为细胞外液减少
C. 易出现休克
D. 粘膜干燥，口渴重
E. 多见于营养不良小患儿

14. 补充继续损失，所选液体张力为
A. 1/5～1/4 张
B. 1/3～2/5 张
C. 1/3～2/3 张
D. 1/2～2/3 张
E. 2/3～等张

15. 重度脱水患儿,需扩容时首批液体选择为
A. 3:2:1 液 20ml/kg
B. 4:3:2 液 80ml/kg
C. 2:1 等张含钠液 20ml/kg
D. 0.9%氯化钠 20ml/kg
E. 5%碳酸氢钠 20ml/kg

16. 小儿脱水补充累积损失量阶段补液时间是
A. 4～6h
B. 6～8h
C. 8～12h
D. 12～16h
E. 16～24h

17. 小儿脱水维持治疗阶段输液时间是
A.4～6h
B.6～8h
C.8～12h
D.12～16h
E.16～24h

18. 0.9%氯化钠 100ml 加 10%葡萄糖液 100ml，液体张力为
A. 等张
B. 1/2 张
C. 1/3 张
D. 1/4 张
E. 2/3 张

19. 2:1 等张含钠液是指
A. 2 份 5%葡萄糖，1 份生理盐水
B. 2 份生理盐水，1 份 5%葡萄糖
C. 2 份生理盐水，1 份 5%碳酸氢钠
D. 2 份生理盐水，1 份 1.4%碳酸氢钠
E. 2 份 5%葡萄糖，1 份 1.4%碳酸氢钠

20. 低渗性脱水较高渗性脱水更容易发生
A. 烦渴
B. 休克
C. 高热
D. 脑血管破裂
E. 神经细胞脱水

21. 重度脱水伴循环障碍扩容阶段治疗，下列哪项是<u>不正确的</u>？
A. 使用 2:1 等张含钠液补液
B. 液体量为 20ml/kg
C. 补液速度为在 30～60min 内滴入
D. 有重度酸中毒时可用 1.4%碳酸氢钠扩容
E. 同时补充氯化钾，浓度 < 0.3%

22. 下列哪项<u>不是</u>低血钾的原因？
A. 腹泻
B. 长期禁食
C. 口服泼尼松
D. 碱中毒

E. 使用安体舒通利尿

23. 中度酸中毒的标准是 CO_2CP 为

A. <5mmol/L

B. 5~9mmol/L

C. 9~13mmol/L

D. 13~17mmol/L

E. 17~20mmol/L

24. 以下哪种情况可用口服补液？

A. 新生儿腹泻

B. 腹胀明显

C. 呕吐频繁

D. 中度以下脱水，无周围循环衰竭

E. 重度脱水

25. 小儿腹泻饮食管理，以下哪项不正确？

A. 严重脱水患儿禁食 2 天

B. 严重呕吐者暂时禁食

C. 母乳喂养者暂停辅食

D. 人工喂养暂禁食 4~6h

E. 恢复人工喂养，奶可由稀到稠

26. 小儿腹泻常见的酸碱平衡紊乱是

A. 代谢性酸中毒

B. 代谢性碱中毒

C. 呼吸性酸中毒

D. 呼吸性碱中毒

E. 混合性酸中毒

27. 黄强，男孩，1 岁，体重 10kg，患腹泻伴中度脱水，该患儿液体丢失约为

A. 300ml

B. 400ml

C. 750ml

D. 1200ml

E. 2000ml

28. 腹泻脱水患儿补液后排尿，此时输液瓶中尚有不含钾液体 200ml，此液体中最多可加入 10%氯化钾多少毫升？

A. 4ml

B. 6ml

C. 8ml

D. 10ml

E. 12ml

29. 8 个月男婴，腹泻 2 天，大便每日 10 次，蛋花汤样，精神萎靡，眼泪少，尿少，呼吸快，唇红，血钠 133mmol/L，皮肤弹性差。诊断为

A. 轻度等渗脱水，酸中毒

B. 中度低渗脱水，酸中毒

C. 重度低渗脱水，酸中毒

D. 中度等渗脱水，酸中毒

E. 重度等渗脱水，酸中毒

30. 在护理脱水补液的患儿时，如输液后患儿出现乏力、腹胀、肠鸣音减弱、腱反射消失、心音低钝，应考虑

A. 低钾血症

B. 低氯血症

C. 低钙血症

D. 低镁血症

E. 低磷血症

31. 一脱水患儿表现烦躁、烦渴、高热、尿少、尿比重 1.028，应考虑

A. 低渗性脱水

B. 高渗性脱水

C. 等渗性脱水

D. 低钾血症

E. 低钙血症

32. 急性坏死性肠炎病变是以下列哪个部位为主？

A. 十二指肠

B. 空肠

C. 回肠

D. 升结肠

E. 乙状结肠

33. 关于急性坏死性肠炎，下述哪项不正确？

A. 发病急骤，病情凶险，死亡率高

B. 病因多认为与 C 型产气荚膜梭状芽胞杆菌有关

C. 花生、大豆、蚕豆、甘薯等含胰蛋白酶抑制物可诱发

D. 大便呈血性，暗红色糊状或赤豆汤样

E. 确诊后即应行外科手术治疗

四、问答题

1. 试述鹅口疮的治疗原则及护理。
2. 婴幼儿为什么易患腹泻?
3. 轻型小儿腹泻的临床表现是什么?
4. 重型小儿腹泻的临床表现是什么?
5. 小儿腹泻的治疗原则是什么?
6. 患儿，男，10个月，平时发育营养正常，人工喂养。3天来腹泻，大便15~20次/d，蛋花汤样大便，伴低热，偶有呕吐，1天来尿少。6h来无尿。查体：精神萎靡，口干，眼窝及前囟凹陷，皮肤弹性差，四肢凉，BP 8.53/5.33kPa（64/40mmHg），血清钠132mmol/L。

(1) 该患儿应是什么医疗诊断（什么病？什么程度、什么性质脱水?)?

(2) 该患儿的主要护理诊断是什么?

(3) 应采取什么护理措施?

参考答案

一、名词解释

1. 鹅口疮：为白色念珠菌感染所致。多见于新生儿、营养不良、腹泻、长期应用广谱抗生素或激素的患儿。使用污染的奶具及新生儿出生时经产道均可导致感染。本病特征是在口腔粘膜上出现白色或灰白色乳凝块样物质，常见于颊粘膜，其次是舌、牙龈、上腭，甚至蔓延到咽部。呈点状和小片状，可逐渐融合成片，形似乳凝块，不易拭去，若强行擦拭剥落后，局部粘膜可有溢血。患处不痛、不流涎，一般无全身症状。偶可累及食管、肠道、喉、气管、肺等，出现呕吐、吞咽困难、声音嘶哑或呼吸困难。
2. 疱疹性口炎：亦称疱疹性齿龈口炎，多见于1~3岁小儿，为单纯疱疹病毒感染所致，传染性强，终年可发病，常在托幼机构内引起小流行。起病可发热，达38~40℃。1~2天后口腔粘膜出现成簇小水疱和少数散在的单个水疱，直径约2~3mm，破裂后形成浅溃疡，上面覆盖黄白色膜样渗出物，绕以红晕。多个小溃疡可融合成较大的溃疡。多见于齿龈、唇内、舌、颊粘膜、上腭、咽部等处，有时累及口角及唇周皮肤。齿龈红肿，触之易出血。局部疼痛、流涎，拒食，烦躁，颌下淋巴结肿大。病程约1~2周。
3. 溃疡性口炎：溃疡性口炎多见于婴幼儿，常发生于机体抵抗力降低时，口腔不洁等条件下。主要由链球菌、金黄色葡萄球菌、肺炎链球菌、大肠杆菌或绿脓杆菌感染引起。常见于舌、唇内和颊粘膜处，可蔓延到唇和咽喉部。开始时口腔粘膜充血水肿，随后形成大小不等的糜烂或溃疡，有纤维素性炎症渗出物形成灰白色假膜，边缘清楚，易拭去，创面溢血，但不久又被假膜覆盖，涂片染色可见大量细菌。局部疼痛、流涎、拒食、烦躁，发热常可达39~40℃，局部淋巴结肿大，白细胞总数和中性粒细胞增多。因疼痛拒食者可出现脱水和酸中毒。
4. 轮状病毒肠炎：是秋、冬季流行的肠炎，多见于6个月至2岁婴幼儿，>4岁少见。潜伏期1~3天，起病急，常伴有发热和上感症状，一般无明显中毒症状。病初即可发生呕吐，大便次数增多每日可几次至几十次，量多，黄色或淡黄色，呈水样或蛋花汤样，无腥臭味，常出现脱水酸中毒。本病有自限性，数日后呕吐渐停，腹泻好转，病程约3~8天。大便镜检偶有少量白血球。

5. 抗生素诱发性肠炎：长期使用广谱抗生素使肠道正常菌群被抑制，而继发肠道内耐药金黄色葡萄球菌、变形杆菌、梭状芽胞杆菌或白色念珠菌等大量繁殖引起的肠炎。一般发生在体弱的患儿、长期使用激素或免疫抑制剂的患儿，起病急，病情凶险，全身中毒症状和脱水症状重，大便为暗绿色海水样、有粘液。大便培养或涂片镜检可找到病原菌。

6. 鼠伤寒沙门菌小肠结肠炎：全年均可发生，以6~9月份发病率最高，2岁以下婴幼儿多见，<1岁婴儿占1/2~1/3，易在新生儿室流行。常由污染的水、牛奶和食物经口感染。潜伏期8~48h，起病急，发热、腹泻，大便性状多样易变，为黄绿色或深绿色水样、粘液样或脓血样，镜检有大量白细胞和数量不等的红细胞。病情轻重不一，一般年龄愈小病情愈重，并发症愈多，重症可发生败血症、远位化脓病灶、DIC和休克。一般病例病程约1~2周，但败血症者可长达数周至数月。

二、填空题

1. <5%　5%~10%　10%~12%
2. <130mmol/L　130~150mmol/L　>150mmol/L
3. <2周　2周~2个月　>2个月
4. 3.5g　2.5g　1.5g　20g
5. 轮状病毒

三、选择题

1.D	2.A	3.C	4.D	5.B	6.B	7.A	8.C
9.B	10.A	11.C	12.D	13.D	14.B	15.C	16.C
17.D	18.B	19.D	20.B	21.E	22.E	23.C	24.D
25.A	26.A	27.C	28.B	29.D	30.A	31.B	32.B
33.E							

四、问答题

1. 鹅口疮的治疗和护理措施

(1) 做好口腔护理：进食后漱口，鼓励多饮水，保持口腔粘膜湿润和清洁。对流涎者，及时清除流出物，保持皮肤干燥、清洁，避免引起皮肤湿疹和糜烂。

(2) 局部涂药：①用2%碳酸氢钠溶液于哺乳前后清洁口腔。②局部涂1%甲紫溶液，每日1~2次。病变广泛者，可用制酶菌素10万U，加水1~2ml涂患处，每日3~4次。

(3) 全身给药：可口服制霉菌素。并可给予B族维生素及维生素C，有利疮口愈合。

(4) 食具专用：患儿使用的食具应煮沸消毒或高压灭菌消毒。

(5) 健康教育：治疗原发病，进行营养指导，培养良好的饮食习惯。注意奶瓶、奶头和食具卫生，每次使用后进行消毒。患儿急性感染、腹泻等疾病时应适当补充维生素C和B族维生素，合理使用抗生素。

2. 婴幼儿易患腹泻，主要与下列因素有关：

(1) 消化系统发育不完善，胃酸较少，消化酶分泌较少、活性较低，对食物变化的耐受性较差。

(2）生长发育快，所需营养物质相对较多，消化道负担重，容易发生功能紊乱。
(3）机体防御功能较差：胃酸低、血中免疫球蛋白和胃肠道 SIgA 均较低；新生儿正常肠道菌群尚未建立。
(4）人工喂养：缺乏母乳中含有的体液因子，巨噬细胞抗肠道感染能力差，且食物和食具易污染。

3. 轻型小儿腹泻的临床表现主要是胃肠道症状，食欲不振、溢奶或呕吐；大便次数增多，每日可达 4~5 次至 10 余次，每次量不多，为黄绿色糊状稀便，杂有白色或黄白色奶瓣、可有泡沫和少量粘液。大便镜检可见大量脂肪球。无明显的全身症状，精神尚好，体温大多正常，偶有低热，体重不增或稍减，无明显脱水征和电解质紊乱，多在数日内痊愈。

4. 重型小儿腹泻的临床表现
(1）胃肠道症状：食欲低下、常有呕吐，严重者可吐出咖啡渣样液体。腹泻频繁，每日十至数十次。大便黄绿色、黄色，每次量多，呈蛋花汤样或水样，可有少量粘液。大便镜检可见脂肪球及少量白细胞。侵袭性细菌性肠炎则可见红细胞和较多白细胞。
(2）有较明显的水和电解质紊乱和酸碱平衡失调及发热等全身中毒症状。一般状态较差，精神萎靡、嗜睡或烦躁不安，甚至昏迷。

5. 小儿腹泻的治疗原则是调整饮食、预防和纠正脱水，合理用药，加强护理。
(1）饮食疗法：腹泻时进食和吸收减少，但丢失和发热使消耗增加，故脱水患儿严重呕吐者可暂时禁食，使胃肠道得到休息，但禁食时间不应过长。
(2）控制感染：病毒性肠炎以饮食管理和支持疗法为主，一般不需用抗生素。细菌性肠炎要根据病原菌用敏感的抗生素。真菌感染可用制霉菌素或克霉唑；梨形鞭毛虫可用灭滴灵、呋喃唑酮。
(3）液体疗法：纠正脱水酸中毒和电解质紊乱。
(4）对症治疗　①腹泻：中毒症状消失而腹泻仍频繁者，可试用鞣酸蛋白、次碳酸铋等收敛剂，思密达具有保护粘膜，吸附并清除病原体及毒素作用，对腹泻有较好疗效。②腹胀：低钾者可补钾，细菌分解糖产气所致腹胀可采取肛管排气、针灸或皮下注射新斯的明增加排气。③微生态疗法：可选用促菌生、回春生等含双歧杆菌的制剂，有助于恢复肠道正常菌群生态平衡，抑制病原菌定植、侵袭。

6. (1）该患儿医疗诊断是：小儿腹泻，重型，重度等渗脱水。
(2）该患儿的主要护理诊断是：
①腹泻：与肠道感染导致肠道功能紊乱有关。
②体液不足：与腹泻、呕吐丢失液体过多和摄入量不足有关。
③体温过高：与肠道感染有关。
④有皮肤完整性受损的危险：与大便次数增多刺激臀部皮肤有关。
⑤营养失调，低于机体需要：与腹泻、呕吐丢失热量和营养素有关。
⑥潜在并发症，休克：与水和电解质严重紊乱有关。
(3）主要护理措施：

①严格消毒隔离：按肠道传染病做好床边隔离，认真洗手，防止交叉感染。

②饮食管理：暂停牛奶和其他食物4～6h，然后应少量多餐，可喂用米汤或水稀释的牛奶，暂停辅食，逐渐过渡到正常饮食。腹泻停止后，给予营养丰富的饮食，并每天加餐1次，共2周。

③严密观察病情：应严密观察小儿以下儿方面：

a）体温变化：必要时给予降温药。

b）水电紊乱程度：脱水征的表现、酸中毒的表现、低血钾表现等。

c）大便的情况：次数、颜色、性状、量、动态变化，为调整治疗和制定下一步治疗方案提供依据。

④恢复并维持体液平衡：立即建立静脉通路，先给2:1等张含钠液160ml于30min内扩充血容量；其余用1/2张含钠液500ml继续补累积损失量在8h内补入，按先快后慢、见尿补钾的原则安排输液，钾浓度不超过0.3%；每小时记录输液量，根据病情调整输液速度。粘贴尿瓶，了解补液后第1次排尿时间，并可测尿比重，以估计疗效。

⑤臀部皮肤护理：选用柔软布类尿布，勤更换，每次便后用温水清洗臀部并擦干，局部皮肤发红处涂以5%鞣酸软膏或40%氧化锌油并按摩片刻，局部发红有渗出或有浅溃疡者，可采用烤灯泡使创面干燥缩小。避免使用不透气塑料布。

⑥健康教育：指导科学育儿方法，逐步添加辅食，防止过食、偏食、和饮食结构的突然变动，避免在夏季断奶；培养儿童良好的卫生习惯，注意食物新鲜、清洁，奶瓶及其他食具每次用后都要洗净煮沸或高温消毒，避免肠道内感染；注意天气变化，防止受凉或过热，预防疾病。适当户外活动增强体质。

第十章　呼吸系统疾病患儿的护理

内 容 提 要

呼吸系统疾病是小儿常见病，尤以上呼吸道感染、支气管炎、支气管肺炎发病率为高。

第一节　小儿呼吸系统解剖生理特点

小儿呼吸系统疾病发病率高，与小儿呼吸系统解剖生理和免疫特点有关。

婴幼儿呼吸道管腔包括后鼻道、喉部、气管和支气管的管腔相对狭窄，粘膜柔软，血管丰富，粘液腺分泌不足而较干燥，易感染导致呼吸道阻塞。右侧支气管粗短，是由气管直接延伸，因此异物易进入右侧支气管，引起肺不张或肺气肿。小儿肺的弹力纤维发育差，血管丰富，间质发育旺盛，肺泡数量较少，肺含气量较少，易发生肺部感染。

婴幼儿胸廓较短呈桶状；肋骨水平位，膈肌位置较高，呼吸肌发育差，呼吸运动不充分，肺的扩张受限制，通气和换气易受影响，出现青紫。

小儿年龄愈小，呼吸频率愈快。婴幼儿呼吸中枢发育未完善，易出现呼吸节律不齐，婴幼儿呈腹膈式呼吸。随着年龄增长，逐渐出现胸腹式呼吸。

小儿各项呼吸功能的储备能力均较低。

1. 肺活量　在安静时年长儿仅用肺活量的12.5%进行呼吸，而婴幼儿则需用30%左右，呼吸储备量较小。

2. 潮气量　年龄愈小肺容量愈小，潮气量亦小。

3. 每分钟通气量　按体表面积计算，小儿的每分钟通气量与成人相近。

4. 气体弥散量　若以单位肺容量计算可与成人近似。

5. 气道阻力　小儿气道管腔小阻力大于成人，随气道发育而逐渐减低。

小儿呼吸道的非特异性和特异性免疫功能均较差。故婴幼儿时期易患呼吸道感染。

第二节　急性上呼吸道感染

急性上呼吸道感染，简称上感，是鼻、咽、喉部急性炎症的总称。大多由病毒引起，占90%以上，也可原发或继发细菌感染。婴幼儿时若患有佝偻病、营养不良、贫血、先天性心脏病等疾病容易反复感染。如居住拥挤、空气混浊、冷暖失当容易诱发本病。

一、一般类型感冒　婴幼儿局部症状不显著而全身症状重，年长儿症状较轻。主要是流涕、鼻塞、喷嚏、咽部不适、轻咳和不同程度的发热。重症者畏寒、高热、头痛、纳差等。婴幼儿可伴呕吐、腹泻、腹痛、烦躁，甚至高热惊厥。体检可见咽部充血，扁桃体肿大，颌下淋巴腺肿大、触痛。部分患儿出现不同形态的皮疹，肺部体征阴性。病程约3~5天。

二、两种特殊类型上感

（一）疱疹性咽峡炎　由柯萨奇A组病毒引起。

（二）咽－结合膜热　病原体为腺病毒。

处理以一般疗法和对症疗法为主，做好护理，注意并发症。

三、护理

（一）常见护理诊断

1. 疼痛　头痛和（或）咽痛；与发热及咽部炎症有关。

2. 体温过高：与上呼吸道炎症有关。

3. 潜在并发症

(1) 惊厥：与高热及高热惊厥体质有关。

(2) 中耳炎、鼻窦炎、喉炎、支气管炎、肺炎等：与上呼吸道炎症向周围扩散有关。

(3) 肾炎或风湿热：与链球菌感染引起的免疫反应有关。

（二）护理措施

1. 对症处理减轻患儿痛苦　①发热时卧床休息；②保持室内空气清新，湿度维持在55%～60%；③鼻塞时先清除鼻腔分泌物，然后用0.5%麻黄素，每日2～3次，乳前15min滴鼻。④可给予润喉片或雾化吸入，年长儿用含漱液漱口，婴幼儿可多喂水。⑤监测体温，体温38.5℃以上对症治疗，注意出汗后及时更换湿衣服、床单，保持皮肤清洁。⑥可给予止咳糖浆止咳化痰。

2. 观察病情　注意体温变化，有高热惊厥史患儿，应在38℃即开始降温，并可给予镇静药。检查患儿有无口腔粘膜斑和皮疹，注意咳嗽的性质、神志和神经系统症状等，及早发现各种急性传染病，以免延误病情。

3. 给予清淡高营养半流质或流质饮食，必要时静脉补充营养和水分。

4. 健康教育　指导家长预防呼吸道感染知识。原患有肾炎或风湿等疾病的患儿上感时，应注射青霉素，以防继发链球菌感染，避免原有疾病复发。

第三节　支气管哮喘

支气管哮喘是一种慢性的气道持续的炎症反应，以气道高反应性为主要特征的一种多因性疾病。主要表现为咳嗽、喘息、胸闷、呼吸困难。

一、病因和发病机理　常见致病因素有以下几种：

（一）过敏原

1. 呼吸道感染　病毒感染、支原体、衣原体及细菌感染。

2. 吸入物　如花粉、灰尘、尘螨、烟雾、真菌等。

3. 食物　异类蛋白的摄入，如鱼、虾、蛋、奶等。

（二）过敏体质　一般认为本病属多基因遗传。

（三）其他　冷空气刺激、情绪激动、运动、某些药物均可诱发哮喘。

发病机理是一种多因素、多种细胞相互作用的慢性炎症性疾病。这些细胞释放炎性介质，激活气道靶细胞，引起支气管痉挛、微血管渗漏、粘液分泌亢进、粘膜水肿和神经反射兴奋。患儿的气道反应性增高，轻微的刺激因素可引起强烈的广泛的支气管收缩而引起哮喘。

二、临床表现　多数呈突然发作，发作时患儿喘息明显，端坐呼吸、可闻及喘鸣音，患儿气短、胸闷、喉头发痒、不愿或不能讲话，焦虑不安，严重时可有嗜睡或神志不清。查体可见紫绀，有呼气困难和吸气三凹征，可大汗淋漓。肺气肿，双肺可闻广泛哮鸣音，肺泡呼吸音减弱。部分可闻不同程度的湿啰音，发作时一般心率增快。

小儿哮喘有三种类型：

1. 婴幼儿哮喘。

2. 儿童哮喘。

3. 咳嗽变异性哮喘（过敏性咳嗽）。

少数病例，哮喘发作时出现严重呼吸困难，应用一般拟交感神经药物和茶碱类药物呼吸困难不能缓解，出现低氧血症、心功能不全，若持续 24h 以上则称为“哮喘持续状态”，属危重急症，应积极抢救，否则可因呼吸衰竭而死亡。

三、治疗原则

（一）一般治疗　休息，避免接触致敏原及刺激物。保证足够入量和吸氧。

（二）支气管扩张剂的使用　包括肾上腺能 β_2 受体激动剂、肾上腺素、氨茶碱、皮质激素的使用。

（三）抗生素消炎抗感染。

四、护理

（一）常见护理诊断

1. 低效性呼吸型态：与气道梗阻有关。

2. 活动无耐力：与缺氧有关。

3. 潜在并发症　心力衰竭：与肺循环阻力增加有关。

4. 焦虑：与哮喘反复发作有关。

（二）护理措施

1. 消除呼吸困难，维持气道通畅　①氧气治疗；②可采取半坐卧位或坐位。

2. 药物治疗的护理　①支气管扩张剂：如拟肾上腺素类，茶碱类和抗胆碱药物，可采用吸入疗法、口服、皮下注射和静脉滴注等方式给药。②肾上腺 β 受体激动剂：如无 β_2 受体激动剂也可选用 1:1000 肾上腺素溶液皮下注射；③氨茶碱；④皮质激素：用于中度或重度患儿，除持续状态用静点或口服激素外，多用气道吸入剂如丙酸倍氯松、丁地去炎松。一般短期使用。⑤哮喘持续状态的处理：应给吸氧、保证液体入量、纠正酸碱平衡，还应迅速解除支气管平滑肌痉挛，可静脉给予肾上腺皮质激素、氨茶碱。β_2 受体激动剂，吸入困难者应静脉给药，如舒喘灵或异丙肾上腺素，稀释后以初速每分 0.1μg/kg 滴入，每 15～20min 加倍，直到每分 6μg/kg，症状减轻后逐渐减量，一般不超过 2 天。如出现意识障碍、全身及呼吸衰竭，经治疗仍不缓解时，可考虑气管切开及机械通气。

3. 给予心理支持，避免患儿情绪激动，确保安全、放松。协助患儿的日常生活。

4. 观察患儿的哮喘情况，呼气性呼吸困难程度及伴随症状，警惕心力衰竭、呼吸骤停和哮喘持续状态，若发生应立即协助医师共同抢救。

5. 健康教育　①介绍防病知识；②指导呼吸运动。

第四节　急性感染性喉炎

急性感染性喉炎为喉部粘膜急性弥漫性炎症，以犬吠样咳嗽、声嘶、喉鸣和吸气性呼吸困难为特征。冬春季多发，常见于婴幼儿。

一、病因　常为急性上呼吸道感染的一部分，小儿喉腔狭小，软骨柔软，粘膜血管淋巴丰富，粘膜下组织疏松，炎症时易充血、水肿而出现喉梗阻。

二、临床表现　起病急，可有发热，犬吠样咳嗽、声嘶、吸气性呼吸困难及喉鸣，严重者烦躁、紫绀、三凹征、心率快，肺部无湿性啰音。严重喉梗阻，可窒息而死亡。

三、治疗原则　主要是控制感染，用敏感抗生素，重症者肾上腺皮质激素与抗生素联合应用。呼吸困难不缓解，缺氧严重者应立即进行气管切开术。

（四）护理

（一）常见护理诊断

1. 低效性呼吸型态　与喉部炎症、水肿有关。

2. 有窒息的危险　与严重喉部炎症、水肿致喉头梗阻有关。

3. 焦虑　与呼吸困难不能缓解有关。

（二）护理措施

1. 改善呼吸功能，保证呼吸通畅，持续低流量吸氧。

2. 观察生命体征和病情变化，做好气管切开术的准备工作。

3. 保证营养和入量。

4. 关心患儿，及时给家长解释病情，以取得合作。

第五节　肺　炎

肺炎是指由各种不同病原体或其他因素（如吸入、过敏等）所引起的肺部炎症。以发热、咳嗽、气促、呼吸困难和肺部固定啰音为其共同临床表现。

一、病因和发病机理

常见病原体，病毒如腺病毒、流感病毒、副流感病毒、合胞病毒等。细菌有肺炎链球菌、葡萄球菌、链球菌、革兰阴性杆菌等。此外还有支原体、衣原体、真菌和原虫等。病原体多由呼吸道入侵，也可经血行入肺。

病原体入侵导致肺泡内炎性渗出，影响换气和通气，导致低氧血症，严重时还出现高碳酸血症。代偿性的呼吸和心跳增快、鼻翼扇动和三凹征，严重时出现紫绀，甚至产生呼吸衰竭。重症常伴有病原体毒血症，缺氧、二氧化碳潴留可致肺循环压力增高和毒血症可导致中毒性心肌炎，两者作用的结果可出现心力衰竭；病原体毒素还可引起消化系统功能紊乱；由于缺氧和病原体毒素作用，可出现中毒性脑病以及代谢性和呼吸性酸中毒及电解质紊乱。

二、临床表现

1. 支气管肺炎　多见于 3 岁以下婴幼儿。一般支气管肺炎多起病较急，轻症主要累及呼吸系统，表现为发热、咳嗽、呼吸急促，可有鼻翼扇动、三凹征、唇周发绀，婴幼儿常有食欲不振、恶心、吐泻等消化道症状。典型病例肺部可听到较固定的中、细湿啰音，以肺底和脊柱旁为多。

重症肺炎时呼吸困难较明显，常有全身中毒症状以及循环、神经和消化等系统受累的临床表现。

肺炎合并心力衰竭　表现为①呼吸困难突然加重，超过 60 次/min，不能以肺炎和其他并发症解释；②心率增快达 160～180 次/min，不能以体温升高和呼吸困难来解释；③烦躁不安，面色苍白或紫绀，经吸氧及给予镇静剂不能缓解；④肝脏短期内迅速增大；⑤心音低钝或出现奔马律；⑥少尿或无尿，颜面和四肢出现浮肿。出现前五项即可诊断心力衰竭。

中毒性脑病　表现意识障碍，烦躁、嗜睡甚至昏迷，惊厥、凝视、结膜水肿，前囟膨隆等，可有脑膜刺激征，呼吸不规则，瞳孔对光反应迟钝或消失。

消化系统受累　表现为纳差、呕吐、腹泻、腹胀，重者吐咖啡色物、便血，中毒性肠麻痹时腹胀严重、肠鸣音消失。

若延误诊断或病原体致病力强者，可并发脓胸、脓气胸和肺大泡，还可发生肺脓肿、化脓性心包炎等并发症。

2. 几种特殊病原体所致肺炎的特点

(1) 呼吸道合胞病毒肺炎，多见于2岁以下婴幼儿，尤以2～6个月婴儿多见。起病急骤，喘憋发作，很快出现呼气性呼吸困难和缺氧症状，体征以喘鸣为主，可听到细湿啰音，全身中毒症状重和呼吸困难明显称喘憋性肺炎。另一种类型为毛细支气管炎，有喘憋，但中毒症状不严重。常有肺气肿和支气管周围炎。

(2)腺病毒肺炎为腺病毒引起，本病以6个月～2岁婴幼儿多见，病情重，急起稽留高热，全身中毒症状出现早，萎靡嗜睡，面色苍白，咳嗽较剧，喘憋、呼吸困难、紫绀等。体征在高热4～5日后出现少许水泡音，随后病变融合所致肺实变体征，少数患儿并发渗出性胸膜炎。X线肺部改变较肺部体征为早；可见大小不等的片状阴影并多见肺气肿；病灶吸收较缓慢。

(3) 金葡萄球菌肺炎多见于新生儿和婴幼儿。起病急，病情重，进展迅速，多呈弛张性高热，中毒症状明显，面色苍白，咳嗽、呻吟。体征出现早，双肺有中、细湿啰音。可合并循环、神经及胃肠功能障碍，皮肤常见猩红热样或荨麻疹样皮疹。容易并发脓胸和脓气胸等。胸部X线表现可出现小片浸润影、小脓肿、肺大疱或胸腔积液等。血白细胞明显增高，中性粒细胞增高并有核左移，有中毒颗粒；少数白细胞增高不明显，但中性粒细胞比例增加。

(4) 肺炎支原体肺炎，四季发病，年长儿及婴幼儿均可发病，热度可高可低，热程1～3周，刺激性干咳，咯粘稠痰，可带血丝。肺部体征常不明显，可听到干、湿啰音。部分患儿出现全身多系统免疫损害。胸部X线检查多数呈不规则云雾状阴影，肺炎病灶可呈游走性。白细胞正常或稍高，大部分患儿血冷凝集试验阳性。

三、治疗原则

治疗原则是抗感染和对症治疗。

(一) 抗感染治疗　细菌感染选用敏感抗生素，宜早期、联合、足量、足疗程、静脉给药。病毒感染用对症治疗、支持治疗等综合措施。

(二) 肾上腺皮质激素　对中毒症状重或严重喘憋，或伴有脑水肿、感染性休克、呼吸衰竭等的患儿，在使用有效抗生素的同时应用。

(三) 纠正酸碱平衡紊乱，维持体液平衡。根据需要进行氧气疗法。

(四) 治疗并发症如心力衰竭等。

四、护理

(一) 常见护理诊断

1. 气体交换受损：与肺部炎症有关。

2. 清理呼吸道无效：与分泌物增多、粘稠和（或）年幼体弱不能排痰有关。

3. 体温过高：与感染有关。

4. 潜在并发症

①心力衰竭：与肺动脉高压和中毒性心肌炎有关。

②中毒性脑病：与缺氧和二氧化碳潴留及病原体毒素有关。

③中毒性肠麻痹：与毒血症和严重缺氧有关。

④脓胸、脓气胸、肺大泡：与化脓菌的侵袭有关。

5. 营养失调，低于机体需要：与食欲下降、摄入不足及消耗增加有关。

（二）护理措施

1. 保持病室环境清洁、空气新鲜，合适温、湿度，卧床休息减轻缺氧。

2. 氧疗法　给予鼻管或面罩供氧，必要时考虑机械通气。

3. 密切监测生命体征和病情变化。按医嘱治疗。

4. 保持呼吸道通畅　翻身叩背，超声雾化吸入，指导患儿有效地咳嗽。

5. 对发热的患儿采取相应的降温措施。

6. 注意营养和水分的补充。控制液体滴速，防止诱发心力衰竭。

7. 警惕并发症发生　观察患儿病情变化，并协助医师处理并发症。

8. 健康教育　指导家长加强患儿营养、增强体质、避免交叉感染的知识；治疗患儿伴有的营养不良、佝偻病、贫血及先天性心脏病等疾病。

强化练习题

一、名词解释

1. 疱疹性咽峡炎
2. 咽－结合膜热
3. 哮喘持续状态
4. 急性感染性喉炎
5. 呼吸道合胞病毒肺炎
6. 腺病毒肺炎
7. 金葡萄球菌肺炎
8. 肺炎支原体肺炎

二、填空题

1. 疱疹性咽炎的病原体是__________。
2. 咽结合膜热的病原体是__________。
3. 小儿免疫功能较差，呼吸道粘膜缺乏__________，血中__________和__________均较低，巨噬细胞、乳铁蛋白、溶菌酶、干扰素、补体等的数量和活性不足，故婴幼儿时期易患呼吸道感染。
4. 急性感染性喉炎以__________咳嗽、声嘶、喉鸣和__________呼吸困难为特征，常见于婴幼儿。

5. 呼吸道合胞病毒肺炎多见于__________婴幼儿，尤以__________婴儿发病率为高。

6. 哮喘发作时出现严重呼吸困难，应用一般拟交感神经药物和茶碱类药物不能缓解，出现低氧血症、心功能不全，若持续__________则称为“哮喘持续状态”。

7. 支气管肺炎多见于3岁以下婴幼儿，__________、__________、__________和__________时病情严重，容易迁延不愈，病死率也较高。

二、选择题

（一）单选题

1. 疱疹性咽峡炎的病原体是
   A. 流感病毒
   B. 副流感病毒
   C. 柯萨奇病毒
   D. 单纯疱疹病毒
   E. 支原体

2. 咽结合膜热的病原体是
   A. 合胞体病毒
   B. 腺病毒
   C. 轮状病毒
   D. 金葡萄球菌
   E. 链球菌

3. 易合并脓胸、脓气胸的肺炎是
   A. 呼吸道合胞体病毒肺炎
   B. 腺病毒肺炎
   C. 金葡萄球菌肺炎
   D. 支原体肺炎
   E. 霉菌性肺炎

4. 肺炎支原体肺炎的临床特点是
   A. 小婴儿多见
   B. 多无发热
   C. 咳嗽突出
   D. 肺部体征明显
   E. 头孢霉素治疗有效

5. 小儿呼吸衰竭的诊断标准是
   A. $PaO_2 \leqslant 50mmHg$，$PaCO_2 \geqslant 50mmHg$，$SaO_2 < 85\%$
   B. $PaO_2 \leqslant 60mmHg$，$PaCO_2 \geqslant 45mmHg$，$SaO_2 < 91\%$
   C. $PaO_2 \leqslant 50mmHg$，$PaCO_2 \geqslant 60mmHg$，$SaO_2 < 85\%$
   D. $PaO_2 \leqslant 50mmHg$，$PaCO_2 \geqslant 50mmHg$，$SaO_2 < 91\%$
   E. $PaO_2 \leqslant 50mmHg$，$PaCO_2 \geqslant 0mmHg$，$SaO_2 < 95\%$

6. 对于肺炎患儿，病室适宜的温度和相对湿度是
   A. 16℃～18℃，40%
   B. 18℃～22℃，55%～60%
   C. 20℃～22℃，70%
   D. 22℃～24℃，80%
   E. 24℃～26℃，90%

7. 肺炎患儿鼻前庭导管给氧，氧流量和氧浓度的选择是
   A. 氧流量0.5～1L/min，氧浓度<40%
   B. 氧流量2～4L/min，氧浓度<50%
   C. 氧流量5～6L/min，氧浓度<60%
   D. 氧流量7～8L/min，氧浓度<70%
   E. 氧流量9～10L/min，氧浓度<80%

8. 小儿支气管肺炎合并心衰时，与成人不同，不常见到的体征是
   A. 心率>160次/min
   B. 呼吸突然加快>60/min
   C. 烦躁不安
   D. 肝脏增大
   E. 颈静脉怒张

9. 毛细支气管炎的病原是
   A. 腺病毒
   B. 呼吸道合胞体病毒

C. 金葡萄球菌
D. 支原体
E. 衣原体

10. 支原体肺炎治疗应选择哪种抗生素?
A. 青霉素
B. 氨苄青霉素
C. 头孢塞肟
D. 庆大霉素
E. 红霉素

11. 6个月男婴，2天来咳嗽伴喘憋、低热，曾注青霉素无效而收入院。查体：烦躁，喘憋，有三凹征，呼吸72次/min，心率168次/min，两肺喘鸣音及少量中小水泡音，肝肋下3cm，最大可能诊断为：
A. 喘息性支气管炎
B. 毛细支气管炎
C. 支气管哮喘
D. 支气管肺炎
E. 支气管炎

12. 8个月女婴，5天来频咳，喘憋，持续高热。查体：T 39.5℃，精神萎靡，嗜睡与烦躁交替，口周发绀，两肺呼吸音粗，可闻少量干啰音，X线胸片可见右下肺大片状阴影。临床诊断考虑为
A. 腺病毒肺炎
B. 肺炎支原体肺炎
C. 金黄色葡萄球菌肺炎
D. 呼吸道合胞体肺炎
E. 急性支气管炎

13. 6个月男婴，3天来高热，咳嗽，精神萎靡纳差，时有呕吐，大便稀，日3~4次，周围血 WBC 20×10^9/L，查体：烦躁不安，气促，面色苍白，皮肤可见猩红热样皮疹，两肺可闻中小湿啰音，诊断为
A. 腺病毒肺炎
B. 肺炎支原体肺炎
C. 金黄色葡萄球菌肺炎
D. 肺炎链球菌肺炎
E. 呼吸道合胞体病毒肺炎

14. 男孩8岁，1周来发热、咳嗽，2天来加重，曾用青霉素3天无效。查体：T38℃，右后下肺呼吸音减低，胸片发现左上肺小片状淡薄云絮状阴影。该患儿考虑为
A. 呼吸道合胞体病毒肺炎
B. 肺炎支原体肺炎
C. 大叶性肺炎
D. 金黄色葡萄球菌肺炎
E. 腺病毒肺炎

15. 护理一个1岁患金黄色葡萄球菌肺炎患儿时，发现他突然出现呼吸困难加重，经吸痰和给予氧气吸入后无明显缓解，应考虑有哪种变化?
A. 呼吸性酸中毒
B. 合并心力衰竭
C. 高热所致
D. 并发脓气胸
E. 肺部炎症加重

16. 6个月女婴，4天来咳嗽，发热38~39℃。生后牛奶喂养，2个月来每天加鱼肝油2滴，平时多汗。查体：呼吸70次/min，心率184次/min，三凹征(+)，两肺散在中小湿啰音，肝肋下3.5cm，有枕秃，按压枕骨有乒乓球感。此患儿应考虑为
A. 支气管肺炎
B. 支气管肺炎、心力衰竭
C. 支气管肺炎、佝偻病初期
D. 支气管肺炎、心力衰竭、佝偻病激期
E. 支气管肺炎、心力衰竭、佝偻病初期

(二) 多选题

1. 与小儿呼吸道解剖特点有关，易患下列哪种疾病?
A. 耳咽管较宽、直而短，呈水平位，易引起中耳炎
B. 4~10岁是扁桃体发育的高峰，故易患扁桃体炎
C. 婴幼儿上颌窦已发育，易患鼻窦炎

D. 喉头狭窄，富有血管，感染时易发生呼吸困难

E. 右侧支气管由气管直接延伸，异物易进入右侧支气管

2. 为保持呼吸道通畅,可采取的护理措施有

A. 经常清理鼻咽部的分泌物

B. 翻身叩背，体位引流

C. 超声雾化吸入

D. 定时吸痰

E. 提高室内湿度，保证适当入量

3. 肺炎患儿存在的主要护理问题是

A. 气体交换受损

B. 体温过高

C. 皮肤完整性受损

D. 组织灌注量改变

E. 清理呼吸道无效

四、问答题

1. 为什么小儿容易患呼吸道感染?
2. 小儿急性上呼吸道感染与成人有什么不同?
3. 小儿急性上呼吸道感染的护理要点是什么?
4. 肺炎的并发症有哪些? 如何早期发现?
5. 肺炎患儿出现哪些表现要考虑发生心力衰竭?
6. 病历分析:患儿李小林,男,7个月,因发热、咳嗽2天,1天来咳嗽加重有痰伴气促而入院。查体: T 38.5℃，呼吸 76/min，心率 180/min，两肺叩清，两肺散在中小湿啰音，腹软，肝肋下 3cm。

(1) 列出该患儿的临床诊断。

(2) 列出患儿的护理诊断。

(3) 列出主要护理措施。

参 考 答 案

一、名词解释

1. 疱疹性咽峡炎是由柯萨奇 A 组病毒引起，好发于夏秋季，表现急起高热、头痛、咽痛、厌食、流涎等症状明显，检查可见咽充血，咽腭弓、悬雍垂和软腭等处有 2～4mm 大小的疱疹，周围有红晕，疱疹破溃后形成小溃疡。病程 1 周左右。
2. 咽－结合膜热病原体为腺病毒，春夏季发病多，可在集体儿童机构中流行。表现为发热，咽痛，一侧或双侧眼结合膜炎和颈部或耳后淋巴结肿大，有时有胃肠道症状，病程 1～2 周。
3. 哮喘持续状态：少数哮喘病例，哮喘发作时出现严重呼吸困难，应用一般拟交感神经药物和茶碱类药物呼吸困难不能缓解，出现低氧血症、心功能不全，若持续 24h 以上则称为哮喘持续状态。
4. 急性感染性喉炎：为喉部粘膜急性弥漫性炎症，以犬吠样咳嗽、声嘶、喉鸣和吸气性呼吸困难为特征，可发生在任何季节，以冬春季为多，常见于婴幼儿。
5. 呼吸道合胞病毒肺炎：是呼吸道合胞病毒感染所致，多见于 2 岁以下婴幼儿，尤以 2～6 个月婴儿发病率为高，发病呈流行性。起病急骤，喘憋发作，很快出现呼气性呼吸困难和缺氧症状，体征以喘鸣为主，肺基底部可听到细湿啰音。若病情严重，全身中毒症状

和呼吸困难明显亦称喘憋性肺炎。胸部X线改变常见为小片阴影、肺纹理增多和肺气肿。呼吸道合胞病毒可引起婴幼儿呼吸道感染的另一种临床类型即毛细支气管炎,有喘憋的临床表现,但中毒症状不严重。胸部X线以肺间质病变为主,常有肺气肿和支气管周围炎。

6.腺病毒肺炎:为腺病毒引起,本病以6个月~2岁婴幼儿多见,病情重,病程迁延,可留有严重的肺功能损害。急起稽留高热，全身中毒症状出现早，萎靡嗜睡、面色苍白，咳嗽较剧，频咳或阵咳，可出现喘憋、呼吸困难、紫绀等。肺部体征出现较晚，常在高热4~5日后才开始出现少许水泡音，随后出现病变融合所致肺实变体征，少数患儿并发渗出性胸膜炎。X线肺部改变的出现较肺部体征为早；可见大小不等的片状阴影或融合成大病灶，并多见肺气肿；病灶吸收较缓慢，需数周至数月。

7.金葡萄球菌肺炎：多见于新生儿和婴幼儿。金葡菌能产生多种毒素和酶，使肺部以广泛性出血、坏死、多发性小脓肿为其特点，炎症易扩散至其他部位，可引起迁徙化脓性病变。临床起病急，病情重，进展迅速，多呈弛张性高热，婴儿可呈稽留热，中毒症状明显，面色苍白，咳嗽、呻吟。肺部体征出现早，双侧肺中有中、细湿啰音。可合并循环、神经及胃肠功能障碍，皮肤常见猩红热样或荨麻疹样皮疹。容易并发脓胸和脓气胸等并发症，此时呼吸困难加重，并有相应体征。胸部X线表现随病变而不同，可出现小片浸润影、小脓肿、肺大疱或胸腔积液等。血白细胞明显增高，中性粒细胞增高并有核左移，胞浆中有中毒颗粒，少数患儿白细胞增高不明显，但中性粒细胞比例增加。

8.肺炎支原体肺炎：病原体为肺炎支原体。四季发病，年长儿及婴幼儿均可发病，常有发热，热型不定，热度可高可低，热程1~3周，刺激性干咳较为突出，咯出粘稠痰，甚至带血丝。肺部体征常不明显，少数可听到干、湿啰音。部分患儿出现全身多系统的临床表现如心肌炎、脑膜炎、肝炎、肾炎等。婴幼儿发病急，病程长，病情较重，呼吸困难、喘憋及肺部喘鸣和湿啰音较突出。胸部X线检查多表现为单侧病变，大多数在肺下野，呈不规则云雾状阴影，从肺门延至肺野，有时呈大片状阴影。肺炎病灶可呈游走性。白细胞正常或稍高，大部分患儿血冷凝集试验阳性。

二、填空题

1.柯萨奇A组病毒

2.腺病毒

3.SIgA IgG IgA

4.犬吠样 吸气性

5.2岁以下 2~6个月

6.24h以上

7.低出生体重 营养不良 维生素D缺乏佝偻病 先天性心脏病

三、选择题

(一)单选题

1.C 2.B 3.C 4.C 5.A 6.B 7.A 8.E
9.B 10.E 11.B 12.A 13.C 14.B 15.D 16.D

(二)多选题

1.ABDE 2.ABCDE 3.ABE

四、问答题

1.小儿时期呼吸系统感染性疾病发病率高，与小儿呼吸系统解剖生理和免疫特点有关。

婴幼儿①鼻腔相对较短，后鼻道狭窄，粘膜柔软，血管丰富，无鼻毛而易受感染，②扁桃体在4~10岁时发育达高峰，因此扁桃体炎常见于年长儿。③婴幼儿的咽鼓管较宽、直、短，呈水平位，故鼻咽炎时易致中耳炎。④小儿喉部呈漏斗形，相对较窄，粘膜富于血管，轻微炎症即可引起声音嘶哑和吸气性呼吸困难。⑤婴幼儿气管和支气管的管腔相对狭窄，粘膜血管丰富，粘液腺分泌不足纤毛运动差，故易感染。由于右侧支气管粗短，是由气管直接延伸，因此异物易进入右侧支气管。⑥小儿肺的弹力纤维发育差，血管丰富，间质发育旺盛，肺泡数量较少，肺含气量相对较少，故易发生肺部感染。

小儿各项呼吸功能的储备能力均较差，

小儿呼吸道的非特异性和特异性免疫功能均较差。新生儿及婴幼儿咳嗽反射差，平滑肌收缩及纤毛运动不能有效地清除尘埃和异物颗粒。呼吸道粘膜缺乏 SIgA，血中 IgG、IgA 均较低，肺泡巨噬细胞、乳铁蛋白、溶菌酶、干扰素、补体等的数量和活性不足，故婴幼儿时期易患呼吸道感染。

2. 婴幼儿局部症状不显著而全身症状重，年长儿症状较轻。轻症者主要是鼻咽部症状，出现流涕、鼻塞、喷嚏、咽部不适、轻咳和不同程度的发热。重症者畏寒、高热、头痛、纳差、乏力。婴幼儿可伴有呕吐、腹泻、腹痛、烦躁，甚至高热惊厥。

3. 小儿上呼吸道感染的护理

(1) 对症处理减轻患儿痛苦

①发热患儿应卧床休息。

②保持室内空气清新，病室湿度维持在55%~60%左右。

③鼻塞严重时应先清除鼻腔分泌物，然后用0.5%麻黄素液滴鼻，每日2~3次，每次1~2滴，婴儿宜在哺乳前15min滴鼻，使鼻腔通畅保证吸吮。

④咽部不适时可给予润喉片或雾化吸入，年长儿可给予含漱液漱口，婴幼儿可多喂水。

⑤监测体温，体温38.5℃以上时应对症治疗，物理降温或口服退热剂。注意保证患儿摄入充足的水分，出汗后及时更换湿衣服、床单，保持皮肤清洁。

⑥咳嗽有痰的可给予小儿止咳糖浆或伤风止咳糖浆等止咳化痰。

(2) 观察病情：注意体温变化，如有高热惊厥史患儿，退热应积极，一般在38℃即应开始给予降温处理，并可给予镇静药如苯巴比妥等预防惊厥。应经常检查患儿有无口腔粘膜瘢和皮肤皮疹，注意咳嗽的性质、神智状态和神经系统症状等，以便能早期发现麻疹、猩红热、百日咳和流行性脑脊髓膜炎等急性传染病，以免延误病情。

(3) 保证充足的营养和水分，一般宜给予清淡的易消化、高营养半流质和流质饮食，必要时静脉补充营养和水分。

(4) 健康教育：指导家长预防知识，体弱儿和患有各种慢性病、营养不良、贫血或患先天性心脏病的患儿应少到公共场所，以减少感染机会，并要积极防治各种伴随疾病。在集体儿童机构中，应早期隔离患儿，如有流行趋势，可用食醋薰蒸法将居室消毒。对体弱儿应注意加强体育锻炼，多进行户外活动，室内外温差不宜过大，穿衣要适当不宜过多，以逐渐适应气温的变化，避免过热或过冷。

4. 重症肺炎时应警惕并发症发生　①如患儿出现烦躁不安、面色苍白、气喘加剧并有心率加速（>160~180次/min）、以及肝脏在短时间内急剧增大，这是心力衰竭的表现，应报告医师，并限制输液速度。若患儿口吐粉红色泡沫痰，则为肺水肿的表现，可给患儿吸入经30%酒精湿化的氧气，但每次吸入不宜超过20min；②若有烦躁和嗜睡、惊厥、昏迷、呼吸不规则、肌张力增高等颅内高压表现时应考虑中毒性脑病，需立即与医师联系进行抢救；③观察有无腹胀、肠鸣音是否减弱或消失，是否有便血，以便及时发现中毒性肠麻痹，必要时给予禁食、胃肠减压，或使用新斯的明皮下注射；④注意有无突然憋气、呼吸困难加重，检查若发现气管不居中、两侧胸廓运动不对称、胸壁皮下气肿，叩诊为过清音或浊音，呼吸音降低或消失，如疑为气胸、脓胸，应及时通知医师进行相应处理。

5. 肺炎合并心力衰竭　表现为①呼吸困难突然加重，超过60次/min，不能以肺炎和其他并发症解释；②心率增快达160～180次/min，不能以体温升高和呼吸困难来解释；③烦躁不安，面色苍白或紫绀，经吸氧及给予镇静剂不能缓解；④肝脏短期内迅速增大；⑤心音低钝或出现奔马律；⑥少尿或无尿，颜面和四肢出现浮肿。出现前五项即可诊断心力衰竭。

6. 病历分析

（1）临床诊断，支气管肺炎，心力衰竭。

（2）护理诊断

①气体交换受损：与肺部炎症有关。

②清理呼吸道无效：与呼吸道炎症分泌物增多及年幼不会主动排痰有关。

③体温过高：与肺部感染有关。

④心输出量减少：与肺炎致肺动脉压力增高和中毒性心肌炎有关。

第十一章　循环系统疾病患儿的护理

内 容 提 要

第一节　小儿循环系统概论

胚胎第8周即成为具有四腔的心脏。在此期间如受到某些物理、化学和生物因素的影响，则易引起心血管发育畸形。

一、胎儿血液循环

（一）胎儿血液循环　含氧量较高的动脉血经脐静脉进入胎儿下腔静脉，流入右心房。来自下腔静脉的血液（以动脉血为主）进入右心房后，大部分经卵圆孔流入左心房，再经左心室流入升主动脉，主要供应心脏、脑和上肢（上半身）；进入右心室的血液只有小部分进入肺动脉，大部分经动脉导管流入降主动脉，供应腹腔器官和下肢（下半身），同时血液经脐动脉回至胎盘进行营养和气体交换。供应下半身的血液血氧含量比上半身低。

（二）出生后血液循环的改变　①脐带结扎，肺呼吸建立，肺循环压力降低，肺内的血液增多，回流左心房的血液增多压力增高，当超过右心房压力时，卵圆孔功能上关闭，生后5~7个月闭合。②出生后肺循环压力降低，体循环压力升高，动脉导管血流减少到停止，形成功能性关闭。另外动脉血氧含量增高致导管平滑肌收缩，故导管逐渐闭合。1岁时95%婴儿形成解剖上的闭合。

二、正常各年龄小儿心脏、心率、血压的特点

（一）心脏大小和位置　小儿心脏在胸腔的位置随年龄而改变。婴幼儿的心脏多呈横位，心尖搏动位于左侧第4肋间、锁骨中线外侧。3~7岁心尖搏动已位于左第5肋间、锁骨中线处，心脏斜位。7岁以后心尖位置移到锁骨中线以内0.5~1cm。

（二）心率　小儿心率较快，随年龄增长而逐渐减慢。

（三）血压　新生儿收缩压平均8.0~9.3kPa（60~70mmHg），1岁9.3~10.7kPa（70~80mmHg），2岁以后收缩压可按公式计算，收缩压（mmHg）=年龄×2+80mmHg。收缩压的2/3为舒张压。收缩压高于此标准20mmHg（2.7kPa）为高血压，低于此标准20mmHg为低血压。

第二节　先天性心脏病

先天性心脏病发生率为活产婴儿的7‰~8‰左右。

一、先心病概述

（一）病因和预防　病因未完全明确，已了解有两类因素：①遗传因素：包括染色体易位与畸变、单一基因突变、多基因病变和先天性代谢紊乱。②环境因素：主要是宫内病毒感

染，还有孕妇患糖尿病、过量放射线和服用某些药物等。

（二）分类

1. 左向右分流型（潜伏青紫型）如室间隔缺损、房间隔缺损和动脉导管未闭等。

2. 右向左分流型（青紫型） 常见的有法洛四联症和大动脉错位等。

3. 无分流型（无青紫型） 如主动脉缩窄和肺动脉狭窄等。

二、常见的先天性心脏病

（一）室间隔缺损 是最常见的先天性心脏病。

1. 临床表现 小型缺损（缺损 < 0.5cm）可无明显症状，生长发育不受影响。中型缺损（缺损为 0.5 ~ 1cm）时左向右分流多，影响生长发育，消瘦、乏力、气短，易患肺部感染。大型缺损（缺损 > 1.0cm）多伴有肺动脉高压症状。体检于胸骨左缘第三四肋间听到响亮粗糙的全收缩期杂音并可触及收缩期震颤，肺动脉第二音增强或亢进，较大缺损可有心界扩大。出现右向左分流时，患儿呈现青紫，此时肺动脉第二音显著亢进。

室间隔缺损易并发支气管肺炎、充血性心力衰竭、肺水肿和亚急性细菌性心内膜炎。

2. 诊断检查 ①胸部 X 线检查：中、大型缺损者心外形增大，以左心室增大为主，左心房也常增大，晚期可出现右心室增大。肺动脉段突出，肺血管影增粗。②心电图：小型缺损者正常，中大型缺损者左心室肥大或伴有右心室肥大。③超声心动图：M 型可见左房、左室增大，二维超声心动图可显示室间隔回声中断。多普勒彩色血流显像可见到分流的位置、方向和分流的大小。

3. 治疗 缺损小者不一定需要治疗。中型缺损临床上有症状者宜于学龄前期做修补术。大型缺损发生难以控制的充血性心力衰竭和反复罹患肺炎、肺动脉压力持续升高或肺循环血量与体循环血量之比 > 2:1 应及早手术治疗。

（二）房间隔缺损 常见先天性心脏病，分为第一孔（原发孔）型缺损和第二孔（继发孔）型缺损。后者常见。

1. 临床表现 缺损小者可无症状。缺损大者表现为气促、乏力和影响生长发育，易患肺炎。体检：可见心前区隆起，心尖搏动弥散，心浊音界扩大，胸骨左缘 2 ~ 3 肋间可闻及Ⅱ ~ Ⅲ级收缩期喷射性杂音，肺动脉瓣区第二音增强、亢进，并呈固定分裂。

2. 诊断检查 ①胸部 X 线检查：心脏外形呈轻 ~ 中度扩大，以右房、右室增大为主，肺动脉段突出，肺门血管影增粗，肺野充血，主动脉影缩小。胸透可见肺门“舞蹈”征。②心电图：示电轴右偏和不完全性右束支传导阻滞，部分尚有右心房和右心室肥大。第一孔型伴二尖瓣关闭不全者，则左室亦增大。③超声心动图：M 型显示右心房和右心室增大。二维超声可见房间隔回声中断。多普勒彩色血流显像可观察到分流的位置、方向和能估测分流的大小。

3. 治疗 缺损较大者需于学龄前作房间隔缺损修补术。亦可通过心导管用微型弹簧折伞关闭房缺。

（三）动脉导管未闭 较常见先天性心脏病，女性较多见。小儿出生后，动脉导管于 10 ~ 15h 内在功能上关闭。多数婴儿于生后 3 个月左右解剖上关闭。若持续开放并出现左向右分流者即为动脉导管未闭。

1. 临床表现 导管口径较细者，临床可无症状。导管粗大者，表现为气急、咳嗽、乏力多汗、生长发育落后等。偶见扩大的肺动脉压迫喉返神经而引起声音嘶哑。体检：患儿多消瘦，胸骨左缘第二肋间可闻粗糙的连续性机器样杂音，占据整个收缩期和舒张期，向左上和腋下传导，常伴有震颤。肺动脉高压或心力衰竭时，可仅有收缩期杂音。肺动脉瓣区第二心音增强或亢进。脉压多大于5.3kPa（40mmHg），周围血管征阳性，显著肺动脉高压者可出现下半身青紫。

2. 诊断检查　①胸部X线检查：导管较细、分流量小者可无异常发现。导管粗、分流量大者有左心室和左心房增大，肺动脉段突出，肺野充血。有肺动脉高压时，右心室亦增大，主动脉弓往往有所增大。②心电图：导管细的心电图正常，导管粗和分流量大的可有左心室肥大和左心房肥大、合并肺动脉高压时右心室肥大。③超声心动图：M型超声心动图显示左心房和左心室内径增宽，主动脉内径增宽，二维超声心动图有时可显示肺动脉与降主动脉之间有导管的存在。多普勒彩色血流显像可直接见到分流的方向和大小。

3. 治疗　手术结扎或切断缝扎导管即可治愈，对早产儿可于生后第一周内应用消炎痛，促使导管平滑肌收缩而关闭导管。近年来有应用微型弹簧伞堵塞动脉导管者。

（四）法洛四联症　是存活婴儿中最常见的青紫型先天性心脏病。由以下4种畸形组成：①肺动脉狭窄；②室间隔缺损；③主动脉骑跨；④右心室肥厚。以肺动脉狭窄对病理生理和临床表现的影响最重要。

1. 临床表现　主要表现为中心性青紫，于唇、球结合膜、口腔粘膜、指（趾）等处明显。稍一活动、吃奶、哭闹等，即可出现气急和青紫加重，患儿多有蹲踞症状。可出现杵状指（趾）。婴儿有时在吃奶或哭闹后出现阵发性呼吸困难，严重者可引起突然昏厥、抽搐，称缺氧发作。由于长期缺氧，红细胞增加，血液粘稠度高，血流变慢可引起脑血栓，若为细菌性血栓，可形成脑脓肿。

体检：可见患儿发育落后，重者智能亦落后。心前区可隆起，胸骨左缘第2～4肋间可闻及Ⅱ～Ⅲ级喷射性收缩期杂音，一般以第3肋间最响。肺动脉第二心音减弱或消失。

2. 诊断检查　①实验室检查：周围红细胞增多，血红蛋白和红细胞压积增高。②胸部X线检查：典型者心影呈靴形，右心室肥大使心尖上翘和心腰凹陷所致。肺门血管影缩小，肺纹理减小。③心电图：心电轴右偏，右心室肥大，也可右心房肥大。④超声心动图：二维超声可显示主动脉径宽并向右移位。右心室内径增大，流出道狭窄。多普勒彩色血流显像可见右心室直接将血液注入骑跨的主动脉。⑤右心造影：可见主动脉和肺动脉几乎同时显影。主动脉影增粗且位置偏前、偏右。尚可显示肺动脉狭窄的部位、程度和肺血管情况。

3. 治疗　以根治手术治疗为主。一般在2～3岁以上，在体外循环下作心内直视手术。如肺血管发育较差则以姑息分流手术为主，待年长后一般情况改善时再作根治术。

缺氧发作时的紧急处理：发作轻者，置患儿于膝胸位即可缓解，重者须皮下注射吗啡0.1～0.2mg/kg，并及时吸氧和纠正酸中毒等，此外口服心得安预防其发作。

（五）肺动脉狭窄　按狭窄部位的不同，分为肺动脉瓣狭窄、漏斗部狭窄和肺动脉分支狭窄。

1. 临床表现　轻者可无症状，重者可有乏力、心悸和气急。可有心力衰竭。体检：轻者生长发育尚可。可见心前区隆起，肺动脉瓣区可闻响亮的喷射性全收缩期杂音，向颈部传导，杂音Ⅱ～Ⅴ级，伴收缩期震颤。如右心室代偿失调而扩大，则于三尖瓣区可闻及收缩期吹风样杂音，同时可有颈静脉怒张、肝肿大、下肢浮肿等右心衰竭表现。

2. 诊断检查　①胸部X线检查：肺野清晰，肺纹理减少。右心室扩大，有时右心房亦扩大，肺动脉段明显凸出。②心电图：轻者正常。中度以上狭窄者，显示不同程度的电轴右偏，右心室肥大，部分患者有右心房肥大。③超声心动图：右心室和右心房内径增宽，右心室前壁和室间隔增厚。肺动脉瓣增厚和活动受限。漏斗部狭窄者可见右心室流出道狭小。④右心导管检查：右心室收缩压增高，而肺动脉收缩压降低，有压力阶差，一般大于1.3～2kPa（10～15mmHg）。根据连续压力曲线变化可判断狭窄类型和程度。

3. 治疗　轻度狭窄者不需治疗。如右心室肥厚逐渐加重，右心室收缩压达到9.3kPa（70mmHg）以上或右心室与肺动脉压力阶差大于5.3kPa（40mmHg）时，宜及早手术。瓣膜狭窄型可采用球囊导管扩张狭窄的肺动脉瓣来治疗。

三、先天性心脏病患儿的护理

（一）手术前护理

1. 常见护理诊断

（1）活动无耐力：与先心病体循环血量减少或血氧饱和度下降有关。

（2）营养失调：低于机体需要：与喂养困难有关。

（3）成长发展改变：与先心病体循环血量减少或血氧下降有关。

（4）有感染的危险：与肺血增多及心内缺损易致心内膜损伤有关。

（5）潜在并发症

①脑血栓：与青紫型先心病红细胞增多，血液粘稠度增高有关。

②心力衰竭：与心脏结构畸形和肺血增多有关。

（6）焦虑：与疾病的威胁和对手术担忧有关。

2. 护理措施

（1）评估并记录患儿病情、生长发育、体液平衡状况。

（2）建立合理生活制度，安排好作息，减少心脏负担，安排适当活动量。避免情绪激动和大哭大闹。

（3）注意营养，供给充足能量、蛋白质和维生素。耐心喂养，少量多餐，避免呛咳和呼吸困难。心功能不全时，根据病情采用无盐或低盐饮食。

（4）预防感染，避免受凉，注意保护性隔离。做小手术时，应给予抗生素预防感染，防止感染性心内膜炎发生。一旦感染应积极治疗。

（5）防止法洛四联症因活动、哭闹、便秘引起缺氧发作。如发生应予以吸氧，与医生合作给予吗啡及心得安抢救治疗。

（6）注意供给青紫型先心病患儿充足液体，防止因脱水、增加血液粘稠度导致血栓栓塞。

（7）观察有无心率增快、呼吸困难、端坐呼吸、吐泡沫样痰、浮肿、肝大等心力衰竭的表现。使用洋地黄类药物的患儿，注意洋地黄的毒副作用（详见本章第五节）。

（8）解释病情和检查治疗经过，消除家长及患儿的紧张，取得配合。

（9）进行健康教育，使家长掌握先心病的日常护理，建立合理的生活制度、适当的营养与喂养、合理用药、预防感染和其他并发症，定期复查，调整心功能到最好状态，使之能安全到达手术年龄，安渡手术关。

（二）手术后护理

1. 常见护理问题

（1）有心输出量减少的危险：与心脏手术创伤致心脏收缩力下降有关。

（2）组织灌注量改变的危险：与手术导致血容量的改变有关。

（3）有不能维持自主呼吸的危险：与麻醉药物作用及手术损伤有关。

(4) 疼痛：与手术创伤有关。

(5) 有低效性呼吸形态的危险：与手术对胸廓的骨骼和肌肉损伤有关。

(6) 清理呼吸道无效：与伤口疼痛影响咳嗽排痰有关。

(7) 体液过多的危险：与体外循环血液稀释有关。

2. 护理措施

(1) 患儿手术结束后，将其置于监护室专人严密监护下，护士应了解患儿术中的经过和目前情况。给患儿接监护仪监护，带气管插管的，要接呼吸机和接好各种引流管、测压管，定时记录心率、心律、血压、呼吸、中心静脉压等各种生命体征，根据变化随时调整治疗。

(2) 按医嘱定时给予止痛药，减少患儿痛苦。

(3) 管理好机械通气，定时吸痰；定时测血气，调整氧浓度。

(4) 定时给患儿翻身、叩背，协助排痰。

(5) 限制水、盐入量，适当增加胶体液，维持正常血球压积，保证有效血容量。

(6) 使用血管活性药物时，应严格掌握点滴速度。

(7) 严格无菌操作，避免医源性感染。

(8) 尊重患儿，各种操作应尽量给患儿解释清楚，及时与家长沟通，取得理解合作。

第三节　病毒性心肌炎

病毒性心肌炎是病毒侵犯心脏所致的炎性过程。

一、病因　任何病毒感染均可能累及心脏。以柯萨奇病毒最常见。

二、临床表现　轻症患儿症状较少，典型病例在起病前常有发热、周身不适、咽痛、肌痛、腹泻和皮疹等前驱症状。心肌受累的患儿常诉疲乏、气促、心悸和心前区不适或腹痛。体检发现心脏扩大，安静时心动过速，第一心音低钝，心律失常。出现奔马律或心包摩擦音，严重者可发展为充血性心力衰竭或心源性休克，甚至猝死。

三、诊断检查

实验室检查　①病毒学检查：可从咽拭子、粪便、血液、心包液中分离病毒和从恢复期血清中检测相应抗体。②心肌酶谱测定：肌酸磷酸激酶（CPK）、乳酸脱氢酶（LDH）及其同功酶（LDH_1）及门冬氨酸转氨酶（AST）可增高。病程中多有抗心肌抗体增高。

X线检查　心影正常或增大，心搏动减弱。心功能不全时两肺呈瘀血表现。

心电图检查　呈持续性心动过速，多导联ST段偏移和T波低平、双相或倒置、QT间期延长、QRS波群低电压。心律失常以早搏为多见，尚可见到部分或完全性传导阻滞。

四、治疗

1. 减轻心脏负担　应强调卧床休息。

2. 药物治疗

(1) 大剂量维生素C：缓慢推注，每次100～200mg/kg，急性期每日1次，疗程1个月。

(2) 肾上腺皮质激素：用于心源性休克和发生完全性房室传导阻滞时；对难控制的心力衰竭和其他治疗无效的患儿也可试用。

(3) 心肌代谢赋活药：可选用：①静脉滴注极化液；②静脉滴注能量合剂；③肌内注射三磷酸腺苷或辅酶A；④肌内注射辅酶Q_{10}。

3. 控制心力衰竭。

五、护理

（一）常见护理诊断

1. 心悸、胸闷：与心肌炎症、损伤有关。

2. 活动无耐力：与心肌收缩力下降，组织供氧不足有关。

3. 潜在并发症

（1）心律失常：与心肌炎症、水肿影响心脏的自律性和传导功能有关。

（2）心力衰竭：与心肌受损影响心肌收缩力有关。

（3）心源性休克：与心肌受损心排血量下降有关。

（二）护理措施

1. 严密观察生命体征的变化，对严重者需持续心电监护，做好抢救药物和器械的准备。

2. 休息，减轻心脏负担，急性期卧床休息，至热退后 3～4 周再逐渐增加活动量。有心力衰竭者应严格卧床休息。恢复期限制活动量，一般不少于 6 个月。重症患儿心脏扩大者，卧床 1/2～1 年。

3. 药物副作用的护理　心力衰竭或心律失常者要遵医嘱使用强心药和抗心律失常药，必要时可给予吸氧。

心肌炎时，使用洋地黄时剂量应偏小些，注意观察有无心率过慢，出现新的心律失常和恶心、呕吐等消化系统症状，避免洋地黄中毒。对使用的抗心律失常药要了解其作用和副作用及注意事项。

4. 并发症的护理　如有高度房室传导阻滞和严重心律失常存在，应进行连续心电监护。发现多源性早搏、心动过速、心动过缓、完全性房室传导阻滞、心室扑动或颤动，应立即通知医生，并配合进行紧急处理措施。

第四节　充血性心力衰竭患儿的护理

充血性心力衰竭，简称心衰。是指心脏在充足的回心血量的前提下，心搏出量不能满足周身循环和组织代谢的需要，而出现的一种病理生理状态。主要表现为心功能减退、肺静脉瘀血和体循环充血。

一、病因

1. 心血管因素　包括①容量负荷过重；②心肌收缩力减弱；③梗阻性病变。

2. 非心血管因素　包括呼吸系统疾病、中枢神经系统疾病、严重贫血、脓毒败血症、婴儿期酸中毒、低血糖等。

二、临床表现

年长儿主要表现为乏力、气急、食欲减退、多汗、腹痛、咳嗽、尿少和水肿。体检可见颈静脉怒张，心脏扩大，心率过速，心音减低、奔马律。呼吸急促，重者端坐呼吸，肺底部可闻到湿啰音。肝脏肿大有压痛，肝颈反流试验阳性。婴幼儿还可有喂养困难、烦躁多汗、哭声低弱，而颈静脉怒张、水肿和肺部湿啰音等体征不常见。

三、诊断

（一）临床表现　①安静时心率增快，婴儿 > 180 次/min，幼儿 > 160 次/min，不能用发热或缺氧解释者。②呼吸困难，青紫突然加重，安静时呼吸 > 60 次/min。③肝脏肿大，超过肋缘下 2～3cm 或以上，或在短时间内较前增大 1.5cm 以上者。④心音明显低钝或出现奔马律。⑤突然烦躁不安，面色苍白或发灰，而不能用原发疾病解释者。⑥尿少和下肢浮肿，已除外其他原因造成者。

（二）其他检查　①胸部X线检查：心影扩大，搏动减弱，肺纹理增多，肺部瘀血。②心电图检查：心动过速，各导联电压减低，ST段压低超过0.5mm。③超声心动图检查：可见心房和心室腔扩大，心室收缩时间间期延长，射血分数降低。

诊断的主要依据是上述临床表现前4项，并结合其他检查进行综合分析。

四、治疗

治疗除对病因或原发病进行积极的治疗外，还要改善心功能、去除过量潴留的钠和水，降低氧耗和纠正代谢紊乱。

（一）一般治疗　卧床休息、镇静、限制水、钠入量，对气急和紫绀的患儿给予吸氧。

（二）洋地黄制剂　地高辛为小儿时期最常用的洋地黄制剂，口服、肌注、静脉注射均可，作用时间与排泄速度均较快，可监测血药浓度，剂量容易调节（剂量和用法见本书配套的《儿科护理学》表13－5－1洋地黄制剂的临床应用）。

小儿心力衰竭多采用首先达到洋地黄化的方法，然后根据病情需要继续用维持量。

（三）利尿剂　急重病例或肺水肿患儿，可选用快速强力利尿剂，一般应用速尿；慢性心力衰竭一般联合应用噻嗪类和保钾利尿剂。

（四）其他药物治疗　小动脉和静脉的扩张剂可使前后负荷降低，从而增加心脏搏出量，心室充盈量下降，肺部充血的症状得到缓解。常用的药物有硝普钠，静脉点滴，小剂量开始，直至获得疗效。在肝肾功能损害时必需慎用。

五、护理

（一）常见护理诊断

1. 心输出量减少：与心肌收缩力降低有关。

2. 体液过多：与心功能下降微循环瘀血、肾灌注不足、排尿减少有关。

3. 气体交换受损：与肺循环瘀血有关。

4. 潜在并发症：药物副作用：与洋地黄、利尿剂、血管扩张剂的使用有关。

5. 焦虑（恐惧）：与疾病的痛苦、危重程度及住院环境改变有关。

（二）护理措施

1. 休息　集中护理，避免引起婴幼儿哭闹，保持患儿稳定情绪。衣被宽松，以利呼吸。患儿可取半卧位，青紫型先心病患儿取膝胸卧位，以减少静脉回流。随着心功能的恢复，逐步增加活动量。

2. 饮食管理　一般给予低盐饮食（钠盐每日0.5～1g），重症患儿有时给无盐饮食。要少食多餐，防止过饱。婴儿喂奶所用奶头孔宜稍大，但需注意呛咳。吸吮困难者采用滴管，必要时可用鼻饲。水肿严重时应限制入量。静脉补液时滴速不可过快，以防加重心衰。

3. 氧气吸入　呼吸困难和有青紫时应给氧气吸入，有急性肺水肿如吐粉红色泡沫痰时，可将氧气湿化瓶中放入30%酒精，间歇吸入，每次10～20min，间隔15～30min，重复1～2次，可使泡沫破裂，改善气体交换。

4. 详细记录出入量　定时测量体重，了解水肿增减情况。

5. 保持大便通畅，避免排便用力。

6. 密切观察病情　观察生命体征，注意脉搏、心率。

7. 应用洋地黄制剂时的护理　洋地黄治疗时要注意给药方法，仔细核对剂量，密切观察洋地黄的中毒症状。

8. 应用利尿剂的护理　利尿药宜于清晨或上午给予，以免夜间多次排尿影响睡眠。使用利尿剂应避免低血钾症，以免增加洋地黄的毒性反应，应鼓励患儿进食含钾丰富的食物，还应观察低钾的表现，一旦发现，应及时与医生联系。

9. 硝普钠使用或保存时应避光，药要随用随配，变色的溶液应废弃。

10. 做好患儿及家长的心理护理和健康教育，避免不良刺激，使其情绪稳定并配合治疗。教会家长掌握出院后的用药和护理。

强化练习题

一、名词解释

1. 潜伏青紫型先心病
2. 青紫型先心病
3. 无青紫型先心病
4. 法洛四联症
5. 杵状指（趾）
6. 缺氧发作
7. 病毒性心肌炎
8. 充血性心力衰竭

二、填空题

1. 正常3岁小儿血压的收缩压是__________mmHg，舒张压是收缩压的__________mmHg。
2. 小儿收缩压超过正常标准__________mmHg以上为高血压。
3. 先天性心脏病的病因现已了解的有__________和__________。
4. 正常7岁以后小儿心尖的位置在__________。
5. 引起先天性心脏病的环境因素中最主要的是__________。
6. 左向右分流先天性心脏病常见的有__________、__________和__________。
7. 法洛四联症的病理改变是__________、__________、__________和__________。
8. 在法洛四联症的四种畸形中以__________为最重要，对病理生理和临床表现有重要影响。
9. 房间隔缺损根据解剖病变分，最常见的是__________型缺损。
10. 病毒性心肌炎最常见的病原体是__________。
11. 膜部和肌部的室间隔缺损有自然闭合的可能约20%～50%，一般发生在__________，尤其是__________以内。

三、选择题

（一）单选题

1. 影响心脏形成的关键时期是胚胎的
   A. 2周前
   B. 4周前
   C. 6周前
   D. 8周前
   E. 4个月前
2. 95%的小儿动脉导管解剖闭合的年龄是
   A. 3个月
   B. 6个月
   C. 12个月
   D. 24个月
   E. 3岁
3. 一个4岁小儿体检心脏大小，哪一个结果是正常的？
   A. 心尖部在左第4肋间，锁骨中线外2cm
   B. 心尖部在左第4肋间，锁骨中线外1cm
   C. 心尖部在左第5肋间，锁骨中线处
   D. 心尖部在左第5肋间，锁骨中线内0.5cm
   E. 心尖部在左第5肋间，锁骨中线内1cm
4. 一个3岁小儿测血压哪个结果是正常的？
   A. 60/40mmHg
   B. 11.4/7.6kPa
   C. 13/9kPa
   D. 100/60mmHg
   E. 110/80mmHg
5. 先天性心脏病最常见的是
   A. 房间隔缺损
   B. 室间隔缺损
   C. 动脉导管未闭
   D. 法洛四联症
   E. 肺动脉狭窄
6. 左向右分流型先心病最常见的并发症是
   A. 支气管肺炎
   B. 感染性心内膜炎
   C. 脑栓塞
   D. 脑脓肿
   E. 脑膜炎
7. 法洛四联症患儿喜蹲踞是因为这能使
   A. 心脑供血量增加
   B. 缓解漏斗部痉挛
   C. 腔静脉回心血量增加
   D. 休息，缓解疲劳
   E. 增加体循环阻力，减少右向左分流血量
8. 护理青紫型先心病患儿，要注意保证入量防止脱水，其目的是
   A. 防止心力衰竭
   B. 防止肾功能衰竭
   C. 防止休克
   D. 防止血栓栓塞
   E. 防止便秘
9. 目前认为先心病的病因主要是
   A. 宫内细菌感染
   B. 宫内病毒感染
   C. 宫内支原体感染
   D. 母亲妊娠毒血症
   E. 胎盘早剥
10. 法洛四联症患儿突然昏厥抽搐的原因是
    A. 长期脑缺氧
    B. 合并脑血栓
    C. 合并脑脓肿
    D. 合并脑膜炎
    E. 肺动脉漏斗部肌肉痉挛
11. 膜部和肌部室间隔缺损自然闭合最常发生在：
    A. 3个月内
    B. 6个月内
    C. 9个月内
    D. 1岁以内

E. 5岁以内

12. 病毒性心肌炎常见的病原体是
A. 柯萨奇病毒甲组
B. 柯萨奇病毒乙组
C. 埃可病毒
D. 腺病毒
E. 流感病毒

13. 婴幼儿出现以下症状可考虑患有先心病，除外
A. 发育落后、消瘦
B. 反复肺炎
C. 持续青紫
D. 嗜睡
E. 声音嘶哑

14. 婴儿时期最易出现心力衰竭的是患有
A. 房间隔缺损
B. 室间隔缺损
C. 法洛四联症
D. 急性肾小球肾炎
E. 风湿性心脏病

15. 以下关于胎儿血循环的叙述哪项是错误的?
A. 从胎盘来的动脉血经脐动脉进入胎儿体内
B. 右心房的血可经卵圆孔进入左房
C. 供应上肢的血液氧的含量较下半身的高
D. 肺处于压缩状态
E. 动脉导管开放

16. 婴儿期持续性青紫，应考虑
A. 房间隔缺损
B. 室间隔缺损
C. 动脉导管未闭
D. 肺动脉狭窄
E. 法洛四联症

17. 脉压增宽伴有毛细血管搏动，提示
A. 室间隔缺损
B. 房间隔缺损
C. 动脉导管未闭
D. 法洛四联症
E. 肺动脉狭窄

18. 法洛四联症常见并发症为
A. 心力衰竭
B. 肺炎
C. 肺水肿
D. 脑血栓
E. 脑膜炎

19. 3岁男孩，婴儿期开始发现紫绀，逐渐加重，有昏厥及抽搐史。查体：胸骨左缘第3肋间有Ⅱ级收缩期杂音，P_2减弱，有杵状指。最可能的诊断是
A. 房间隔缺损
B. 室间隔缺损
C. 动脉导管未闭
D. 法洛四联症
E. 肺动脉狭窄

20. 治疗心衰使用扩张血管药硝普钠时护士除观察血压、心率外，还应注意
A. 避免与利尿药同用
B. 避免与强心药同用
C. 静点时点滴瓶和管道应避光
D. 鼓励进食富钾食品，避免低钾
E. 应避免患儿便秘

（二）多选题

1. 左向右分流先心病的症状有
A. 生长发育落后
B. 活动耐力差，易疲乏
C. 出生后持续青紫
D. 易反复发生肺部感染
E. 可有血红蛋白增高和喜欢蹲踞

2. 室间隔缺损的临床表现为
A. 生长发育落后，活动耐力差、气促
B. 易反复发生肺部感染
C. 胸骨左缘2~3肋间有Ⅱ级柔和收缩期杂音
D. 心电图可正常或左室肥大，严重者可出现右室肥大
E. X线胸片示肺血管增粗，左、右心室增大，左房也可增大

3. 心导管检查和心血管造影术后要注意观

察除外哪些并发症？

A. 伤口出血

B. 穿刺部位血肿

C. 心律紊乱

D. 感染

E. 支气管痉挛

4. 1岁患儿，生后1个月患肺炎住院，发现心脏杂音，考虑先心病，1年内共患肺炎3次。查体生长发育差，胸骨左缘3～4肋间可闻Ⅲ～Ⅳ级粗糙收缩期杂音，伴有震颤，P_2亢进。应考虑为

A. 室间隔缺损

B. 左向右分流量较大

C. 伴有肺动脉高压

D. 此患儿心电图为左、右心室均大

E. X线胸片表现肺血减少

5. 护理使用洋地黄的患儿时，以下叙述哪些是正确的？

A. 每次给药前应数脉搏或听心率

B. 患儿应单独服用洋地黄，不要与其他药物混合

C. 如出现心率减慢、肝脏缩小、呼吸改善、尿量增加说明洋地黄有效

D. 服用洋地黄时应避免使用排钾利尿药，以免钾低

E. 如发现心率过缓、心律失常、恶心呕吐、视力模糊、色视、嗜睡、头晕，提示洋地黄中毒的可能，应先停药，报告医生处理

四、问答题

1. 先天性心脏病分哪几种类型？
2. 室间隔缺损的主要临床表现是什么？
3. 洋地黄有疗效的指标是什么？
4. 护理充血性心力衰竭的患儿时如何观察洋地黄毒性反应？
5. 简述充血性心力衰竭的临床表现。
6. 法洛四联症缺氧发作时如何处理？
7. 先心病术后常见有哪些护理问题？
8. 充血性心力衰竭的病因是什么？

参 考 答 案

一、名词解释

1. 潜伏青紫型先心病：这种先心病在正常情况下由于体循环压力高于肺循环，所以血液从左向右分流而不出现青紫。当屏气、剧烈哭闹或任何病理情况致肺动脉和右心室压力增高并超过左心压力时，则可使氧含量低的血液自右向左分流而出现青紫，故此型又称潜伏青紫型。
2. 青紫型先心病：由于心脏畸形的存在，致右心压力增高并超过左心而血液从右向左分流或大动脉起源异常时，使大量氧含量低的静脉血流入体循环，出现青紫。
3. 无青紫型先心病：在心脏左、右两侧或动、静脉之间无异常通路或分流存在的先心病，如主动脉缩窄和肺动脉狭窄等。
4. 法洛四联症：是存活婴儿中最常见的青紫型先天性心脏病，法洛四联症是由以下4种畸形组成：①肺动脉狭窄：以漏斗部狭窄多见；②室间隔缺损；③主动脉骑跨：主动脉骑

跨于室间隔之上；④右心室肥厚：为肺动脉狭窄后右心室负荷增加的结果。

5. 杵状指（趾）：青紫型先心病患儿由于长期缺氧，致使指、趾端毛细血管扩张增生，局部软组织和骨组织也增生肥大，随后指（趾）末端膨大如鼓槌状，称杵状指（趾）。
6. 缺氧发作：少数法洛四联症婴儿有时在吃奶或哭闹后出现阵发性呼吸困难，严重者可引起突然昏厥、抽搐，这是由于在肺动脉漏斗部狭窄的基础上，突然发生该处肌部痉挛，引起一时性肺动脉梗阻，使脑缺氧加重所致，称缺氧发作。
7. 病毒性心肌炎是病毒侵犯心脏所致的炎性过程，除心肌炎外，部分病例可伴有心包炎和心内膜炎。本病临床表现轻重不一，轻者预后大多良好，重者可发生心力衰竭、心源性休克、甚至猝死。
8. 充血性心力衰竭是指心脏在充足的回心血量的前提下，心搏出量不能满足周身循环和组织代谢的需要，而出现的一种病理生理状态。主要表现为心功能减退、肺静脉瘀血和体循环充血。

二、填空题

1. 86　58
2. 20
3. 遗传因素　环境因素
4. 左第5肋间锁骨中线内0.5～1cm
5. 宫内病毒感染
6. 室间隔缺损　房间隔缺损　动脉导管未闭
7. 室间隔缺损　主动脉骑跨　肺动脉狭窄　右心室肥厚
8. 肺动脉狭窄
9. 第二孔（继发孔）
10. 柯萨奇病毒
11. 5岁以下　1岁

三、选择题

（一）单选题

1.D　2.C　3.C　4.B　5.B　6.A　7.E　8.D
9.B　10.E　11.D　12.B　13.D　14.B　15.A　16.E
17.C　18.D　19.D　20.C

（二）多选题

1.ABD　2.ABDE　3.ABCD　4.ABCD　5.ABCE

四、问答题

1. 先心病分以下三类：
(1) 左向右分流型（潜伏青紫型）：常见的有室间隔缺损、房间隔缺损和动脉导管未闭等。
(2) 右向左分流型（青紫型）：常见的有法洛四联症和大动脉错位等。
(3) 无分流型（无青紫型）：如主动脉缩窄和肺动脉狭窄等。

2. 室间隔缺损的临床表现决定于缺损的大小。小型缺损（缺损＜0.5cm）可无明显症状，生长发育不受影响。中型缺损（缺损为0.5～1.0cm）时左向右分流多，影响生长发育，消瘦、乏力、气短，易患肺部感染。大型缺损（缺损 > 1.0cm）伴有肺动脉高压症状。体检于胸骨左缘第三四肋间听到响亮粗糙的全收缩期杂音并可触及收缩期震颤，肺动脉第二音增强或亢进，较大缺损可有心界扩大。出现右向左分流时，患儿呈现青紫，此时肺动脉第二音显著亢进。

3. 洋地黄制剂的疗效指标是：患者心率减慢、肝脏缩小、呼吸改善、尿量增加、安静、食欲好转等。

4. 洋地黄的毒性反应的表现是：心率过慢、心律失常、恶心呕吐、食欲减退、色视、视力模糊、嗜睡、头晕等。如出现应先停服洋地黄，报告医生处理。

5. 充血性心力衰竭的临床表现有：①安静时心率增快，婴儿 > 180 次/min，幼儿 > 160 次/min，不能用发热或缺氧解释者。②呼吸困难，青紫突然加重，安静时呼吸 > 60 次/min。③肝脏肿大，超过肋缘下 2～3cm 或以上，或在短时间内较前增大 1.5cm 以上者。④心音明显低钝或出现奔马律。⑤突然烦躁不安，面色苍白或发灰，而不能用原发疾病解释者。⑥尿少和下肢浮肿。

6. 缺氧发作时的紧急处理　发作轻者，置患儿于膝胸位即可缓解，重者须皮下注射吗啡 0.1～0.2mg/kg，并及时吸氧和纠正酸中毒等，此外可口服心得安预防其发作。

7. 先心病术后的主要护理问题是：

（1）有心输出量减少的危险：与心脏手术创伤致心脏收缩力下降有关。

（2）组织灌注量改变的危险：与手术导致血容量的改变有关。

（3）有不能维持自主呼吸的危险：与麻醉药物作用及手术损伤有关。

（4）疼痛：与手术创伤有关。

（5）有低效性呼吸形态的危险：与手术对胸廓的骨骼和肌肉损伤有关。

（6）清理呼吸道无效：与伤口疼痛影响咳嗽排痰有关。

（7）体液过多的危险：与体外循环血液稀释有关。

8. 充血性心力衰竭的病因有以下两方面

（1）心血管因素：包括①容量负荷过重，如左向右分流先心病；②心肌收缩力减弱，如心肌炎；③梗阻性病变，如心瓣膜狭窄、主动脉缩窄。

（2）非心血管因素：包括呼吸系统疾病、中枢神经系统疾病、严重贫血、脓毒败血症、婴儿期酸中毒、低血糖等。

第十二章　泌尿系统疾病患儿的护理

内 容 提 要

第一节　小儿泌尿系统解剖生理特点

小儿年龄愈小肾脏相对愈大，2 岁以内小儿肾脏较易触到。婴幼儿肾盂及输尿管发育不完善，易造成尿潴留和引起泌尿系统感染。

小儿尿量个体差异较大。尿量与液体入量、气温、食物种类、活动量及精神因素等有关。婴幼儿每昼夜尿量约 400 ~ 600ml，学龄前儿童为 600 ~ 800ml，学龄儿童为 800 ~ 1400ml。一昼夜尿量学龄儿童 < 400ml，学龄前儿童 < 300ml，婴幼儿 < 200ml 为少尿。一昼夜尿量 < 30 ~ 50ml 为无尿。

正常小儿新鲜尿液离心后沉渣检查，红细胞 < 3 个/HP，白细胞 < 5 个/HP，一般无管型。

第二节　急性肾小球肾炎

一、临床表现

急性肾小球肾炎，是指急性起病，以血尿、水肿、高血压、肾小球滤过率下降为特点的肾小球疾患。多见于 3 ~ 8 岁小儿，本病为免疫复合物性疾病，可由多种病因引起，常发生在乙型 β 溶血性链球菌感染后。常在上呼吸道感染后 1 ~ 3 周，脓疱病后 3 周以上出现肾炎症状。主要临床表现①水肿、少尿；②血尿、蛋白尿；③高血压；④少数病儿在起病的 2 周内出现严重循环充血及心力衰竭、高血压脑病、急性肾功能衰竭，病程可急剧恶化危及生命。

二、诊断检查

尿常规检查　尿蛋白阳性，多在 + ~ + + + 之间，镜下可见大量红细胞，少量白细胞，可见透明、颗粒、红细胞管型。尿常规一般在 6 ~ 8 周后转为正常。

血液检查　抗链球菌溶血素“O”大多数增高，可持续半年左右。血清总补体及 C_3 均可降低，多在 4 ~ 8 周内恢复正常。

三、治疗原则　要注意卧床休息，合理饮食，给予利尿、降压，为控制感染病灶，彻底消灭抗原，可在治疗开始时使用青霉素 7 ~ 10 天，或根据咽拭培养 + 药物敏感试验，选择有效的抗生素。

四、护理

（一）常见护理诊断

1. 体液过多：与肾小球病变导致体内水钠潴留有关。

2. 潜在并发症

(1) 循环充血和心力衰竭：与水钠潴留及高血压使循环充血及心脏负担加重有关。

(2) 高血压脑病：与脑血管痉挛、脑缺血、缺氧、脑水肿致颅内压升高有关。

(3) 肾功能衰竭：与肾脏损害导致代谢产物排泄障碍有关。

3. 有受伤的危险：与高血压出现头晕、眼花引起跌倒有关。

4. 皮肤完整性受损的危险：与水肿有关。

(二) 护理措施

1. 休息　起病2周内卧床休息，若高血压和心力衰竭者要绝对卧床休息，护理人员应完成一切生活护理。待利尿消肿、血压下降、肉眼血尿消失后，可在室内轻度活动。病后2～3个月若尿内红细胞已在10个/HP以下，血沉恢复正常，可以上学，但要免体育活动半年。

2. 饮食　急性期1～2周内，限制水、钠盐的摄入，给予高糖、高维生素、适量蛋白质脂肪的低盐饮食。食物中的氯化钠每日1～2g，水肿消退后每日3～5g。水肿严重尿少者、有氮质血症者应限制水及蛋白质的摄入。水肿消退、血压恢复正常后，逐渐由低盐饮食过渡到普通饮食。

3. 观察病情　①每周测体重2次，水肿严重者每天测体重，准确记录24h液体出入量；②每周留晨尿2次，进行尿常规检查；③凡经限制水盐入量后，水肿、尿少仍明显者应给予利尿剂。可用双氢克尿塞，要注意给药时间，避免利尿高峰期在夜间，以免影响患儿睡眠休息；④每天测血压2次。

4. 严重循环充血和心力衰竭的预防及处理

①绝对卧床休息，限制水钠摄入，准确记录出入量；②密切观察病情变化。水肿严重者，出现烦躁不安，呼吸困难，不能平卧，心率增快，年长儿自诉胸部不适或腹痛，听诊肺底可闻湿性啰音、肝脏增大，奔马律等，要立即报告医生。③患儿半卧位、吸氧给予快速利尿剂速尿，无效时还可静点硝普钠或酚妥拉明，必要时给予洋地黄制剂，剂量宜偏小，症状好转后停药。

5. 高血压脑病的预防及处理

①卧床休息，控制水、钠盐的摄入，每4h测血压一次，确保患儿情绪稳定，避免过度兴奋及不良刺激。②密切观察病情变化，如出现头晕、头痛、恶心、呕吐、眼花或一过性失明、惊厥、昏迷应立即通知医生。③通过休息、利尿血压不能控制者可给予降压药，如钙通道阻滞剂硝苯吡啶、肾素血管紧张素转换酶抑制剂巯甲丙脯氨酸。如效果不好，可给硝普钠，直接作用于血管平滑肌而迅速降压，因作用迅速，故滴注后应随时监测血压，并需使用新鲜配制液，滴注过程中应避光（常以黑纸包裹），配制12h后或变色者不能再用。

6. 心理护理　医护人员要充满信心，态度和蔼、亲切地关心体贴患儿，使患儿消除紧张心理。

第三节　原发性肾病综合征

一、临床表现

原发性肾病综合征是由于肾小球滤过膜对血浆蛋白的通透性增高，大量白蛋白自尿中丢失并引起一系列病理生理改变的一种临床状态，原发性肾病综合征分为单纯性肾病、肾炎性肾病、先天性肾病。病理改变可分为微小病变型和非微小病变型两大类。单纯性肾病是小儿肾病综合征最常见的类型。以2～7岁的男孩多见，主要临床表现①高度水肿；②大量蛋白尿；③低蛋白血症；④高脂血症。肾炎性肾病　患儿年龄常在7岁以上，除有单纯性肾病的四大症状外，常伴有明显的持续性或发作性高血压、血尿、氮质血症及补体低下。

二、诊断检查

单纯性肾病尿蛋白定性多为＋＋＋～＋＋＋＋，定量＞0.1g/（kg·d），尿中无红细胞或仅含少量。肾炎性肾病尿蛋白定性多为＋＋～＋＋＋，可有持续性镜下血尿或发作性肉眼血尿。

血浆总蛋白明显降低，白蛋白低于30g/L，白蛋白、球蛋白比例倒置，血胆固醇增高，超过5.72mmol/L，甘油三酯及低密度脂蛋白亦增高。血沉明显增快，多在100mm/h以上。肾炎性肾病，补体 C_3 下降，尿素氮＞10.7mmol/L。

三、治疗原则　休息，对症，激素治疗或免疫抑制剂治疗。

四、护理

（一）常见护理诊断

1. 体液过多：与大量蛋白尿丢失蛋白过多及水钠潴留有关。

2. 有皮肤完整性受损的危险：与高度水肿有关。

3. 有感染的危险：与低蛋白及服用激素和免疫抑制剂，造成抵抗力下降有关。

4. 有受伤的危险：与高血压、头晕有关。

5. 自我形象紊乱：与激素的副作用有关。

6. 焦虑：与病程长、易复发，学龄儿童怕耽误学业及担心预后有关。

7. 潜在并发症

（1）电解质紊乱：与长期禁盐及应用利尿剂有关。

（2）药物副作用：与长期使用激素及免疫抑制剂有关。

（二）护理措施

1. 休息　水肿严重和高血压患儿应绝对卧床休息，一般患儿每日定时起床轻活动，病情缓解3～6个月（即使仍服用维持剂量的激素），可逐渐恢复就近上学，免体育活动，过分劳累可引起病情反复，应加制止。

2. 饮食　水肿严重，少尿、无尿时进无盐饮食，水肿消退，尿量正常后可进低盐饮食。食欲正常后适当多进生物价值高的蛋白质，但不可高蛋白饮食，每日以摄入蛋白1.8g/kg为宜。服用激素增进食欲，应适当限制热量的摄入，以防止体重猛增或肝脏增大等。服用环磷酰胺后出现食欲减退，要调整饮食以增进食欲。

3. 预防皮肤破损及皮肤、尿路、呼吸道的感染。

（1）每班检查皮肤情况，保持床铺清洁、干燥、平整无渣屑，衣服宽松以免损伤皮肤。

（2）卧床患儿每2h翻身一次，局部按摩温水擦浴促进血液循环，防止受压过久。

（3）阴囊水肿者，可用丁字带将阴囊托起，局部保持干燥，有渗出者应垫上消毒敷料以防感染。

（4）除去皮肤胶布时，动作要轻柔避免损伤皮肤。夏季避免蚊虫叮咬引起皮肤感染，同时剪短指甲避免抓破皮肤。

（5）护理操作时应注意无菌操作，水肿严重者尽量避免肌肉注射，以免引起注射处感染及深部脓肿。静脉注射时要选好血管，争取一次成功。

(6) 做好保护性隔离，与感染患儿分室居住，房间每日紫外线照射两次，减少探视，保证室内空气清新，温度适宜，预防呼吸道感染。

(7) 做好会阴部清洁，每日用3%硼酸坐浴两次，预防尿路感染。

(8) 注意监测体温、血象，寻找感染灶，必要时给予适宜抗生素治疗。

4. 利尿、消肿　一般不采用利尿剂，因应用激素后7~10天自发利尿消肿。当水肿严重或伴有严重腹水及影响心肺功能时应使用利尿剂。利尿时要注意观察病情，当患儿出现食欲减退、精神萎靡、全身肌肉无力、腹胀、肠鸣音减弱、心音低钝等低钾表现时要报告医生，定期抽血查电解质。

5. 肾上腺皮质类固醇治疗的护理　糖皮质激素常用制剂为强的松。一般主张分2个阶段给药：开始足量、分次用药以诱导肾病缓解，继之较小剂量，隔日顿服以维持和巩固肾病之缓解。

激素治疗有副作用，如出现柯兴综合征、高血压、骨质疏松、偶见精神症状，要密切观察其发展，采用对症治疗，病情好转后改为隔日晨顿服疗法。

6. 免疫抑制剂治疗的护理　对于①频繁复发或反复者；②激素依赖者；③激素耐药者；④激素治疗有严重副作用者；可联合免疫抑制剂治疗。常用环磷酰胺。

此药副作用有骨髓抑制、肝功能损害、脱发、胃肠反应、出血性膀胱炎以及性腺损伤引起不育症等。在用药过程要密切观察病情，有无出血倾向，冲击时鼓励患儿多饮水充分水化同时观察尿量、尿色，每周查1~2次白细胞和血小板，当白细胞低于4×10^9/L，血小板低于50×10^9/L时应暂时停止用药，待回升后继续用药。同时做好心理护理，调节饮食，增进食欲。

第四节　泌尿道感染

泌尿道感染是肾盂肾炎、膀胱炎和尿道炎的总称。是由细菌直接侵入尿路而引起的炎症。感染可累及上、下尿路，因定位困难统称为泌尿道感染。婴幼儿多见，女婴多于男婴，与其解剖生理特点有关。最常见的致病菌为大肠杆菌，其次为变形杆菌、克雷白杆菌及副大肠杆菌等，感染途径主要为上行感染也可通过血行淋巴感染。

一、临床表现

(一) 急性泌尿道感染　患儿的年龄不同，症状可有差异。

1. 新生儿期　多由血行感染所致。以全身症状为主，泌尿道症状不明显，尿常规检查和尿培养可有阳性发现。

2. 婴幼儿期　以全身症状为主。泌尿道局部症状随年龄增长逐渐明显，排尿时出现哭闹、尿频或有顽固性尿布疹应考虑本病。

3. 儿童期　下尿路感染时多仅表现为尿频、尿急、尿痛等膀胱刺激症状，少数可伴有终末血尿及遗尿。上泌尿道感染时全身症状较为突出。

(二) 慢性泌尿道感染，病情迁延或反复急性发作达6个月以上，肾功能受损久不恢复，可为慢性感染。

二、诊断检查

1. 尿常规　清洁中段尿，离心沉淀后白细胞>5个/HP应考虑泌尿道感染。若白细胞聚集成堆或见白细胞管型则可诊断。

2. 尿培养及菌落计数　菌落计数 > 10^5/ml，方可以确诊，10^4/ml ~ 10^5/ml 为可疑，但若有明显症状或 2 次培养为同一细菌，仍有诊断价值。

3. B 超和静脉肾盂造影　了解肾脏受损程度和有无畸型、梗阻等。

三、治疗原则

应早期积极抗菌药物治疗，坚持疗程。

四、护理

（一）常见护理诊断

1. 体温过高：与泌尿道感染有关。

2. 排尿异常：尿频、尿急、尿痛：与泌尿道感染有关。

（二）护理措施

1. 休息、饮食　急性期卧床休息。高热时应给予清淡易消化半流食，无发热者给予富含营养普通饭。大量饮水，必要时静脉输液以增加尿量，减少细菌在尿道停留时间，促进细菌毒素及炎性分泌物排出。

2. 降温　①每 4h 测体温一次，并准确记录。②6 个月以下患儿以物理降温为主。③保持皮肤清洁，避免汗腺阻塞，可用温水擦浴。

3. 控制感染　应早期积极应用抗菌药物治疗。

4. 保持外阴清洁，勤换内裤，婴幼儿勤换尿布，每天用 3% 硼酸坐浴 2 次。

5. 采集尿标本送检，尿标本必须新鲜清洁，使用抗生素前做尿培养。

五、预防

1. 做好卫生宣教，幼儿不穿开裆裤，勤换尿布，便后清洗臀部，保持清洁。女婴清洗外阴时从前向后擦洗，以避免污染机会。

2. 根治蛲虫，去除尿道异物，减少局部刺激。

3. 治疗脓疱病、肺炎、败血症等疾病，以免细菌通过血液侵入泌尿道引起感染。

4. 避免不必要的导尿。

第五节　急性肾功能衰竭

急性肾功能衰竭是由多种原因引起的特殊综合征，主要表现为肾脏生理功能急剧下降，甚至丧失，导致体内代谢产物堆积，血尿素氮及血肌酐迅速升高并引起水、电解质紊乱及急性尿毒症症状。

一、临床表现

少尿性急性肾衰临床可分为少尿期、多尿期和恢复期三个时期。

1. 少尿期

（1）电解质紊乱：可有高血钾、高血磷、高血镁、低血钠、低血氯和低血钙的三高三低表现和代谢性酸中毒。

（2）氮质血症：蛋白质代谢产物及细胞分解产物蓄积体内引起全身各系统中毒症状。出现消化系统、中枢神经系统、血液系统症状。

（3）心血管系统改变：主要因体液负荷过大引起循环充血和高血压，甚至引起急性心力衰竭，高血钾可引起心律紊乱。

（4）感染。

2. 多尿期　少尿期后出现大量利尿，若补液不及时或不恰当，可引起脱水和电解质紊乱。

3. 恢复期　多尿期后肾功能逐渐恢复，血尿素氮及肌酐逐渐恢复正常。

二、治疗原则　少尿期“量入为出”，多尿期维持水电平衡，恢复期保护肾功能。

三、护理

（一）常见护理诊断

1. 体液过多；

2. 营养失调；

3. 感染的危险；

4. 皮肤完整性受损的危险；

5. 潜在并发症：（1）心律失常；（2）惊厥、昏迷。

（二）护理措施

1. 休息、供给充足的热量和一定量的必需氨基酸。绝对卧床可降低代谢产物产生，减轻肾脏负担。早期只给碳水化合物，供给葡萄糖每日 3～5g/kg 静脉点滴，可减少机体的蛋白分解和酮体产生。情况好转后，可给低蛋白、低盐、低钾、低磷饮食。蛋白质应限制在每日 0.5～1g/kg，且应以优质蛋白为主。

2. 严格控制入量“量出为入”

每日液量 = 尿量 + 不显性失水 + 异常损失 – 食物代谢和组织分解所产生的内生水，不显性失水按 400ml/m^2，体温升高 1 度每日增加 75ml/m^2。内生水按每日 100ml/m^2，异常丢失包括呕吐、腹泻、胃肠引流等。

（1）按时精确记录出入量，小婴儿用尿袋收集尿液，尿布过磅秤称量。

（2）每日同一时间同一磅秤测体重。

（3）患儿口渴严重时可提供少量冰块以减轻口渴。

3. 皮肤护理

（1）每班评估皮肤情况并记录。

（2）保持皮肤清洁干燥，避免使用碱性过重的肥皂擦澡。

（3）劝说患儿不搔抓发痒的皮肤，并在瘙痒处搽止痒剂或润滑剂，瘙痒严重可按医嘱给抗组胺类药或镇静剂。

4. 控制感染　采取保护性隔离措施。

5. 观察病情避免加重病情之因素　供给足够热卡，减少机体蛋白质分解代谢，避免食用含钾高的食物和药物，避免输库存血。各种穿刺后压迫至出血停止为止并尽量用小针头以减少损伤。中枢神经系统受累可出现意识障碍、躁动、谵语、抽搐、昏迷等症状。要注意做好防护措施，以免发生意外。

强化练习题

一、名词解释

1. 镜下血尿

2. 真性菌尿
3. 慢性泌尿道感染
4. 急性肾功能衰竭

二、填空题

1. 急性肾小球肾炎的严重病例可出现__________、__________、__________。
2. 肾病综合征的四大特点是__________、__________、__________、__________。
3. 急性肾炎的主要临床症状是__________、__________、__________。
4. 单纯性肾病与肾炎性肾病的主要区别是前者无__________、__________、__________和__________。
5. 原发性肾病综合征可分为__________、__________、__________。
6. 环磷酰胺治疗肾病综合征时，要观察的副作用主要有__________、__________、__________、__________。

三、选择题

单选题

1. 镜下血尿是指每高倍视野下红细胞数
   A. >2 个
   B. >3 个
   C. >5 个
   D. >7 个
   E. >10 个
2. 急性肾小球肾炎最常发生于哪种感染之后?
   A. 链球菌
   B. 葡萄球菌
   C. 支原体
   D. 病毒
   E. 原虫和寄生虫
3. 中段尿培养革兰阴性杆菌菌落计数至少达到多少可诊为细菌尿
   A. >100 万/ml
   B. >20 万/ml
   C. >10 万/ml
   D. >1000 万/ml
   E. >1 万/ml
4. 急性肾小球肾炎，合并循环充血，首选药物是
   A. 强心药　西地兰
   B. 降压药　心痛定
   C. 利尿剂　速尿
   D. 扩血管药　硝普钠
   E. 抗感染药　青霉素
5. 急性肾炎严重循环充血，不包括
   A. 心搏出量下降
   B. 静脉压增高
   C. 心脏扩大
   D. 肝增大
   E. 心率增快
6. 急性肾炎病例临床表现，不包括
   A. 水肿
   B. 少尿
   C. 血尿
   D. 高血压
   E. 血容量减少
7. 急性肾炎患者在病程早期突然发生惊厥，可能性最大的是
   A. 高热惊厥
   B. 低钙惊厥
   C. 低钠综合征
   D. 高血压脑病

E. 低血糖症

8. 急性肾炎合并急性肾功能不全时的临床表现为

A. 严重少尿或尿闭

B. 氮质血症

C. 高钾血症

D. 代谢性酸中毒

E. 以上均是

9. 急性肾炎的治疗，正确的是

A. 卧床休息 8 周以上

B. 无盐饮食至尿蛋白消失

C. 低蛋白饮食 3 周以上

D. 应用抗生素 7~10 天，以肃清残存感染

E. 血沉正常后，可恢复正常上学及活动

10. 急性肾炎患儿饮食中盐分必须限制到

A. 全部症状消失

B. 浮肿消退，蛋白尿消失

C. 浮肿消退，血压正常

D. 浮肿消退，镜下血尿消失

E. 蛋白尿消失，血沉正常

11. 下列不符合单纯性肾病的是

A. 大量蛋白尿

B. 有时出现腹水

C. 血浆白蛋白降低

D. 胆固醇明显增高

E. 血尿

12. 小儿泌尿系统解剖特点中，错误的是

A. 年龄愈小，肾脏相对愈重

B. 婴儿期肾脏位置较高

C. 婴儿膀胱位置较高

D. 婴幼儿输尿管长而弯曲，易受压扭曲致尿贮留

E. 女婴尿道短，外口暴露，易受细菌感染

13. 小儿肾功能达成人水平的时间是

A. <1 岁

B. 1~1.5 岁

C. 2 岁

D. 2~2.5 岁

E. 3 岁

14. 小儿无尿标准为

A. 每日尿量 <200~300ml

B. 每日尿量 <100~150ml

C. 每日尿量 <30~50ml

D. 每日尿量 <20ml

E . 每日尿量为 0ml

15. 治疗肾病综合征的首选药物是

A. 强的松

B. 地塞米松

C. 甲基强的松

D. 环磷酰胺

E. 以上都不是

16. 小儿肾病综合征，不常见的并发症为

A. 感染

B. 电解质紊乱

C. 高凝状态，血栓形成

D. 高血压脑病

E. 低血容量

17. 急性肾炎发生急性肾功能不全常在

A. 患病初期

B. 患病中期

C. 患病晚期

D. 患病 2 周

E. 患病 4 周

18. 急性肾炎的患儿应用青霉素是为了

A. 控制肾脏炎症

B. 预防肾脏炎症进一步发展

C. 清除体内感染病灶的细菌

D. 防止其他并发症

E. 以上都不是

19. 单纯型肾病综合征具备下列哪项条件？

A. 血尿

B. 蛋白尿

C. 氮质血症

D. 高血压

E. 血 C_3 降低

20. 急性肾炎合并高血压脑病，首选降压药为

A. 利血平

B. 硝普钠

C. 二氮嗪

D. 巯甲丙脯酸

E. 心痛定

21. 在静脉滴注硝普钠过程中，应随时监测

A. 呼吸

B. 心率

C. 血压

D. 脉搏

E. 体温

22. 关于急性尿路感染的预防，下列哪项是正确的？

A. 幼儿不穿开裆裤

B. 婴儿应勤换尿布，便后洗净臀部

C. 根治蛲虫，去除尿道异物

D. 避免不必要的导尿，留置导尿管时间不可太长

E. 以上都正确

23. 小儿尿路感染最常见的感染途径是

A. 血行感染

B. 上行感染

C. 淋巴感染

D. 邻近组织蔓延

E. 外伤

四、问答题

1. 试述肾病综合征的主要临床特点。
2. 肾病综合征时为防止皮肤感染和损伤的护理措施有哪些？
3. 说出泌尿道感染的病原体。
4. 叙述泌尿道感染的预防保健措施。
5. 男孩，5岁，1周来颜面及全身浮肿，无肉眼血尿，BP 13.3/9.33kPa（100/70mmHg），尿蛋白2.5g/24h，红细胞1～2/高倍视野，血浆白蛋白20g/L，胆固醇10.72mmol/L，请做出医疗诊断，并列出诊断依据。
6. 8岁女孩，浮肿4天，尿色如浓茶，伴头昏眼花，一过性失明，血压22.7/16.0kPa（170/120mmHg），尿常规：蛋白（+）RBC 20～30/HP 颗粒管型0～1/HP，请（1）做出医疗诊断；（2）给出患儿的护理诊断；（3）列出护理措施。

参考答案

一、名词解释

1. 指小儿新鲜尿沉渣镜下每高倍视野红细胞>3个，而肉眼不能发现为镜下血尿。
2. 无菌术下采集中段尿标本培养菌落计数 $>10^5$ 个/ml 为真性菌尿。
3. 尿道感染病情迁延或反复急性发作达6个月以上，肾功能受损久不恢复，可为慢性泌尿道感染。
4. 急性肾功能衰竭是由多种原因引起的特殊综合征，主要表现为肾脏生理功能急剧下降，甚至丧失，导致体内代谢产物堆积，血尿素氮及血肌酐迅速升高并引起水、电解质紊乱及急性尿毒症症状。

二、填空题

1. 严重循环充血及心力衰竭　高血压脑病　急性肾功能衰竭
2. 全身高度水肿　大量蛋白尿　低蛋白血症　高脂血症
3. 水肿、少尿　血尿、蛋白尿　高血压

4. 血尿　高血压　氮质血症　补体低下
5. 单纯性肾病　肾炎性肾病　先天性肾病
6. 骨髓抑制　出血性膀胱炎　肝功能损伤　胃肠反应等

三、选择题

1.B	2.A	3.C	4.C	5.A	6E	7.D	8.E
9.D	10.C	11.E	12.B	13.B	14.C	15.A	16.D
17.A	18.C	19.B	20.E	21.C	22.E	23.B	

四、问答题

1. 肾病综合征的主要临床特点

(1) 高度浮肿：水肿呈凹陷性，浮肿最明显部位为颜面、下肢及阴囊，有时并有胸水、腹水。

(2) 大量蛋白尿，蛋白定性 + + + ~ + + + +，定量 > 0.1g/（kg·d）。

(3) 低蛋白血症：血浆总蛋白明显降低，白蛋白低于 30g/L，白、球比例倒置。

(4) 高脂血症：血胆固醇升高，超过 5.72mmol/L。甘油三酯及低密度脂蛋白亦升高。

2. 肾病综合征时为防止皮肤感染和损伤的护理措施

(1) 每班检查皮肤情况。保持床铺清洁、干燥、平整无渣屑，衣服宽松以免损伤皮肤。

(2) 卧床患儿每 2h 翻身一次，局部按摩温水擦浴促进血液循环，防止受压过久。

(3) 阴囊水肿者，为防止损伤阴囊皮肤，可用丁字带将阴囊托起，局部保持干燥，有渗出者应垫上消毒敷料以防感染。

(4) 除去皮肤胶布时，动作要轻柔避免损伤皮肤。夏季避免蚊虫叮咬引起皮肤感染，同时剪短指甲避免抓破皮肤。

(5) 护理操作时应注意无菌操作，水肿严重者尽量避免肌肉注射，以免引起注射处感染及深部脓肿。静脉注射时要选好血管，争取一次成功。

3. 泌尿道感染的病原体

多种细菌可引起 UTI，最常见的致病菌为大肠杆菌，其次为变形杆菌、克雷白杆菌及副大肠杆菌等，少数为粪链球菌和金黄色葡萄球菌，偶见病毒、支原体、真菌。

4. 泌尿道感染的预防保健措施

(1) 做好卫生宣教，幼儿不穿开裆裤，勤换尿布，便后清洗臀部，保持清洁。女婴清洗外阴时从前向后擦洗，以避免污染机会。

(2) 根治蛲虫，去除尿道异物，减少局部刺激。

(3) 治疗脓疱病、肺炎、败血症等疾病，以免细菌通过血液侵入泌尿道引起感染。

(4) 避免不必要的导尿。

5. 该患儿

(1) 诊断：单纯性肾病。

(2) 诊断依据：A. 年龄 2 ~ 7 岁之间；B. 高度浮肿；C. 无血尿；D. 无血压高；E. 大量蛋白尿，低蛋白血症，高胆固醇血症。

6. 该患儿

（1）医疗诊断：急性肾小球肾炎，合并高血压脑病。

（2）护理诊断：

①体液过多：与肾小球病变，导致体内水钠潴留有关。诊断依据：浮肿。

②潜在的并发症：高血压脑病：与肾炎时高血压引起脑血管痉挛、脑缺血缺氧、脑水肿致颅内压升高有关。诊断依据：血压 22.7/16.0kPa（170/120mmHg），头昏眼花一过性失明。

③有受伤的危险：与血压高出现头晕、眼花引起摔伤有关。诊断依据：血压高、头晕、眼花。

④皮肤完整性受损的危险：与水肿有关。诊断依据：浮肿。

（3）护理措施：

①休息：绝对卧床休息，护理人员应完成一切生活护理，以免引起摔伤。

②饮食：低盐饮食。

③测血压 Q4h。

④测体重 QD，准确记录 24h 液体出入量。

⑤确保患儿情绪稳定，避免过度兴奋及不良刺激。

⑥每班检查皮肤情况并记录，保持床铺清洁、干燥、平整无渣屑，衣服宽松，以免损伤皮肤，每 2h 翻身一次。

⑦静脉注射硝普钠时要随时监测血压，滴注过程中药液应避光。

⑧做好心理护理，使患儿消除紧张心理。

（吕元霞）

第十三章　血液系统疾病患儿的护理

内 容 提 要

第一节　小儿造血和血液特点

一、小儿造血特点

小儿造血可分为胚胎期造血和生后造血。

（一）胚胎期造血　造血首先在卵黄囊出现，然后在肝，最后在骨髓。

1. 中胚叶造血。

2. 肝造血期。

3. 骨髓造血期。

（二）生后造血

1. 骨髓造血　出生以后正常情况下主要是骨髓造血，婴幼儿期所有骨髓均为红骨髓，全部参与造血。儿童期时，长骨中的红骨髓逐渐被脂肪组织（黄髓）所代替，黄骨髓有潜在造血功能，当造血需要增加时，它可转变为红骨髓而恢复造血功能。

2. 骨髓外造血　在正常情况下，骨髓外造血极少。在婴儿期，当遇到各种感染、急性出血和贫血，肝、脾和淋巴结可适应需要恢复到胎儿时期的造血状态而出现肝、脾、淋巴结增大，同时末梢血中可出现有核红细胞或（和）幼稚中性粒细胞，称为“骨髓外造血”。

二、血液特点

1. 红细胞数和血红蛋白量　出生时红细胞数约（5.0～7.0）$\times 10^{12}$/L，血红蛋白量约150～220g/L，未成熟儿可稍低。生后6～12h因进食较少和不显性失水，红细胞数和血红蛋白量往往比出生时高些。随后逐渐降低，至生后2～3个月时红细胞数降至3.0×10^{12}/L，血红蛋白量降至110g/L左右，出现轻度贫血，称为“生理性贫血”。3个月以后，红细胞数和血红蛋白量又缓慢增加。

2. 白细胞数与分类　出生时白细胞总数为（15～20）$\times 10^{9}$/L，生后6～12h达（21～28）$\times 10^{9}$/L，然后逐渐下降，1周时平均为12×10^{9}/L。婴儿期在10×10^{9}/L左右，8岁以后接近成人水平。

白细胞分类　出生时中性粒细胞约占65%，淋巴细胞约占30%。生后4～6天时两者比例约相等；以后淋巴细胞约占60%，中性粒细胞约占35%，至4～6岁时两者又相等；7岁以后白细胞分类与成人相似。

3. 血小板数　与成人相似，约为（150～250）$\times 10^{9}$/L。

4. 血容量　小儿血容量相对比成人多，新生儿血容量约占体重的10%，平均300ml。儿童约占体重的8%～10%。成人血容量占体重的6%～8%。

第二节 小儿贫血

一、概述

贫血 小儿时期常见的综合征，它是指末梢血中单位容积内红细胞数或血红蛋白量低于正常。根据世界卫生组织（WHO）的资料，血红蛋白值6个月～6岁<110g/L，6～14岁<120g/L为小儿贫血的诊断标准。根据血红蛋白值或红细胞数一般将贫血分为轻、中、重、极重四度，血红蛋白值为～90%/L即轻度，～60g/L为中度，～30g/L为重度，<30g/L为极重度。

（一）贫血的分类

1. 病因分类

（1）红细胞和血红蛋白生成不足。

（2）溶血性贫血。

（3）失血性贫血。

2. 形态分类 将贫血分为大细胞性贫血、正细胞性贫血、单纯小细胞性贫血和小细胞低色素性贫血4类。

（二）贫血的诊断要点

1. 病史。

2. 体格检查。

3. 实验室检查。

二、营养性缺铁性贫血

缺铁性贫血是由于体内铁缺乏致使血红蛋白合成减少而引起的一种小细胞低色素性贫血，又称营养性小细胞性贫血。是小儿贫血中最常见的一种，任何年龄均可发病，但以6个月～2或3岁小儿的发病率最高，对小儿健康危害较大，是我国重点防治的小儿疾病之一。

（一）病因 是体内铁质的缺乏。造成缺铁的原因较多，其主要原因为铁的摄入不足，还有先天储铁不足、生长发育过快而需铁量增加、铁的吸收障碍、铁的丢失过多等原因。

（二）临床表现

任何年龄均可发病，以6个月至2岁最多见。起病缓慢，一般表现为皮肤粘膜逐渐苍白，口唇粘膜、眼睑、甲床较为明显。食欲差，少数有异食癖。常有呕吐、腹泻等，可出现口腔炎、舌炎。易疲乏、不爱活动，年长儿可诉头晕、眼花、耳鸣等症状。常有烦躁不安、精神萎靡、精神不集中、记忆力减退，智力多低于同龄儿。当贫血明显时，可引起心率加快，心脏扩大，重者也可发生心衰。因细胞免疫功能低下，易发生感染。由于骨髓外造血反应，肝、脾可轻度肿大。

（三）辅助检查

1. 血象 红细胞和血红蛋白均降低，血红蛋白降低尤甚。呈小细胞低色素性贫血。血涂片可见红细胞大小不等，但以小细胞为多，中央淡染区扩大，网织红细胞数正常或轻度减少，白细胞、血小板一般无特殊改变。

2. 骨髓象 胞浆发育落后于胞核（即老核幼浆）。

3. 有关铁代谢的检查 血清铁蛋白（SF）<12μg/L提示缺铁；红细胞游离原卟啉（FEP）>0.9μmol/L（>500μg/L）而SF值降低且临床未出现贫血时，是红细胞生成缺铁期的典型表现；血清铁（SI）正常值为12.8～31.3μmol/L（75～175μg/dL），＜9.0～10.7μmol/L（50～60μg/dL）有意义；总铁结合力（TIBC）＞62.7μmol/L（350μg/dL）有意义。

（四）治疗

1. 去除病因　如治疗肠道慢性失血、驱除钩虫病，纠正不合理的饮食习惯。

2. 一般治疗　加强护理，注意营养，防治感染。

3. 补铁治疗

(1) 口服铁剂：选用二价铁盐易吸收，常用制剂有硫酸亚铁（含铁20%）、富马酸铁（含铁30%）、葡萄糖酸亚铁（含铁11%）等。每次1～2mg/kg，每日2～3次。口服铁剂至血红蛋白达正常水平后2个月左右再停药，以补充铁的贮存。

(2) 注射铁剂：常用的注射用铁剂有右旋糖酐铁、山梨醇枸橼酸铁复合物（均含铁50mg/ml），因刺激性较强需深部肌肉注射。注射铁剂较易出现不良反应，所以常在不能口服铁剂情况下选用。

4. 输血治疗　一般情况下不需输血治疗。若重症贫血并发心功能不全或明显感染者建议输压积红细胞，注意一次输血量要小，速度要慢，以防加重心功能不全。可同时使用快速利尿剂，如速尿。

（五）预防

1. 做好家长的卫生宣教工作，使其认识到本病对小儿身体的危害性及做好预防工作的重要性，并对预防措施有所了解。

2. 按照预防保健部门的要求定期体检。

（六）护理

1. 常见护理诊断和护理问题

(1) 有感染的危险：与机体抵抗力下降有关。

(2) 营养失调：低于机体需要量　与铁摄入不足有关。

(3) 活动无耐力/疲乏：与贫血，红细胞带氧能力下降有关。

(4) 口腔粘膜改变：与舌炎、口腔炎有关。

(5) 知识缺乏：家长缺乏预防小儿贫血的知识。

(6) 腹泻：与小儿消化功能紊乱有关。

(7) 潜在并发症

①心功能不全：与严重贫血有关。

②药物副作用：与铁剂治疗有关。

2. 护理措施

(1) 加强营养：纠正不良饮食习惯，适量增加富含铁质的食品，如瘦肉、鱼、蛋、肝、动物血等，并注意饮食搭配（富含铁的动物性食品与富含维生素C的蔬菜搭配利于铁的吸收）。

(2) 用药的护理

①口服铁剂应在两餐之间，以减少铁剂对胃肠粘膜的刺激；维生素C与铁剂同服，能促进铁剂的吸收，铁剂不宜与牛奶、钙片、茶水等同服。

②肌肉注射铁剂时要深部肌肉注射。

③注意观察药物的副作用，如胃肠道不适、恶心、呕吐、腹泻等，可根据医嘱减药量或停药几日，待症状好转再从小剂量开始重新补铁。

④观察疗效：一般情况下如果铁剂有效，患儿的网织红细胞在用药3～4天后升高，7～10天达高峰，2～3周后降至正常，当血红蛋白逐渐增加时，症状逐渐好转。若用药3周仍无效须重新就医。

（3）预防感染

①做好口腔护理，预防/治疗舌炎、口腔炎，鼓励患儿注意多饮水。

②养成良好的卫生习惯，饭前便后要洗手，注意饮食卫生。

③重症贫血者注意保护性隔离，尽量少去公共场所，住院期间要减少探视，防止交叉感染。居室内注意保持空气新鲜。

④注意保持皮肤清洁，勤换内衣、内裤。

⑤若有感染症状积极进行治疗。

（4）重症贫血要注意多卧床休息，减少耗氧；输液/输血时，根据病情适当调节输液速度，不宜过快，以防心衰。

（5）卫生宣教

①让家长/患儿了解到注意饮食平衡、不偏食的重要性；知道哪些食物富含铁质。

②孕产妇注意补铁，预防先天铁贮存不足。

③婴儿要适时添加辅食，如：蛋黄、肉类、鱼类、豆类、早产儿、低体重儿可在生后2个月左右给予铁剂预防。

三、营养性巨幼红细胞性贫血

营养性巨幼红细胞性贫血又称大细胞性贫血，是由于缺乏维生素B_{12}或（和）叶酸所引起的一种贫血，其特点为红细胞的减少比血红蛋白的减少更明显，红细胞的胞体变大，骨髓中出现巨幼红细胞，这是由于维生素B_{12}或叶酸缺乏使红细胞的分裂和增殖时间延长，而胞浆中的血红蛋白合成不受影响，红细胞核发育落后于细胞浆，胞体变大，形成巨幼红细胞。

（一）病因

本病的主要原因为叶酸或（和）维生素B_{12}的缺乏。

1. 摄入不足　人体所需的维生素B_{12}主要从食物中摄取，含维生素B_{12}丰富的食物一般是动物性食物。①营养不良或长期素食者。②单纯母乳喂养的婴儿未及时添加辅食者，特别是母亲长期素食时，易导致婴儿发病。

叶酸在绿叶蔬菜、水果、果仁、酵母、谷类和动物内脏等均含量丰富，若经加热食用叶酸可被破坏。叶酸的生理需要量约为20～50μg/d，人乳和牛乳皆可提供足够的叶酸，但羊乳中叶酸则明显不足。

2. 吸收和运送障碍

3. 需要量增加　新生儿、未成熟儿和婴儿因生长发育较快，维生素B_{12}和（或）叶酸的需要量相应增加，严重感染时维生素B_{12}和叶酸在体内消耗量增加，如摄入不足亦可发病。

4. 药物作用　长期服用广谱抗生素者结肠内部分细菌被清除，可影响叶酸的供应；长期使用抗叶酸制剂（如氨甲蝶呤），二氢叶酸不能还原为四氢叶酸而致病；长期服用抗癫痫药（如苯妥英钠、苯巴比妥）可使叶酸吸收减少。

5. 排泄增加　肝病、心脏疾病、慢性透析以及维生素B_{12}缺乏时，可增加叶酸的排泄。

（二）临床表现　起病缓慢，多见于婴幼儿，低于2岁者占96%以上。面色苍黄，毛发稀疏枯黄，呈虚胖状。轻度或中度贫血占多数，患儿常感疲乏无力，可有肝脾肿大。神经系统可见烦躁不安、易怒、情绪不稳定等症状，维生素B_{12}缺乏患儿还可出现对外界反应差、表情淡漠、嗜睡、少哭不笑、智力及动作发育落后，甚至有倒退现象。此外，还可出现口唇、头部、四肢、躯干甚至全身震颤，感觉异常，共济失调甚至出现病理反射。消化道可出现呕吐、腹泻、纳差、舌炎和口腔炎。

（三）治疗

1. 一般治疗　注意营养，防治感染，加强护理。

2. 补充维生素 B_{12} 和叶酸。

（1）肌注维生素 B_{12}，剂量为 100μg/次，每周 2～3 次，可连用数周，至血象恢复正常为止。当有神经系统的表现时，按 1mg/每日的剂量连续肌肉注射两周以上，单纯缺乏维生素 B_{12} 者，不加用叶酸治疗。

（2）口服叶酸，剂量为 5mg/次，每日 3 次，连服数周至血象恢复正常、临床症状明显好转方可停药。

（3）若导致维生素 B_{12} 及叶酸缺乏的因素未根除，还要继续适量用药，以免复发。

4. 对症治疗　重度贫血者可进行输血治疗；肌肉震颤者可用镇静剂治疗。

（四）预防

1. 孕期及哺乳期的母亲饮食要注意各种营养素的摄入，鼓励进行母乳喂养。

2. 小儿按月份及时添加辅食，从小养成良好的饮食习惯。

3. 定期到保健站体格检查，以便早期发现，及时治疗。

（五）护理

1. 常见护理诊断

（1）营养失调：低于机体需要量、维生素 B_{12} 和（或）叶酸缺乏：与喂养不当有关。

（2）口腔粘膜改变：与口炎有关。

（3）躯体移动障碍：与躯干、四肢震颤和共济失调有关。

（4）有受伤的危险：与全身震颤有关。

（5）知识缺乏（家长）：家长缺乏育儿知识。

2. 护理措施

（1）加强饮食管理，改善营养状况：饮食中逐渐增加富含维生素 B_{12}、叶酸的食品，如瘦肉、肾、肝、蛋黄、海产品、绿叶菜、谷类等。耐心喂养，必要时可适当采取鼻饲。

（2）用药的护理

①按时肌注维生素 B_{12}、口服叶酸。应在医生指导下用药。

②观察药物疗效：用维生素 B_{12} 治疗 2～4 天后精神好转，网织红细胞增加，6～7 天时可达高峰，2 周左右降至正常，随后红细胞和血红蛋白上升，一般 1～2 个月恢复正常。神经系统症状一般恢复较慢，少数病人须数月才恢复。口服叶酸后 1～2 天食欲好转，网织红细胞增加 4～7 天达高峰，随后血红蛋白和红细胞增加，2～6 周后可恢复正常。

（3）防止受伤

①预防咬伤，震颤严重时可使用牙垫，保护舌和口唇不被咬伤。

②注意安全，防止摔伤、碰伤。

③加强口腔护理，预防感染。

（4）卫生宣教　改善哺乳母亲的营养状况。让家长了解婴儿及时添加辅食的重要性，知道哪些食物富含维生素 B_{12} 和叶酸。年长儿注意纠正不良的饮食习惯。

第三节　原发性血小板减少性紫癜

原发性血小板减少性紫癜又称自身免疫性血小板减少性紫癜，是小儿最常见的出血性疾患。主要临床特点为血小板减少，皮肤、粘膜自发性出血，出血时间延长，血块收缩不良。本病为自限性疾病，绝大多数在几个月之内能自行恢复，少数可因严重出血而死亡。分急性型与慢性型两种类型。

一、病因　多数患儿发病前有病毒感染史，少数患儿是由于注射活疫苗后发病。目前认为急性型 ITP 是由于病毒感染使机体产生相应的抗体（PAIgG），形成抗原－抗体复合物，它能附着于血小板表面，使血小板容易被单核－巨噬细胞系统吞噬和破坏，致使血小板数量减少。慢性型 ITP 可能是由于机体产生自身抗血小板抗体，其对血小板有破坏作用，从而使血小板数量减少。

二、临床表现

（一）急性型　小儿多为急性 ITP，8 岁以后发病明显减少。发病前 1～3 周多有病毒感染史，起病急可伴有发热，皮肤粘膜自发性出血，其表现为针尖至米粒大小的出血点、瘀斑和紫癜，四肢多于躯干，以牙龈出血、鼻衄最多见，也可有便血、尿血，胃肠道大出血少见，青春期女孩可有月经量过多，少数患者可发生颅内出血。出血严重者可有贫血。淋巴结不肿大，少数病人可有肝脾轻度肿大。病程一般在 6 个月以内，约 10%的患者转为慢性。1%的死亡率，多为颅内出血。

（二）慢性型　起病缓慢，出血症状较轻，主要为皮肤粘膜自发性出血，病程超过 6 个月，发作和缓解交替出现，每次发作可持续数月甚至数年。约 30%患者数年后可自然缓解。

三、诊断检查

1. 血象　急性 ITP 血小板计数通常低于 20×10^9/L，慢性 ITP 血小板一般为（30～80）$\times10^9$/L。出血多者可有贫血表现。出血时间延长，凝血时间正常，血块收缩不良。

2. 骨髓象　骨髓细胞增生活跃，骨髓幼稚巨核细胞增多，成熟巨核细胞减少。

3. 血小板抗体　血小板表面相关免疫球蛋白 PAIgG 80%以上为阳性。

四、治疗

（一）急性 ITP

1. 一般治疗　对症治疗，血小板过低、出血明显者需卧床休息，避免外伤。

2. 肾上腺皮质激素治疗　常用泼尼松每日 1.5～2mg/kg，每天 3 次口服，病情严重者可用地塞米松静脉输液治疗，大剂量冲击为每日 1.5～2mg/kg 加入葡萄糖液静滴，连用 7 天间歇 4 天为一疗程，小剂量为每日 0.25～0.4mg/kg 加入葡萄糖液静滴，连用 3 天间歇 4 天为一疗程；症状缓解后改服泼尼松，出血控制后激素逐渐减量，1 周后停药，疗程一般不超过 4 周。若复发可再服用激素治疗。

3. 出血严重时可输新鲜血，必要时输血小板以控制出血。

4. 静注大剂量丙种球蛋白　常用剂量每日 0.4mg/kg，连输 5 天。

（二）慢性 ITP

1. 一般治疗　防止外伤出血，防治感染。

2. 肾上腺皮质激素治疗　常用泼尼松每日 1～2mg/kg，出血控制后减量，每 1～2 周减量 1/4，减至每日 0.25mg/kg 时改为隔日口服一次，维持 2 个月后当血小板维持在 50×10^9/L

以上可停药。

3. 静注大剂量丙种球蛋白　同急性 ITP。

4. 免疫抑制剂　激素治疗无效的、或脾切除无效者，长春新碱每次 0.015～0.03mg/kg，每周缓慢静脉注射一次，连用 4～6 周；环磷酰胺每日 1.5～3.5mg/kg 口服，此药一般数月后才见效。

5. 脾切除　适用于病程超过 1 年、出血较重者，切脾有效率约 70%左右，手术最好在 6 岁以后进行。

五、护理

（一）常见护理诊断和护理问题

1. 潜在并发症：出血：与血小板降低有关。

2. 有感染的危险：与出血、贫血致机体抵抗力下降有关。

3. 组织完整性受损：与出血有关。

4. 潜在并发症：药物副作用：与使用激素、免疫抑制剂治疗有关。

（二）护理措施

1. 密切观察病情

（1）生命体征。

（2）出血情况：观察全身皮肤粘膜的出血点或瘀斑变化；有无鼻衄、尿血、便血、呕血以及烦躁不安，有上述情况及时与医生联系。

2. 防治出血

（1）当血小板较低或（和）出血较重时需卧床休息。必要时输新鲜血或血小板。

（2）不要吃过硬、过热、油炸或刺激性食物。

（3）注意口腔卫生，用软毛牙刷或漱口水漱口，保护口腔粘膜不受损伤。

（4）气候干燥时每日用复方薄荷油滴鼻，防止鼻衄；告诉患儿不要用手挖鼻孔；鼻衄时可用冷敷、止血纱布堵鼻或 1:1000 肾上腺素棉球堵鼻。

（5）保持大便通畅，防止因用力排便引起肠道或其他部位出血。

3. 预防感染

（1）注意保护性隔离。

（2）定时开窗换气，保持室内空气新鲜，可用紫外线灯定时照射进行消毒。

（3）养成良好卫生习惯，防止病从口入。

（4）教导患儿不要用手搔抓皮肤，预防出血或破溃感染。

第四节　急性白血病

白血病是造血系统的恶性疾病，在我国其发病率在小儿恶性肿瘤中占首位，任何年龄均可发病，特点为造血组织中血细胞的某一系统过度增生，进入血液并浸润到各组织和器官，临床可见发热、出血、感染及局部浸润症状。急性白血病占 90%以上，慢性白血病仅占 5%左右。

一、病因　目前尚不完全明了，可能与以下因素有关。

1. 病毒因素；

2. 理化因素；

3. 遗传因素。

二、分类　急性白血病的分类、分型对于疾病的诊断、治疗及预后都有一定的临床意义。常见有细胞形态学分型（FAB）、免疫学分型和临床分型。

（一）急性淋巴细胞白血病

1. 细胞形态学分型（FAB 分型）：分为 L_1、L_2 和 L_3 型。

2. 免疫学分型　一般将急性淋巴细胞白血病分为 5 种亚型：包括 B 细胞型、前 B 细胞型、早期 B 细胞型、T 细胞型和无标志型。

3. 临床分型　普通型和高危型两种。

（二）急性非淋巴性白血病　主要根据细胞形态学分 7 型：包括 $M_1 \sim M_7$ 型。

三、临床表现

（一）一般表现　多数起病急，有贫血症状，如面色苍白/苍黄、精神、食欲差、乏力；有出血症状，常见鼻衄、齿龈出血、皮肤出血点或瘀斑，严重时可有内脏出血和颅内出血。

（二）发热　多为不规则热。

（三）白血病细胞脏器浸润症状　常见骨痛、关节痛；肝、脾、淋巴结肿大；中枢神经系统浸润常表现颅内压增高的症状，也可有脑膜刺激征。浸润脑神经核或神经根时，可有脑神经麻痹。脊髓浸润可引起横贯性损害而致截瘫；口腔粘膜及牙龈浸润可引起局部肿胀和口腔粘膜溃疡。个别患儿有皮肤浸润，表现为丘疹、斑疹和结节等。睾丸浸润表现为局部肿大，有触痛。

四、实验室检查

（一）血象　贫血，红细胞和血红蛋白均减少。白细胞总数可正常、增加或减少，白细胞分类可见原始粒细胞和幼稚细胞。血小板减少。

（二）骨髓象　大多数患者骨髓增生活跃，某系细胞的原始和幼稚细胞极度增生，少数患者骨髓增生低下。幼红细胞和巨核细胞减少。

五、治疗原则

以化疗为主的综合治疗，除化疗外还有支持疗法、免疫治疗，条件允许可做骨髓移植。原则：早诊断，早治疗；有间歇的进行长期治疗，预防复发。

（一）对症、支持疗法

1. 加强营养、护理，作好保护性隔离，防治感染。

2. 输血和成分输血。

3. 防治高尿酸血症　多饮水以利尿；化疗前碱化尿液；口服别嘌醇。

（二）化学药物治疗　化疗过程分两期

1. 诱导缓解期

（1）治疗急性淋巴细胞白血病常用药：长春新碱、强的松、环磷酰胺、柔红霉素等联合用药。

（2）治疗急性粒细胞白血病常用药：阿糖胞苷、柔红霉素、足叶乙甙等联合用药。

完全缓解时，患儿临床症状消失，外周血中找不到白血病细胞，血红蛋白 $> 90g/L$，血小板 $> 100 \times 10^9/L$，骨髓中原始加早幼白血病细胞 $< 5\%$。

2. 巩固化疗阶段（又称维持缓解期）　经过诱导若达到完全缓解，体内白血病细胞由约 10^{12}降至 10^8 个，但如不继续化疗，短期内易复发。①此期治疗急性淋巴细胞白血病常用药为甲氨蝶呤等。②治疗急性粒细胞白血病常用药为阿糖胞苷等。

一般情况下持续完全缓解3年者可停药观察。

六、护理

（一）常见护理诊断和护理问题

1. 有感染的危险：与机体抵抗力下降有关。

2. 有出血的危险：与血小板减少有关。

3. 组织完整性受损：与白血病细胞浸润有关。

4. 口腔粘膜的改变：与白血病细胞浸润有关。

5. 有皮肤完整性受损的危险：与白血病细胞浸润有关。

6. 活动无耐力/疲乏：与贫血及恶性疾病本身消耗有关。

7. 知识缺乏：患儿及家长缺少本病的有关知识。

8. 潜在并发症：抗肿瘤药物的副作用。

（二）护理措施　白血病患儿由于疾病以及使用化疗药后造成不同程度的骨髓抑制，致使白细胞和血小板短期内较低，易发生出血和感染。因此预防出血、感染在血液病护理中尤其重要。

1. 预防感染

（1）化疗前后当血象低于正常时，首先要注意保护性隔离。①尽量减少探视，探视者需戴口罩，洗干净手后再接触病人，避免交叉感染。②每日用消毒剂擦拭桌面、地面，定时开窗通风，保持室内空气新鲜。骨髓抑制期，病室内每日可用紫外线灯照射1h。

（2）皮肤粘膜的护理：①每日饭后、睡前用漱口水（如0.02%碘伏、口泰）漱口。②保持肛周、会阴皮肤的清洁，避免发生肛周感染。③勤换内衣、内裤，养成良好的卫生习惯。

（3）饮食：①保证各种营养素的摄入，提高机体的抵抗力。②饮食上要注意有营养、新鲜、易消化，不吃生、冷、不洁的食品。③养成良好的卫生习惯，防止病从口入。

2. 预防出血　当血小板 $<50\times10^9/L$ 可有出血症状，重者危及生命，应采取以下措施预防出血：

（1）观察患儿全身有无出血倾向，观察其呼吸、血压、脉搏及精神状况有无改变。

（2）当血小板低于 $20\times10^9/L$ 时，绝对卧床休息，避免下地活动。

（3）天气干燥时每日用薄荷油滴鼻，润滑鼻粘膜，预防鼻衄。

（4）不要吃过硬、油炸、刺激性强的食品，避免消化道粘膜损伤、出血。

（5）保持大便通畅，避免用力排便，以免引起消化道甚至脑出血。

（6）勿让患儿玩锐器或不安全的玩具，以免受伤。

3. 用药的护理

（1）静脉化疗的注意事项：①需有计划地选择使用血管；又因化疗药物刺激性较大，易引起静脉炎，化疗时应选择较直、较粗、弹性较好的静脉进行穿刺。②随时观察输液有无渗漏，若化疗药液有渗出，应及时采取局部封闭的措施，以免组织坏死。

（2）化疗药常见副作用

①骨髓抑制：绝大多数化疗药都可引起骨髓抑制，患儿易发生出血、感染，措施见上。

②消化道反应：化疗时常有消化道不良反应，如恶心、呕吐、腹泻、食欲不振等。化疗前、化疗中、化疗后皆可给予止吐剂，如枢丹、非那根等；保证液体入量，必要时静脉补液。

③泌尿系统：出血性膀胱炎、尿血、高尿酸尿等。措施：使用环磷酰胺和甲氨蝶呤前注意给予碳酸氢钠进行碱化，多饮水以利尿，口服别嘌醇。

④口腔粘膜损害：甲氨蝶呤、环磷酰胺等化疗药易造成口腔粘膜溃疡，溃疡一旦发生，创面疼痛影响进食，并易继发口腔内感染，因此积极预防治疗口腔溃疡非常重要。措施：多饮水，可用0.02%碘伏和2%～4%碳酸氢钠漱口，注意口腔卫生，预防感染。化疗期间，禁食过硬、刺激性强的食物。使用甲氨蝶呤者化疗后，定时用甲酰四氢叶酸钙（口服、肌肉、静脉、漱口均可）预防甲氨蝶呤引起的口腔、胃肠道粘膜溃疡效果甚佳。

⑤心脏毒性反应：蒽环类化疗药如阿霉素、柔红霉素等以及三尖杉酯碱等可引起急性和慢性蓄积性心脏损害，临床表现为心动过速、传导阻滞，严重者可有心肌病的症状。措施：用药前后观察心脏状态；用药前或化疗期间使用营养心脏的药物，如维生素C、辅酶Q_{10}等；注意输液速度不要太快；若有不适症状应对症处理。

⑥过敏反应：左旋门冬酰胺酶、阿糖胞苷等化疗药可出现过敏反应。措施：左旋门冬酰胺酶使用前按规定做皮试：用药过程中注意观察，若出现心悸、胸闷、气短、寒战、皮疹等症状及时通知医生采取措施。

⑦神经系统毒性：使用长春新碱部分患者可出现指（趾）端麻木、足下垂、腕下垂、声音嘶哑、面肌麻痹，停药后逐渐恢复，目前无特效药治疗。

4. 健康教育

(1) 使患儿和家长建立战胜疾病的信心，告诉家长坚持按时巩固化疗的重要性。

(2) 教会患儿及家长预防出血、感染的措施。

(3) 化疗过程应注意加强营养，同时要注意补钙。

(4) 在化疗间歇期：①定期复查血象；②遵医嘱按时服药；③预防感冒，注意营养，适当活动，注意休息，不要过度疲劳；④出现出血、高热等情况及时到医院就诊。

强化练习题

一、名词解释

1. 贫血
2. 营养性缺铁性贫血
3. 营养性巨幼红细胞性贫血

二、填空题

1. 小儿造血可分为________和________。
2. 胚胎期造血包括________、________、________三个不同的造血期。
3. 小儿出生以后的造血在正常情况下主要是________。
4. 小儿白细胞数________以后接近成人水平；白细胞分类________以后与成人相似。
5. 出生后________时出现轻度贫血，称为“生理性贫血”。
6. 小儿血容量相对比成人，________，新生儿血容量约占体重的________。

7. 根据导致贫血的原因不同将其分成三类：________；________；________。
8. 根据________一般将贫血分为轻、中、重、极重四度。

三、选择题（单选题）

1. 营养性巨幼红细胞性贫血和营养性缺铁性贫血易发病的年龄是
A. 出生后2~3个月
B. 出生后3~6个月
C. 出生后6~9个月
D. 出生后1岁~2岁
E. 出生后6个月~2岁

2. 2岁小儿化验Hb为75g/L，其贫血分度是：
A. 不贫血
B. 轻度贫血
C. 中度贫血
D. 重度贫血
E. 极重度贫血

3. 小儿白细胞分类中，粒细胞与淋巴细胞的交叉发生于
A. 3天，3岁
B. 4~6天，4~6岁
C. 7天，3岁
D. 4~6个月，4~6岁
E. 6周~7岁

4. 6个月~6岁小儿血红蛋白正常值的低限是
A. 80g/L
B. 90g/L
C. 100g/L
D. 110g/L
E. 120g/L

5. 为了促进铁剂的吸收，口服铁剂的最好方法是
A. 餐后服用
B. 两餐之间服用，可与牛奶、钙片等同服
C. 与维生素C同服，餐前服用
D. 与维生素C同服，两餐之间服用
E. 与维生素C同服，餐后服用

6. 以下哪种进食习惯易发生营养性巨细胞性贫血？
A. 爱吃动物性食物：内脏、瘦肉、蛋类
B. 常吃新鲜瓜果、蔬菜
C. 常吃富含维生素C的食物
D. 长期用煮沸的牛奶、奶粉或羊奶喂养
E. 以上都不是

7. 为了预防缺铁性贫血，早产儿、低体重儿开始添加铁剂的时间是
A. 出生后
B. 2个月左右
C. 3~4个月
D. 5个月左右
E. 6个月

8. 小儿营养性缺铁性贫血铁剂治疗至何时停药
A. 血红蛋白量恢复正常
B. 红细胞数恢复正常
C. 贫血症状完全消失
D. 血红蛋白量达正常水平后2个月左右
E. 血红蛋白量达正常水平后4个月左右

9. 营养性贫血患儿需输血治疗时应注意
A. 贫血愈重，输血速度愈快
B. 贫血愈重，一次输血量愈大
C. 贫血愈重，一次输血量愈大，速度愈慢
D. 贫血愈重，一次输血量愈小，速度愈慢
E. 贫血愈重，一次输血量愈小，速度愈快

10. 预防营养性缺铁性贫血应强调
A. 母乳喂养
B. 混合喂养
C. 人工喂养

D. 补充铁剂
E. 及时添加蛋黄、肉类、鱼类、豆类等辅食

11. 小儿急性白血病治疗原则是
A. 输血
B. 骨髓移植
C. 联合化疗
D. 放射治疗
E. 免疫治疗

12. 儿童血容量约占体重的
A. 10%
B. 8%～10%
C. 6%～8%
D. 5%
E. 15%

13. 8个月婴儿体重5.5kg，腹壁皮下脂肪0.2cm，精神萎靡，食欲差，面色苍白。Hb：75g/L，RBC：3×10^{12}/L，考虑为：
A. 营养不良Ⅰ度，缺铁性贫血
B. 营养不良Ⅱ度，缺铁性贫血
C. 营养不良Ⅱ度，巨幼红细胞性贫血
D. 营养不良Ⅲ度，缺铁性贫血
E. 营养不良Ⅲ度，巨幼红细胞性贫血

四、问答题

1. 简述何谓“骨髓外造血”？
2. 营养性缺铁性贫血的患儿口服铁剂时应注意什么？
3. 简述引起营养性巨幼红细胞性贫血的病因有哪些？
4. 病例分析

患者9岁，半年前确诊患急性粒细胞性白血病，此次住院为巩固化疗。今日为停用化疗药第四天，体温36.8℃，脉搏72次/min，呼吸17次/min，查体时发现全身皮肤有散在出血点；化验室检查：白细胞1×10^9/L，红细胞3.0×10^{12}/L，血红蛋白量110g/L，血小板70×10^9/L，试分析该患者目前有哪些护理诊断并写出相应的护理措施。

参考答案

一、名词解释

1. 贫血：它是指末梢血中单位容积内红细胞数或血红蛋白量低于正常。根据世界卫生组织（WHO）的资料，血红蛋白值6个月～6岁＜110g/L，6～14岁＜120g/L为小儿贫血的诊断标准。
2. 营养性缺铁性贫血：是由于体内铁缺乏致使血红蛋白合成减少而引起的一种小细胞低色素性贫血，又称营养性小细胞性贫血。
3. 营养性巨幼红细胞性贫血：又称大细胞性贫血，是由于缺乏维生素B_{12}或（和）叶酸所引起的一种贫血，其特点为红细胞的减少比血红蛋白的减少更明显，红细胞的胞体变大，骨髓中出现巨幼红细胞。

二、填空题

1. 胚胎期造血　生后造血
2. 中胚叶造血　肝造血期　骨髓造血
3. 骨髓造血
4. 8岁　7岁

5. 2~3个月
6. 多　10%
7. 红细胞和血红蛋白生成不足　溶血性贫血　失血性贫血
8. 血红蛋白值或红细胞数

三、选择题

1.E	2.C	3.B	4.D	5.D	6.D	7.B	8.D
9.D	10.E	11.C	12.B	13.B			

四、问答题

1. 出生后，尤其在婴儿期，当遇到各种感染、急性出血和贫血，肝、脾和淋巴结可适应需要恢复到胎儿时期的造血状态而出现肝、脾、淋巴结增大，同时末梢血中可出现有核红细胞或（和）幼稚中性粒细胞。这是小儿造血器官的一种特殊反应，称为“骨髓外造血”。

2. 口服铁剂应在两餐之间，以减少铁剂对胃肠粘膜的刺激，维生素 C 与铁剂同服，能促进铁剂的吸收，铁剂不宜与牛奶、钙片、茶水等同服。

3. 本病的主要原因为叶酸或（和）维生素 B_{12}的缺乏造成的。
(1) 摄入不足：不添加动物性食物，维生素 B_{12}摄入不足。长期羊奶喂养，叶酸不足。
(2) 吸收和运送障碍：维生素 B_{12}由胃肠吸收，运送至肝内贮存。任何环节异常均可影响。
(3) 需要量增加：新生儿、未成熟儿和婴儿因生长发育较快，维生素 B_{12}和（或）叶酸的需要量相应增加，如摄入不足易导致发病。此外，严重感染时维生素 B_{12}和叶酸在体内消耗量增加，如摄入不足亦可发病。
(4) 药物作用：长期服用广谱抗生素可影响叶酸的供应，长期使用抗叶酸制剂可致病；长期服用抗癫痫药可使叶酸吸收减少。
(5) 排泄增加　肝病、心脏疾病、慢性透析以及维生素 B_{12}缺乏时，可增加叶酸的排泄。

4. 病例分析
（一）护理诊断
1. 有感染的危险：与机体抵抗力下降有关。
2. 有出血的危险：出血与血小板减少有关。
（二）护理措施
1. 预防感染
(1) 首先要注意保护性隔离：①尽量减少探视，探视者需戴口罩，洗干净手后再接触病人，避免交叉感染。②每日用消毒剂擦拭桌面、地面，定时开窗通风，保持室内空气新鲜。骨髓抑制期，病室内每日可用紫外线灯照射 1h。
(2) 皮肤粘膜的护理：①每日饭后、睡前用漱口水（如 0.02%碘伏、口泰）漱口。②保持肛周、会阴皮肤的清洁，避免发生肛周感染。③勤换内衣、内裤，养成良好的卫生习惯。
(3) 饮食：①保证各种营养素的摄入，提高机体的抵抗力。②饮食上要注意有营养、新鲜、易消化，不吃生、冷、不洁的食品。③养成良好的卫生习惯，防止病从口入。

2. 预防出血

(1) 观察患儿全身有无出血倾向，观察其呼吸、血压、脉搏及精神状况有无改变。

(2) 注意卧床休息，减少下地活动。

(3) 天气干燥时每日用薄荷油滴鼻，润滑鼻粘膜，预防鼻衄。

(4) 饮食上注意不要过硬、油炸、刺激性强的食品，避免消化道粘膜损伤、出血。

(5) 保持大便通畅，若排便费力，应该及时告诉医务人员给予处理，不要自行用力排便，以免引起消化道甚至脑出血。

(6) 勿让患儿玩锐器或不安全的玩具，以免受伤。

（郑晓蕾）

第十四章　神经系统疾病患儿的护理

内 容 提 要

第一节　小儿神经系统解剖生理特点

一、大脑

小儿出生时大脑的重量约370g，占体重的1/8～1/9。其外观已与成人十分相似，脑表面有主要沟回，但较浅且发育不完善，皮质较薄，细胞分化较差，髓鞘形成不全，对外来刺激反应缓慢且易泛化。

二、脊髓

小儿脊髓的发育，在出生时已较为成熟，约重2～6g，是成人脊髓的1/4～1/5，脊髓的发育与运动发展的功能相平行，随着年龄的增长而增长。

三、脑脊髓

小儿脑脊液检查正常值与成人相似。

四、神经反射

小儿神经系统发育不成熟，神经反射具有相应的特点。有出生时即存在而以后逐渐消失的反射，如觅食反射、握持反射、拥抱反射生后3～4个月消失。出生时存在以后永不消失的反射，如角膜反射、瞳孔对光反射、咽反射、吞咽反射等，如这些反射减弱或消失，表示神经系统出现异常。出生时并不存在以后渐出现且永不消失的反射，如腹壁反射、提睾反射、四肢肌腱反射。病理反射，如巴彬斯基征，2岁以下小儿阳性可考虑为生理现象。

第二节　化脓性脑膜炎

化脓性脑膜炎是由各种化脓性的细菌感染引起的脑膜炎症，是小儿常见的感染性疾病之一。由于小儿免疫功能不成熟，机体抵抗力弱，血脑屏障功能不健全，易引发感染，尤以婴幼儿常见。

一、病因

化脓性脑膜炎常见的致病菌有脑膜炎双球菌、流感嗜血杆菌、大肠杆菌、肺炎双球菌、葡萄球菌等，其中脑膜炎双球菌、流感嗜血杆菌最为多见。

二、发病机理

任何年龄均可发病。90%以上的病例在生后1个月～5岁之间发生。其常见入侵途径有上呼吸道感染、胃肠道感染、皮肤粘膜感染、新生儿脐部感染等，少数由邻近组织感染，如中耳炎、乳突炎等直接蔓延到脑膜。

三、临床表现

化脓性脑膜炎起病可分为两型：

1. 暴发型　患儿起病急，发热、头痛、呕吐、烦躁、抽搐等，脑膜刺激征阳性。皮肤迅速出现出血点或瘀斑，意识障碍、血压下降和弥漫性血管内凝血，进行性休克的症状，治疗若不及时24h内死亡。病原菌常见于脑膜炎双球菌。

2. 亚急型　发病前数日可有上呼吸道或胃肠道感染的症状，年长儿可诉头痛、肌肉酸痛，婴幼儿则表现发热、呕吐、烦躁、易激惹、精神萎靡、目光凝视、惊厥、昏迷。病原菌常见于流感嗜血杆菌或肺炎双球菌。

神经系统表现：①脑膜刺激征：颈抵抗、布氏征、克氏征阳性。②颅内压增高：头痛、呕吐，婴幼儿可有前囟饱满、颅缝增宽、双侧瞳孔不等大，对光反射迟钝、不对称，血压升高、心率减慢，呼吸不规律，甚至出现呼吸衰竭。③部分患儿可出现惊厥。

新生儿化脓性脑膜炎，缺乏典型的症状和体征。起病时可与败血症相似，有发热或体温不升、面色青灰、拒乳、凝视、哭声高尖、惊厥。神经系统表现为嗜睡、前囟紧张膨隆，但脑膜刺激征不明显。病原菌以大肠杆菌、葡萄球菌多见。

四、诊断检查

（一）脑脊液　压力升高，外观混浊或呈脓性，白细胞数明显增多达$1000 \times 10^6/L$以上，以中性粒细胞为主；蛋白升高，糖和氯化物下降。涂片革兰染色找菌，阳性率70%～90%。脑脊液细菌培养加药敏可找到病原菌。脑脊液检测细菌抗原辅助病原诊断。

（二）血象　白细胞总数明显增高，可高达（20～40）$\times 10^9/L$。分类以中性粒细胞增加，可占80%以上。严重感染时，总数可不高，但可见核左移。

（三）其他

1. 血培养　不一定有阳性结果，如有能明确病原菌。

2. 皮肤淤斑涂片找菌阳性。

3. 头颅CT　对颅压显著增高或有限局性体征，疑有并发症者检查。

根据神经系统症状和体征，结合化脓性脑脊液特点可做出诊断。

五、并发症

1. 硬脑膜下积液；

2. 脑积水；

3. 脑室管膜炎；

4. 其他　颅神经受累可产生耳聋、失明等。脑实质受累可产生瘫痪、智力低下或癫痫。

六、治疗原则

早期用药、联合用药、坚持用药、对症处理。

（一）抗生素治疗　采用敏感的、可通过血脑屏障的、毒性低的抗生素，联合用药，注意药物配伍。

1. 病原菌未明时，可选用氨卡青霉素与大剂量的青霉素联合应用。

2. 病原菌明确后，治疗应参照细菌药物敏感实验的结果，选用病原敏感的抗生素。

3. 疗程不少于2～3周，或治疗至临床症状消失，复查脑脊液正常时停药。

（二）对症及支持治疗　保持水电质的平衡；降低颅内压。对症处理：降温、止痉及纠正休克；并发症的治疗。

七、护理

（一）常见护理诊断

1. 体温异常：与感染有关。

2. 营养失调：低于机体需要量：与食欲下降或不进食有关。

3. 有体液不足的危险：与颅压增高恶心、呕吐有关。

4. 有窒息的危险：与呕吐及意识不清有关。

5. 躯体移动障碍：与出现肢体瘫痪有关。

6. 有皮肤完整性受损的危险：与卧床及意识障碍有关。

7. 有外伤的危险：与抽搐有关。

（二）护理措施（略）。

第三节　小儿癫痫

癫痫是一种慢性的、反复发作的疾患，是由多种原因引起的脑功能障碍的症候群。是由脑的神经元反复的异常放电导致的结果。

一、病因与分类

1. 原发性癫痫　病因不明，部分癫痫可能与家族遗传有关。

2. 继发性癫痫　可继发脑部疾病或全身性疾病。

3. 特发性癫痫　目前技术找不到致病原因，部分癫痫可能与遗传有关。

二、临床表现

1. 大发作　又称全身性发作，是由两侧大脑半球神经元广泛同步的异常放电所致。发作前可有先兆，年长儿可诉肢体麻木、头晕、感觉异常等。发作时，神志突然丧失、呼吸暂停、青紫、可跌倒或尖叫、口吐白沫、四肢强直、阵挛性抖动等，历时 1 ~ 5min。发作后可入睡，醒后一般状况良好。

2. 小发作　突发的短暂的意识障碍、两眼凝视或上翻、语言终止。手中握物坠落等，发作历时 2 ~ 10s。发作后，意识很快恢复，对发作过程不能回忆。

3. 局部性发作　多有脑器质性病变，表现为肢体某一部分的抽搐或感觉异常，最常见的部位是一侧口角，一侧上肢或半侧肢体。发作开始呈部分性，不伴有意识丧失，但也可泛化全身发作。

4. 癫痫持续状态　癫痫发作持续 30min 以上，或反复发作 30min 以上，发作间期意识不恢复者，为癫痫持续状态。

三、治疗原则

彻底去除病因，去除诱发因素，坚持药物治疗的综合治疗。

1. 治疗原发病

2. 抗癫痫药物的治疗

（1）按照癫痫的类型选择用药，以单种药物治疗为主。

（2）药物开始使用时，从总量的 1/2 ~ 2/3 剂量用起，逐渐增加全量（在医生指导下服用）。

（3）服药至癫痫病末次发作后，2 ~ 4 年，其中包括 1 年减药过程。

（4）监测药物血浓度，根据药物的血浓度调节药物剂量，注意抗癫痫药物的副作用，避免自行减量或停药。

（5）常用药物：

1）鲁米纳：对癫痫大发作、局限性发作及癫痫持续状态有良效。

2）卡马西平：对有精神症状的癫痫有效。

3）丙戊酸钠：用于其他抗癫痫药物无效的各型癫痫。

4）氯硝安定：用于儿童癫痫样小发作、婴儿痉挛征及运动不能性发作。

5）苯妥英纳：用于癫痫持续状态。

四、预防

做好婚前检查，防止近亲结婚。产前注意保护母体身体健康，避免产生对胎儿生长不利的影响因素。围产期防止产伤、窒息、感染等因素的发生。对有遗传代谢病倾向的家族的新生儿，应及早筛查并及时治疗，对高热惊厥的患儿，要防止反复发作。

五、护理

（一）常见护理诊断

1. 窒息的危险：与抽搐、分泌物增加有关。

2. 感染的危险：与药物引起的白细胞下降有关。

3. 有外伤的危险：与抽搐、惊厥发作、意识突然丧失有关。

4. 潜在的并发症：脑疝：与脑组织缺氧、脑水肿有关。

（二）护理措施

1. 培养生活习惯，注意安全。

2. 坚持学习，培养良好的生活习惯，保证充足的睡眠和休息。避免危险的活动，如登高、游泳等。避免过度的兴奋和疲劳，指导家长和病儿对癫痫有正确的认识，防止各种诱发因素。

3. 药物治疗的护理　坚持服药和按时服药。在服药期间，要定期检查血象、肝肾功能、药物血浓度等，防止药物的副作用的发生。

4. 发作时的护理　嘱患儿出现前驱症状时，应立即下蹲或平卧，大声呼叫，防止摔伤，如在床上发作时，可拉起床档防止坠床。癫痫发作时，护士应立即给患儿解开衣领，去枕平卧，头偏向一侧，清除口腔分泌物，保持呼吸道通畅，防止误吸或窒息。在上下牙齿之间，可放置牙垫等物品，防止咬伤舌头。密切观察患儿发作过程、间隙时间，观察患儿神志、瞳孔、呼吸、脉搏及面色变化，并记录。连续抽搐者，不可强行按压肢体以免引起骨折。遵医嘱给予抗癫痫药物，同时应注意观察患儿呼吸及心率的变化。用脱水药物时，应快速静脉滴入，防止脑水肿导致脑疝的发生。深昏迷的患儿口腔应放置口咽通道，防止舌后坠引起呼吸道阻塞。如有呼吸困难者应立即吸氧并备好人工呼吸机。患儿未彻底清醒前，应有专人陪护，防止患者因精神恍惚而发生意外。

5. 健康教育　在医生指导下，长期有规律地服药，是防止癫痫复发和控制药物副作用发生的有效保证。应告诫患儿和家长，不要急于求成，自行加大药物剂量，或者没有耐心，反复更换药物或治疗方案，这样反而延误了病情治疗。病情反复发作未能及时控制时，不能对治疗失去信心自行停药，丧失治愈的时机。一般说来，癫痫在发作间期，同正常人没有什么区别。大部分患者通过个体化的合理治疗能完全控制发作。

第四节　急性感染性多发性神经根炎

急性感染性多发性神经根炎又称格林－巴利综合征，是病毒感染引起的免疫功能紊乱，诱发周围神经系统的脱髓鞘病变。临床表现为急性、对称性、弛缓性肢体瘫痪，伴有周围性感觉障碍，病情严重者可引起呼吸肌麻痹而危及生命。本病以夏秋季为高发季节，农村多于城市，好发于10岁以内小儿。

一、病因

病因及发病机制并不明确。可能与病毒感染等所诱发的脱髓鞘病变有关，并涉及细胞和体液免疫功能紊乱。

二、临床表现

1. 前驱感染　本病以3~6岁儿童多见。一年四季均可发病，7~9月份为高峰。多发生在起病前1~6周有非特异性病毒感染，有上呼吸道感染症候或轻度的肠道感染病史，部分患儿有受凉或劳累诱发因素。

2. 起病初期　先有肌肉不适或疼痛，常出现下肢无力、麻木、疼痛，尤其在大腿前后侧，疼痛感觉尤为明显，可伴有发热，两周内达到高峰。

3. 运动障碍　自肢体远端开始，首先表现为行走无力，易摔到，肌肉无力呈对称性，2~3天内发展到上肢、腰背、躯干，患儿不能坐起和翻身，手足下垂、肢体瘫痪等。

4. 颅神经障碍　表现为不能抬头，吞咽困难、进食时有呛咳，患侧眼裂增大，鼻唇沟变浅或消失，口角向健侧歪斜。

5. 呼吸障碍　呼吸肌麻痹后，可使呼吸浅表、咳嗽无力、声音微弱、呼吸困难。单纯的肋间肌麻痹，吸气时胸廓下陷。上腹隆起。如单纯的膈肌麻痹，则吸气时上腹部下陷呈现出矛盾样呼吸。

6. 植物神经障碍　植物神经受累时，可有视物不清、多汗、面色潮红、腹痛、体位性低血压、心律不齐，甚至发生心脏骤停。

7. 感觉障碍　年长儿可诉手足麻木、疼痛，早期可出现手套或袜套状感觉减退。

三、实验室检查

1. 血液　中性粒细胞增高，血清免疫球蛋白IgM、IgA、IgG均有增高，其中IgM增高最为显著。

2. 脑脊液检查　发病时蛋白含量逐渐增高，2~3周可达正常时的2倍，4周后逐渐下降。细胞数正常，蛋白细胞分离现象为本病的特征。糖含量正常，细菌培养阴性。

3. 电生理检查　运动及感觉神经传导速度显著减慢。

四、治疗原则

生命支持，对症处理。

五、护理

（一）常见护理诊断

1. 清理呼吸道无效：与感染、肋间呼吸肌麻痹有关。

2. 呼吸形态改变：机械呼吸：与呼吸机麻痹及不能维持正常呼吸有关。

3. 皮肤完整性受损：与局部皮肤长时间压迫有关。

4. 营养失调：低于机体需要量：与摄入不足有关。

5. 感染的危险：与抵抗力下降、咳嗽无力有关。

6. 躯体移动障碍：与肢体瘫痪有关。

7. 体温异常：与植物神经功能紊乱有关。

（二）护理措施

1. 维持呼吸功能　保持呼吸道通畅，呼吸困难者应给予低流量氧气吸入。

2. 皮肤的护理　防止皮肤压力性溃疡发生。保持肢体的功能位，防止足下垂，对瘫痪的肢体做被动活动。

3. 营养维持　给予高蛋白、高热量、高维生素易消化的饮食，少量多餐，根据患儿的咀嚼和吞咽能力，给予流食或半流食。不能进食者，遵医嘱留置胃管，必要时，静脉给予高营养支持疗法。

4. 预防感染　保护性隔离。

5. 运动障碍的护理　评估躯体障碍的损伤程度。急性期，肢体做被动锻炼。恢复期，鼓励患儿自主活动，如吹气球、手握笔、持物、抬腿等，恢复肢体活动功能。协助生活护理，完成日常生活能力。

第五节　脑性瘫痪

脑性瘫痪是多种原因引起脑损伤所致非进行性中枢运动功能障碍。除有肢体痉挛性瘫痪外，还有智力不足，不随意运动及视听、语言功能异常，抽搐发作及感觉障碍等。

一、病因

1. 出生前　胎儿期的感染、出血、发育畸形以及母亲妊娠时有高血压、糖尿病、腹部外伤、接触放射线等。

2. 出生时　羊水阻塞、早产、窒息、难产、产钳夹伤等。

3. 出生后　缺氧、感染、外伤、颅内出血、核黄疸等。

出生前因素占20%，出生时约占65%，出生后约占15%。

二、临床表现

1. 痉挛型　中枢性瘫痪，约占75%，病变主要在锥体束，婴幼儿时期即出现症状，多为双侧性，表现为肌张力增高，尤以下肢最明显，抱起时两腿交叉成剪刀样足跟悬空、足尖着地、上肢屈曲内收。轻症两手动作不灵敏，步态不稳。瘫痪形式可有四肢瘫、偏瘫、截瘫和单瘫。

2. 手足徐动型　约占20%，病变主要在锥体外系，大多数表现肌张力增高，偶尔也有肌张力减低。同时伴有无目的、不自主的动作或动作过多，可呈震颤、舞蹈样动作，睡眠时消失，情绪激动时增强。

3. 共济失调型　约占1%～2%，病变主要在小脑。表现为步态不稳，快变轮换的动作差，肌张力低下，指鼻实验阳性等。

4. 混合型　以痉挛型和手足徐动型混合并存多见。此型常见智力低下、运动障碍，严重者可伴有癫痫发作、语言障碍、视觉和听觉障碍等。

当网状结构受损时，可出现注意力不集中、动作过多，当病变损害延髓时，病儿可出现吞咽困难等。

三、治疗原则

早诊断、早治疗。针灸及按摩疗法，体育锻炼和理疗。严重肢体痉挛的患儿可考虑做支配该部位的马尾神经切断手术，平衡伸肌和屈肌力量，缓解痉挛。

四、预防

认真做好产前保健，母亲保持精神愉快；减少各种感染，避免接触猫、狗，防止感染弓形虫病，而影响胎儿期的脑部发育；避免外伤及早产、难产；血型不合者应及早给予母亲预防措施，高胆红素血症的患儿应及时治疗，防止发生核黄疸；预防新生儿的低血糖血症、窒息、缺血缺氧性脑病的发生。

五、护理

（一）常见护理诊断

1. 进食自理缺陷：与脑损伤有关。

2. 躯体移动障碍：与脑损伤有关。

3. 有受伤的危险：与运动功能障碍有关。

4. 营养失调：与动作不协调进食困难有关。

5. 皮肤完整性受损的危险：与运动障碍有关。

（二）护理措施

1. 营养维持。

2. 加强训练。

3. 防止外伤与意外。

4. 皮肤护理。

第六节　注意力不足多动障碍

注意力不足多动障碍性疾病是以多动、注意力不集中、有攻击行为，参与事件能力差，但智力基本正常为其特点的一组症候群。其易发年龄为 6～14 岁，男孩比女孩发病率高。

一、病因　目前尚不清楚，多数学者认为与产前、产中、产后的轻度脑损伤有关。遗传因素在多动症的儿童中也占一定的比例。近年来认为多动和注意力不集中可能与脑内神经递质儿茶酚胺不足有关。

二、临床表现

多数病人自婴幼儿时期既出现兴奋、易哭闹、睡眠差、喂食困难、不容易养成定时排大小便的习惯，随着年龄的增长，除活动较一般同龄人增多外，还有动作不协调、精神动作困难、注意力不集中或集中时间很短、其行为无目的性、情绪易冲动、不能控制自己等。学龄儿童则表现上课不能遵守纪律，小动作多，容易激动，听觉辨别能力差、语言表达能力差，学习能力低，有些儿童表现倔强、不听话、无礼貌等，但智力正常。部分多动症儿童存在知觉障碍，表现为不能分析图形的组合，也不能将图形各部分综合成一整体。多动症的患儿还可出现头痛、胃痛、腹泻、呕吐等症状。

三、诊断

1. 7 岁以前起病，病程持续半年以上。

2. 注意力不集中（至少具备六条）①常常不能仔细地注意细节，在做功课、工作中出现漫不经心的错误；②在完成任务或做游戏时常常无法保持注意力。③别人对他讲话时常常显得没在听。④常常始终无法遵守指令，无法按时完成功课。⑤常常遗失生活必需品，如作业本、书、笔、玩具等。⑥常回避或厌恶家庭作业。⑦易被外界刺激吸引过去。⑧组织任务和活动的能力常常受损。

3. 活动过度（至少具备下列 3 条）①双手或双手常常不安稳或坐着蠕动。②不能静坐于自己的座位上。③常在不恰当的场合奔跑或登高爬梯。④难于安静地参与娱乐活动。⑤表现出持久的运动过度，社会环境或别人要求无法使其显著改变。

4. 冲动性（至少具备下列 1 条）①常在提问未完时其答案既脱口而出。②在游戏或有组织的场合不能排除或按顺序等候。③经常打扰他人。④常说话过多，不能对社会规则做出恰当反应。

5. 排除其他精神发育障碍性疾病，孤独障碍、抽动秽语综合征等。

6. 翻手实验、指鼻实验和指 – 指实验、对指实验、跟膝实验阳性可作为辅助诊断。

四、预防

做好婚前检查，避免近亲结婚。有计划地生育，母怀孕期间，应保持心情愉快，预防疾病，在医生的指导下用药。母分娩时，避免产伤、窒息等，减少婴儿脑损伤机会。小儿应合理搭配饮食，养成良好的饮食习惯。避免让孩子玩铅制品的玩具。

五、治疗原则　药物治疗与精神治疗配合进行。

六、护理

（一）常见护理诊断

1. 睡眠形态紊乱：与脑功能障碍有关。

2. 角色的紊乱：与注意力不集中、不能完成学习任务有关。

3. 社交障碍：与易冲动、任性、行为过激有关。

4. 外伤的危险：与多动、冲动有关。

（二）护理措施

1. 心理护理。

2. 一般护理。

3. 药物治疗的护理。

强化练习题

一、名词解释

1. 化脓性脑膜炎
2. 癫痫
3. 原发性癫痫
4. 继发性癫痫
5. 癫痫持续状态
6. 格林 – 巴利综合征
7. 脑性瘫痪
8. 注意力缺陷多动症

二、填空题

1. 小儿出生时大脑的重量约__________，占体重的__________。

2. 小儿的脑耗氧量，在基础状态下占全身耗氧量的__________，而成人则占__________，缺氧对小儿的影响较成人更明显。

3. 小儿的脊髓发育，在出生时较成熟，约重________，是成人脊髓的________。
4. 新生儿脑脊液的压力为________，儿童为________。
5. 化脓性脑膜炎，90%以上病例在出生后________至________之间发生。
6. 化脓性脑膜炎起病可分为________和________两种类型。
7. 癫痫的病因及分类为________，________，________。
8. 急性感染性多发性神经根炎以夏秋季为疾病的高发季节，农村发病率________城市。好发于________岁以内小儿。
9. 脑性瘫痪的临床分型为________、________、________和________型。

三、选择题

（一）单选题

1. 小儿出生时，大脑的重量是
   A. 350g
   B. 300g
   C. 370g
   D. 380g
   E. 390g
2. 小儿出生时，大脑占体重的重量为
   A. 1/5～1/6
   B. 1/6～1/7
   C. 1/7～1/8
   D. 1/8～1/9
   E. 1/9～1/10
3. 儿童化脓性脑膜炎最常见的病原菌是
   A. 大肠杆菌
   B. 金黄色葡萄球菌
   C. 脑膜炎双球菌
   D. 肺炎链球菌
   E. 流感嗜血杆菌
4. 新生儿化脓性脑膜炎最常见的病原菌是
   A. 大肠杆菌
   B. 脑膜炎双球菌
   C. 肺炎链球菌
   D. 金黄色葡萄球菌
   E. 流感嗜血杆菌
5. 化脓性脑膜炎其传播的主要途径
   A. 呼吸道分泌物或飞沫传播
   B. 接触性传播
   C. 昆虫传播
   D. 血液传播
   E. 以上都不是
6. 化脓性脑膜炎病原菌未明时，可首选抗生素
   A. 青霉素
   B. 青霉素＋氨苄青霉素
   C. 青霉素＋链霉素
   D. 青霉素＋丁胺卡那
   E. 青霉素＋万古霉素
7. 化脓性脑膜炎治疗的疗程应不少于
   A. 1～2周
   B. 2～3周
   C. 3～4周
   D. 4～6周
   E. 5～6周
8. 抗癫痫药物开始治疗时，从总量的多少开始
   A. 1/3～1/2
   B. 1/2～2/3
   C. 2/3～3/4
   D. 全量
   E. 以上都不是
9. 抗癫痫药物服用至癫痫病末次发作后
   A. 1～3年
   B. 2～4年
   C. 3～5年
   D. 4～6年

E. 以上都不是

10. 儿童脑脊液检查压力正常值为

A. 30～60mmH_2O

B. 40～90mmH_2O

C. 50～100mmH_2O

D. 60～120mmH_2O

E. 70～180mmH_2O

11. 小儿脑脊液蛋白总量为

A. 0.1～0.2g/L

B. 0.2～0.4g/L

C. 0.3～0.6g/L

D. 0.6～0.8g/L

E. 0.8～1.0g/L

12. 急性感染性多发性神经根炎脑脊液检查可见

A. 细胞数增多

B. 蛋白质含量下降

C. 糖含量下降

D. 蛋白细胞分离

E. 以上都不是

(二) 多选题

1. 注意力缺陷多动症临床表现有

A. 兴奋

B. 睡眠差

C. 喂食困难

D. 易哭闹

E. 对有兴趣的事注意力集中

2. 注意力缺陷多动症常见护理问题

A. 睡眠形态紊乱

B. 社交障碍

C. 角色紊乱

D. 外伤的危险

E. 感染的危险

3. 出生时存在，以后永不消失的神经反射有

A. 拥抱反射

B. 角膜反射

C. 吞咽反射

D. 握持反射

E. 吸吮反射

4. 出生时并不存在，以后逐渐出现并永不消失的反射有

A. 腹壁反射

B. 提睾反射

C. 四肢肌腱反射

D. 咽反射

E. 觅食反射

5. 化脓性脑膜炎病原的侵入途径有

A. 上呼吸道感染

B. 胃肠道感染

C. 皮肤粘膜感染

D. 新生儿脐部感染

E. 邻近组织感染

6. 化脓性脑膜炎可出现的并发症有

A. 硬膜下积液

B. 脑积水

C. 脑室管膜炎

D. 智力低下

E. 癫痫

7. 化脓性脑膜炎的治疗原则是

A. 早期用药

B. 联合用药

C. 坚持用药

D. 对症处理

E. 注意配伍禁忌

8. 化脓性脑膜炎的常见护理诊断有

A. 体温异常

B. 营养失调

C. 有窒息的危险

D. 有体液不足的危险

E. 以上都不是

9. 癫痫的病因分类是

A. 原发性癫痫

B. 继发性癫痫

C. 特发性癫痫

D. 少年性癫痫

E. 青春性癫痫

10. 癫痫发作的临床表现常见有

A. 大发作

B. 小发作

C. 局限性发作

D. 失神样发作

E. 持续性发作

11. 癫痫病的治疗原则

A. 彻底去除病因

B. 治疗原发性疾病

C. 避免诱因

D. 坚持药物治疗

E. 坚持长期治疗

12. 以上哪项属脑膜刺激征

A. 膝腱反射阳性

B. 颈抵抗

C. 克匿格征

D. 布鲁金斯基征

E. 以上都不是

13. 急性多发性神经根炎感觉障碍为

A. 手足发热

B. 手足疼痛

C. 手足麻木

D. 手套状感觉减退

E. 袜套状感觉减退

四、问答题

1. 列出化脓性脑膜炎的护理诊断与护理措施。
2. 简述癫痫患者的健康教育。
3. 癫痫发作时如何护理?
4. 如何进行多发性神经根炎患儿的皮肤护理?
5. 脑性瘫痪的病因有哪些?
6. 简述注意力缺乏多动症的心理护理。
7. 注意力缺乏多动症药物治疗的护理。

参考答案

一、名词解释

1. 化脓性脑膜炎是由各种化脓性细菌感染引起的脑膜炎症，是小儿常见感染性疾病之一。
2. 癫痫是一种慢性的反复发作性疾病和多种原因引起的脑功能障碍的症候群，是脑神经元反复地异常放电导致的结果。
3. 原发性癫痫指原因不明的癫痫，部分可能与家族遗传有关。
4. 继发性癫痫可继发于脑部疾病或全身性疾病，婴幼儿多与围产期损伤、缺氧、高热有关。
5. 癫痫持续状态指癫痫发作持续 30min 以上，或反复发作 30min 以上，发作间歇期意识不恢复者。
6. 急性感染性多发性神经根炎是病毒感染引起的免疫功能紊乱，诱发周围神经系统脱髓鞘病变，表现为急性、对称性、弛缓性肢体瘫痪，伴有周围性感觉障碍的综合征，病情严重者可引起呼吸肌麻痹而危及生命。
7. 脑性瘫痪是多种原因引起的脑损伤所致非进行性中枢性运动障碍，除肢体痉挛性瘫痪外，还有智力低下，不随意运动及视觉、听觉、语言功能异常，抽搐发作及感觉障碍等。
8. 注意力缺陷多动症是以多动、注意力不集中、有攻击行为，参与事件能力差，但智力基本正常为其特点的一组症候群。

二、填空题

1. 370g　1/8 ~ 1/9
2. 50%　20%
3. 2 ~ 6g　1/4 ~ 1/5
4. 30 ~ 80mmH_2O　70 ~ 180mmH_2O
5. 1个月　5岁
6. 暴发性　亚急性
7. 原发性癫痫　继发性癫痫　特发性癫痫
8. 高于　10
9. 痉挛型　手足徐动型　共济失调型　混合型

三、选择题

（一）单选题

1.C　2.D　3.C　4.A　5.A　6.B　7.B　8.B
9.B　10.E　11.B　12.D

（二）多选题

1.ABC　2.ABCD　3.BC　4.ABC　5.ABCDE　6.ABCDE
7.ABCD　8.ABCD　9.ABC　10.ABC　11.ACD　12.BCD
13.BCDE

四、问答题

1. 化脓性脑膜炎时护理诊断有：
（1）体温异常：与脑膜炎症有关。
（2）营养失调　低于机体需要量：与食欲下降或不能进食及呕吐有关。
（3）有窒息的危险：与呕吐及意识障碍有关。
（4）有液体不足的危险：与颅压高，恶心、呕吐有关。
（5）有躯体移动障碍的危险：与出现肢体瘫痪有关。
（6）有皮肤完整性受损的危险：与长期卧床及意识障碍有关。
（7）有外伤的危险：与抽搐有关。
主要护理措施
（1）保护病室适宜的温度和湿度。
（2）发热及惊厥时对症处理。
（3）遵医嘱给予抗生素。
（4）给予口腔护理。
（5）营养支持。
（6）皮肤护理。
（以上各项护理措施具体内容详见本书配套的《儿科护理学》）

2. 癫痫患儿的健康教育是教育家长和患儿能否坚持按时服药是癫痫能否好转和治愈的关键，应在医生指导下，长期有规律地服药，是防止癫痫复发和降低药物副作用发生的有效保证。告诫家长和患儿，不要急于求成，自行加大药物剂量或没有耐心反复更换药物和治疗方案。也不要在病情有反复、未能控制时，对治疗丧失信心，自行停药而丧失治愈的机会。一般来说，在治疗期间患儿与正常儿童没有什么区别，大多数患儿经过个体化的合理治疗完全可以控制发作，健康地生活和学习，甚至可达到治愈。

3. 癫痫发作时的护理　①护士应了解患儿发作的诱发因素并予以去除，了解该患儿发作时的前驱症状，嘱患儿出现前驱症状时，立即下蹲或平卧，大声呼叫，防止摔伤。如在床上发作时，可拉起床档防止坠床；②病人发作时，护士应立即给患儿解开衣领，去枕平卧，头偏向一侧，清除口腔分泌物，防止误吸或窒息，在上下牙之间放置牙垫，防止咬伤舌头，牙关紧闭时，不要强行撬开，以免损伤牙齿；③密切观察患儿发作过程，间隙时间，患儿的神志、瞳孔、呼吸、脉搏及面色变化并记录。连续抽搐者，不可强行按压肢体以免引起骨折；④遵医嘱给予抗癫痫药，同时观察患儿呼吸、心率的变化，深昏迷的患儿口腔内应放置通气道，防止舌后坠引起呼吸道阻塞。呼吸困难者给予吸氧并准备好呼吸机；⑤患儿未彻底清醒前，应有专人陪护，防止发生意外；⑥如遇发热，应对症处理，给予降温。

4. 多发性神经根神经炎的皮肤护理　评估皮肤受损程度。保持床单的干净、整洁、无渣屑，衣服无皱褶，骨突起处给予30%～50%红花酒精定时按摩，每日温水擦浴一次，并行全身按摩。定时翻身，还可用气垫保护，减轻局部压力，防止褥疮发生。

5. 脑性瘫痪的病因

(1) 出生前：胎儿期的感染、出血、发育畸形以及母亲妊娠时有高血压、糖尿病、腹部外伤、接触放射线等。

(2) 出生时：早产、窒息、难产、产钳夹伤等。

(3) 出生后：缺氧、感染、外伤、颅内出血、核黄疸等。

其中出生前因素约占20%，出生时约占65%，出生后占15%。

6. 注意力缺陷多动症的心理护理

(1) 寻找病因，去除致病因素，对患儿要耐心、避免打骂、训斥患儿，要善于发现患儿的优点，给予表扬，以提高患儿的自信心。

(2) 引导患儿开展文体活动，克服冲动破坏行为。培养良好的生活习惯，引导患儿遵守公共秩序和道德准则，循序渐进地培养注意力，提高办事效率。

(3) 对于攻击行为应予制止，家庭应与学校取得联系，共同管理和教育患儿，以使患儿的行为得到控制，取得最好的效果。

7. 注意力缺陷多动症除心理护理和教育外，应用精神兴奋剂治疗可有一定的疗效，如哌醋甲酯（利他林）、苯丙胺、匹莫林等，用药要从小剂量开始，定期监测患儿的症状和药物的副作用。

（陈建军）

第十五章　结缔组织疾病患儿的护理

内容提要

结缔组织疾病是指结缔组织发炎、水肿、增生和变性等病变，出现关节、肌肉疼痛或僵硬等症状的一组疾病，又称为风湿性疾病。发生在儿童期的疾病有风湿热、儿童类风湿病、过敏性紫癜、皮肤粘膜淋巴结综合征、强直性脊柱炎、系统性红斑狼疮、皮肌炎和硬皮病等病。

第一节　风湿热

风湿热是一种具有反复发作倾向的全身结缔组织疾病，其发病与A组乙型溶血性链球菌感染密切相关。临床表现主要为心脏炎、关节炎、舞蹈病、皮下结节和环形红斑。心脏炎是本病最严重的表现，急性期可直接威胁患儿的生命，反复发作后可遗留永久性心脏瓣膜病变。

一、病因和发病机理

病因尚不完全清楚，一般认为与A组乙型溶血性链球菌感染后引起的变态反应和自身免疫有关。病变累及全身结缔组织，基本病变为炎症和具有特征性的“风湿小体”。可分为渗出、增生和硬化3期，但各期改变也可同时存在。主要累及心脏、关节和皮肤。

二、临床表现

发病前常有急性链球菌感染的前驱病史。1~3周后出现风湿热症状。

（一）发热　起病多有发热，1周后低热，持续3~4周。

（二）心脏炎　约70%的患儿第一周即出现症状，急性风湿性心脏病变时往往心肌、心内膜和心包同时有不同程度受累，泛称风湿性心脏炎。重症时常并发急性充血性心力衰竭。

（三）关节炎　为多发性和游走性。以膝、踝、肘、腕等大关节为主，局部有红、肿、热、痛，一般1周左右消失。

（四）舞蹈病　女孩多发，特征为不协调和不自主运动，睡眠时消失，可与心脏炎同时存在，也可以单独出现。

（五）皮肤病变　包括环形红斑和皮下结节，常与心脏炎并存。

三、辅助检查

（一）一般化验　常有轻度贫血，白细胞轻度增高和核左移，血沉增快。

（二）C反应蛋白阳性。

（三）抗链球菌溶血素“O”、抗链球菌激酶、抗透明质酸酶增高。

（四）心电图　多有P-R间期延长。

四、治疗

（一）卧床休息　急性期绝对卧床至少3周，如有心脏炎应卧床6周，如伴有心脏扩大或心功能不全则应延长至3~6个月。

（二）控制链球菌感染　常规给予1个疗程（10~14日）青霉素治疗。

（三）抗风湿治疗

1. 阿司匹林　控制急性症状。开始剂量每日80~100mg/kg，分3~4次口服，病情稳定后减为每日40~50mg/kg，全疗程3个月。

2. 肾上腺皮质激素　对有心脏炎更为有效。开始口服泼尼松每日1~2mg/kg，分3次口服。3~4周后开始逐渐减量，至12周停药。

3. 其他　舞蹈病时用巴比妥类控制；充血性心力衰竭时采用地高辛、利尿剂等治疗。

4. 预防复发　第一次发病后5年之内复发机会较多。预防首选长效青霉素，每月肌注1次，剂量120万U，疗程至少5年，一般用至25岁或更久。

五、护理

（一）常见护理诊断

1. 心输出量减少：与心脏受损有关。

2. 疼痛：与关节受累有关。

3. 焦虑：与疾病的威胁有关。

4. 潜在并发症：药物副作用：与使用阿司匹林、强的松、洋地黄治疗有关。

（二）护理措施

1. 心脏炎的护理

(1) 病情观察：注意心率、心律和心音，多汗、气急等心力衰竭表现。

(2) 卧床休息：无心脏炎者卧床休息2周，有心脏炎时轻者4周，重者6~12周，伴心力衰竭者待心功能恢复后再卧床3~4周，血沉接近正常时方可逐渐下床活动，活动量应根据心率、心音、呼吸、有无疲劳而作调节。一般恢复至正常活动量所需时间是：无心脏受累者1个月，轻度心脏受累者2~3个月，严重心脏炎伴心力衰竭者6个月。

(3) 饮食护理：给予易消化、高蛋白、高维生素食品，有心力衰竭者适当地限制盐和水，并保持大便通畅。

(4) 遵医嘱用泼尼松抗风湿治疗，有心力衰竭者加用洋地黄制剂，同时配合利尿等治疗。

(5) 做好一切生活护理。

2. 关节炎的护理　保持舒适的体位，避免痛肢受压，移动肢体时动作要轻柔。做好皮肤护理。

3. 心理护理　关心患儿，耐心解释各项检查、治疗、护理措施的意义，以取得合作。及时解除患儿的不适感，增强病人战胜疾病的信心。指导家长做好患儿日常生活安排及预防风湿热复发的各种措施。及时控制链球菌感染，避免寒冷潮湿等。

4. 注意观察药物副作用　阿司匹林可引起胃肠道反应、肝功能损害和出血。饭后服用或同时服用氢氧化铝可减少对胃的刺激，加用维生素K可防止出血。阿司匹林引起多汗时应及时更换衣服以防受凉。泼尼松可引起满月脸、肥胖、消化道溃疡、肾上腺皮质功能不全、精神症状、血压增高、电解质紊乱、抑制免疫等。应密切观察，避免交叉感染和骨折。心肌炎时对洋地黄敏感，心力衰竭用洋地黄治疗时，剂量为一般量的1/2~1/3，注意有无恶心、呕吐、心律不齐、心动过缓等中毒症状，并应注意补钾。

第二节 儿童类风湿病

儿童类风湿病是指发生在16岁以前的结缔组织病，表现为长期不规则的发热和关节肿痛，日久可致关节畸形，常伴有肝、脾和全身淋巴结肿大、贫血和白细胞增高等。年龄愈小全身症状愈重，年长儿以关节症状为主。

一、病因和发病机理

病因未明，可能与感染、自身免疫、遗传及寒冷、潮湿等因素有关。发病机理中有一系列复杂的免疫过程参与，导致组织损伤。

二、临床表现

临床上分为3型。

（一）全身型　多见于幼儿，约占20%。

1. 发热　多为弛张热，可持续数周或数月。

2. 皮疹　发热间期常伴有皮疹，呈多形性红斑，散在或融合成片，或呈环形红斑，躯干多见，也可见于四肢，反复出现。

3. 关节症状　表现为多关节受累，也有无关节症状者。

4. 肝、脾和淋巴结可有不同程度肿大。

5. 偶见胸膜炎、心包炎、心肌炎和间质性肺炎。

（二）多关节型　多见于学龄儿童，约占40%，表现类似于成人型类风湿关节炎，起病缓慢，全身症状轻微，多个关节受累，由指趾等小关节发展到膝、踝、肘等大关节。早期游走性，逐渐变为固定对称性关节炎。可发生关节畸形和强直。

（三）少关节型　多见于较大儿童，约占40%，全身症状轻微，关节受累数不超过4个，常见累及膝、踝、肘等大关节，而手部小关节极少波及。患者可有低热、乏力等症状，多无严重的关节活动障碍，此型较突出的症状是虹膜睫状体炎。

三、辅助检查

（一）一般化验　轻度贫血；白细胞增高，以中性增高为主；血沉多数明显增快，少关节型增快可不明显。

（二）C反应蛋白阳性。

（三）类风湿因子　多关节型阳性率较高，其他两型阳性率不高。

（四）抗核抗体　女性阳性率较高。合并虹膜睫状体炎者阳性率更高。

（五）免疫球蛋白IgG、IgM、IgA均可增高。

（六）X线检查　早期仅见关节软组织肿胀，晚期可见骨质稀疏和破坏，关节腔变窄，关节可半脱位，但个体变异很大。

四、治疗

（一）一般治疗　发热期应卧床休息，好转后适当活动，可进行适当体疗或理疗，以防止关节畸形。

（二）肾上腺皮质激素　对全身症状较重或合并虹膜睫状体炎者需早期应用泼尼松，开始剂量每日1~2mg/kg，分3次口服。待病情好转，血沉正常时可逐渐减量并改为隔日顿服或间歇用药，疗程4~6月或更长。

（三）阿司匹林　每日80~100mg/kg，分3~4次饭后口服。服用期间加服维生素K。

（四）免疫抑制剂　如环磷酰胺、甲氨蝶呤等，对严重病例不仅可抑制炎症和加强激素疗效，还可减少激素用量。

五、护理

（一）常见护理诊断

1. 体温过高：与非化脓性炎症损害有关。

2. 躯体移动障碍：与关节疼痛、畸形有关。

3. 焦虑：与疾病对健康的威胁有关。

4. 潜在并发症　药物副作用：与抗炎治疗用药有关。

（二）护理措施

1. 发热的护理　除按一般发热护理外，要观察有无皮疹、眼部受损和心功能不全表现，及有无脱水体征。使用抗炎药物进行病因治疗。

2. 关节炎的护理　观察关节炎症状，急性期应卧床休息，利用夹板、沙袋等减轻关节疼痛，用被架保护患肢不受压。教给患儿用放松、分散注意力的方法控制疼痛或局部热敷止痛。经常变换体位，适当作关节活动，防止关节挛缩。急性期过后尽早开始关节的康复治疗，设计出允许范围内的游戏方法以利患儿做适当活动，恢复关节功能和防止畸形。如运动后出现关节疼痛肿胀加重时可暂时中止运动。

3. 心理护理　给予患儿和家长精神安慰。使他们了解到本病虽病程长但预后较好，树立战胜疾病的信心并自觉坚持长期治疗。

4. 药物副作用的观察　同“风湿热”。

第三节　过敏性紫癜

过敏性紫癜是以毛细血管变态反应性炎症为病理基础的结缔组织病。临床上以对称性皮肤紫癜、关节肿痛、腹痛、便血和血尿为特征。多数于 3～14 岁之间发病，男多于女。

一、病因和发病机理

病因不清，目前认为是一种免疫反应性疾病。其发病可能与机体对感染、食物、药物、疫苗接种、昆虫叮咬等因素产生不恰当的免疫应答有关。引起皮肤、胃肠、关节、肾脏的广泛性毛细血管炎，导致水肿和出血。

二、临床表现

多见于 3 岁以上小儿，病前 1～3 周有呼吸道感染史，起病可急可缓，可有低热、乏力等。

（一）皮肤紫癜　为大小不等和高出皮面的紫癜，对称性分布于双下肢和臀部，尤以小腿伸侧较多，也可见于双上肢、耳廓及其附近。皮疹高出皮面，压之不褪色。初为淡红色，逐渐变为紫褐色，可融合成片，皮疹消退后不留痕迹。头 3 个月常可反复发作。此外，可同时出现血管神经性水肿，常见于头面部、手足背和会阴等部位。

（二）消化道症状　见于半数以上病例。有腹痛、呕吐甚至血便。腹痛症状也可出现于皮肤紫癜以前数日或数周。

（三）关节肿痛　为一过性关节肿痛，多见于膝、踝、肘、腕关节。

（四）肾脏损害　可见血尿，可有水肿和高血压。少数病例呈肾病综合征或慢性肾功能不全表现。

三、辅助检查

（一）周围血白细胞总数和嗜酸粒细胞数增高；血小板计数和出、凝血时间正常。

（二）血沉可增快，血清补体正常。

（三）尿常规检查可有镜下血尿和（或）蛋白尿。

（四）粪便潜血试验可为阳性。

四、治疗

缺乏特效治疗。

（一）去除可能致病因素　治疗感染，停止使用可疑的药物或食品。

（二）改善血管脆性　可给予大量维生素 C、维生素 PP 等。

（三）肾上腺皮质激素　对严重皮肤紫癜或有腹痛、关节肿痛者可用泼尼松口服，疗程4～6周。也可给予氢化可的松静脉滴注，滴注数日症状改善后改服泼尼松。

（四）山莨菪碱　能使腹痛、关节痛和皮肤紫癜消失优于激素。

（五）当肾脏损害严重或肾脏活检发现增殖性肾小球肾炎时，可用泼尼松和环磷酰胺联合治疗。剂量为每日环磷酰胺 1.5～2.5mg/kg，泼尼松 1.5～2mg/kg，用药时间一般为 6 个月左右。

五、护理

（一）常见护理诊断

1. 皮肤完整性受损：与变态反应和血管炎有关。

2. 疼痛：与关节和肠道变态反应有关。

3. 潜在并发症

(1) 消化道出血：与肠道粘膜受损有关。

(2) 紫癜性肾炎：与肾毛细血管变态反应性炎症有关。

（二）护理措施

1. 卧床休息　患儿应适当休息。

2. 饮食　忌食辛、辣刺激性食物，忌食海鲜；过敏原不明者不吃过去未吃过的食物。腹痛较重或大便潜血阳性者进少渣半流食。消化道有明显出血者应禁食。

3. 观察病情

(1) 皮肤紫癜：观察皮疹形态、数量和部位，是否反复出现，保持皮肤清洁，防止破溃、出血和感染。除去可能存在的致敏原。

(2) 关节肿痛：注意观察关节肿胀和疼痛情况，协助患儿置于舒适体位，做好日常生活护理。遵医嘱服用肾上腺皮质激素，对缓解关节疼痛效果好。

(3) 腹痛和便血：观察腹痛性质，有无伴有呕吐，应注意腹部体征除外肠套叠；若有排出柏油样大便，应及时与医师联系，以便进行适当处理；如排出大量血样便，应及时配血和输血。一般腹型紫癜患儿应给予无动物蛋白和无渣的流食，严重者应禁食，经静脉供给营养。

(4) 血尿：观察尿色，有无肉眼血尿。定期送检尿常规，若有血尿和蛋白尿，提示紫癜性肾炎，按肾炎常规处理。

(5) 心理护理：过敏性紫癜可反复发作和并发肾损害，给患儿和家属带来不安和痛苦，应根据情况予以解释，树立战胜疾病的信心。并做好出院指导，使家长学会继续观察病情、合理调配饮食。嘱出院后必须定期来院复查。

第四节　皮肤粘膜淋巴结综合征

皮肤粘膜淋巴结综合征又称川崎病，是一种病因未明的幼儿高发的血管炎综合征。临床特点为急性发热、皮肤粘膜病损和淋巴结肿大。多数自然康复，心肌梗塞是主要死因。

一、病因和病理

病因尚未清楚，可能与感染、免疫反应和环境污染、药物、化学制剂等有关。病变累及动脉、静脉和毛细血管。基本病理变化为血管周围炎、血管内膜炎或全层血管炎。冠状动脉病变为增殖性炎症和血栓形成。

二、临床表现

本病好发于2～10个月小儿，80%以上<3岁，男多于女。一般为自限性，病程多为6～8周，有心血管症状时可持续数月至数年。

（一）主要症状和体征

1.发热　呈稽留热或弛张热，可持续1～2周。

2.皮肤粘膜的变化　①皮疹：呈向心性、多形性。呈荨麻疹样皮疹、深红麻疹样丘疹、猩红热样皮疹，无水疱或结痂。②肢端变化：早期手足皮肤硬性水肿，指趾呈梭形肿胀，伴有疼痛和关节强直，继之手掌和脚底弥漫性红斑；体温消退时手足皮疹和硬性水肿也消退，出现指趾端膜状脱皮。③粘膜表现：双眼球结膜充血，唇红干燥、皲裂、出血或结痂，舌乳头突起呈杨梅舌，口腔咽部粘膜呈弥漫性充血。

3.淋巴结肿大　一般在发热同时或发热后3天出现颈部淋巴结非化脓性肿大，有时枕后或耳后淋巴结亦可累及。

（二）心血管症状和体征　少见，常于发病1～6周出现症状，也可迟至数月，甚至数年后才发生。在发热期可表现为心脏杂音、心律不齐、心脏扩大和心力衰竭等。在亚急性期和恢复期，可因冠状动脉炎和动脉瘤而发生心肌梗塞，约半数病人的动脉瘤可在1年内消散。

（三）其他可出现尿道炎和脓尿；呕吐、腹痛和腹泻；肝脏肿大和转氨酶活性升高等。

三、辅助检查

（一）实验室检查　①外周血白细胞增多伴中性粒细胞核左移；②轻度贫血；③尿常规可见蛋白尿和尿沉渣中白细胞增多；④血沉增快；⑤血小板正常或升高；⑥C反应蛋白增高；⑦免疫球蛋白增高；⑧部分病人转氨酶增高。

（二）心电图　约有半数心电图异常，包括QRS波群低电压，P－R间期、Q－T间期延长，ST－T改变和各种心律失常。

（三）X线检查　可见心影轻度扩大，肺纹理增重。

（四）超声心动图检查　有心脏受损者可见相应改变。

四、治疗

主要是对症疗法和支持疗法，包括减轻血管炎症和对抗血小板凝集。

（一）阿司匹林　具有抗炎和抗凝作用。持续用药到症状消失，血沉正常，共约1～3月。有冠状动脉扩张者需延长用药时间并加用维生素E或潘生丁，直至冠状动脉内径缩到<3mm。

（二）丙种球蛋白　早期应用丙种球蛋白可明显减少冠状动脉病变的发生，剂量为每日400mg/kg，连用5日。

（三）其他　根据病情给予对症和支持治疗。

五、护理

（一）常见护理诊断

1. 体温过高：与感染、免疫反应等因素有关。

2. 皮肤完整性受损：与血管炎有关。

3. 潜在并发症　心脏受损：与冠状动脉炎等有关。

（二）护理措施

1. 发热的护理　急性期患儿应卧床休息。监测体温、对症处理。

2. 皮肤粘膜的护理　密切观察皮肤粘膜病变，保持皮肤清洁，剪短指甲，保持手清洁，衣被质地柔软清洁，避免损伤皮肤；便后清洗臀部；每日用硼酸棉球擦洗双眼，必要时用眼膏。保持口腔清洁，鼓励多漱口，口唇干裂时可涂护唇油。

3. 心血管系统的护理　密切监视患儿面色、精神状态、心率、心律、心音、心电图，必要时进行心电监护。根据医嘱使用保护心血管药物、阿司匹林、潘生丁等。

4. 药物副作用的观察　同“风湿热”。

5. 心理护理　及时向家长交代病情。理解家长对患儿的心血管病及可能猝死而产生的不安心理，并予以安慰。应为患儿安排好床上的娱乐方法，多给患儿精神安慰，以减少其精神刺激和不安。

强化练习题

一、名词解释

1. 风湿热
2. 风湿舞蹈病
3. 皮下结节
4. 环形红斑
5. 儿童类风湿病
6. 过敏性紫癜
7. 皮肤粘膜淋巴综合征

二、填空题

1. 风湿热心脏炎包括________、________和________。

2. 儿童类风湿病分为三型：________、________和________。

3. 风湿热的治疗原则是________、________和________。

4. 皮肤粘膜淋巴综合征又称________，主要表现为________、________和________。

5. 护理皮肤粘膜淋巴综合征要注意预防对预后影响最重要的并发症________。

三、选择题

（一）单选题

1. 小儿风湿热最易受累的心瓣膜是
   A. 主动脉瓣
   B. 肺动脉瓣
   C. 三尖瓣
   D. 二尖瓣
   E. 各瓣膜同时受累
2. 用长效青霉素预防风湿热复发，一般要持续使用
   A.1 年
   B.2 年
   C. 半年
   D. 用至症状控制
   E.5 年以上乃至成年
3. 护理风湿热心脏炎患儿应让其卧床休息至
   A. 急性症状消失，血沉正常
   B. 急性症状消失，C 反应蛋白正常
   C. 急性症状消失，抗链“O”正常
   D. 心电图和血沉正常
   E. 心电图和抗链“O”正常
4. 小儿风湿热与类风湿病的主要区别是
   A. 发热
   B. 心肌炎
   C. 关节炎
   D. 血沉增快
   E.X 线关节面骨质破坏
5. 过敏性紫癜的表现以下哪项有特征性？
   A. 可出现腹痛，便血
   B. 可累及大关节
   C. 反复出现皮肤紫癜
   D. 可出现血尿和蛋白尿
   E. 起病前 1～3 周常有上呼吸道感染史
6. 皮肤粘膜淋巴综合征患儿突然死亡的原因是
   A. 心肌炎
   B. 脑炎
   C. 心包炎
   D. 肝炎
   E. 心肌梗塞
7. 儿童类风湿病全身症状严重时，应首先应用
   A. 阿司匹林
   B. 环磷酰胺
   C. 肾上腺皮质激素
   D. 消炎痛
   E. 保泰松
8. 下列哪项<u>不是</u>小儿风湿热的主要表现？
   A. 发热
   B. 关节畸形
   C. 心脏炎
   D. 舞蹈病
   E. 环形红斑和皮下结节
9. 使用肾上腺皮质激素治疗儿童类风湿病，以下哪项<u>不正确</u>？
   A. 用于全身症状严重者
   B. 用于并发虹膜睫状体炎者
   C. 用于并发心肌炎、心包炎者
   D. 疗程 8～12 周
   E. 注意药物副作用
10. 关于风湿热的舞蹈病下列哪项是<u>不正确</u>的？
    A. 不协调、不自主运动
    B. 注意力集中时症状加剧
    C. 入睡后症状消失
    D. 脑脊液检查异常
    E. 为脑锥体处受累所致
11. 过敏性紫癜的主要症状，下列哪项是<u>错误</u>的？
    A. 皮肤紫癜
    B. 关节肿痛
    C. 腹痛、便血
    D. 血尿和蛋白尿
    E. 舞蹈病

12. 预防小儿风湿热复发，下列措施哪项是错误的？
A. 去除病灶
B. 早期治疗链球菌感染
C. 避免寒冷和潮湿
D. 定期使用长效青霉素 1 年
E. 改善居住卫生
13. 护理风湿性关节炎，以下哪项措施不妥？
A. 移动患儿肢体要轻柔
B. 避免受损关节受压
C. 长期服用止痛剂以减轻症状
D. 用枕头支撑肢体于舒适位置
E. 适当减少肢体活动
14. 下列哪项不是风湿性关节炎的特点？
A. 急性期关节有红、肿、热、痛
B. 关节痛为多发性、游走性
C. 多为大关节受累
D. X 线检查关节面可有破坏
E. 炎症消退后功能可恢复
15. 对服用水杨酸制剂的副作用，护理上以下哪项措施是不适当的？
A. 饭前服用
B. 同时服用氢氧化铝
C. 出汗多时及时更衣
D. 防止受凉
E. 必要时加服维生素 K
16. 关于皮肤粘膜淋巴综合征的主要症状，以下哪项不正确？
A. 发热
B. 心肌炎
C. 急性期手足硬肿，手掌和指趾末端出现红斑
D. 球结膜充血
E. 口腔粘膜弥漫性充血
17. 皮肤粘膜淋巴综合征护理要点，以下哪项不合适？
A. 急性期绝对卧床
B. 给予低盐饮食
C. 保持皮肤粘膜清洁以预防感染
D. 注意观察心血管症状
E. 注意心理护理和避免精神刺激

（二）多选题

1. 全身型儿童类风湿关节炎主要表现
A. 多见于幼儿
B. 发热多为弛张热
C. 皮疹反复出现
D. 多关节受累
E. 肝、脾和淋巴结肿大
2. 风湿热心脏炎包括
A. 心脏炎
B. 心内膜炎
C. 心包炎
D. 心力衰竭
E. 心律不齐
3. 风湿热关节炎的特点
A. 多发性
B. 游走性
C. 主要累及大关节
D. 关节局部红、肿、热、痛
E. 无畸形
4. 患风湿热时长期应用长效青霉素的目的是
A. 控制感染病灶
B. 预防复发
C. 防止心脏继续损害
D. 防止关节畸形
E. 减轻舞蹈病症状
5. 患风湿热时应用激素的指征是
A. 多发性关节炎
B. 舞蹈病
C. 心肌炎
D. 心力衰竭
E. 环形红斑
6. 过敏性紫癜的护理措施是
A. 注意出血情况
B. 肠道少量出血时应进少渣半流食
C. 肠道出血量多时应禁食
D. 应注意有无血尿和蛋白尿
E. 给予精神护理和精神安慰

7. 风湿热的主要表现是
A. 心肌炎
B. 舞蹈症
C. 关节炎造成关节畸形
D. 皮下结节
E. 环形红斑

四、问答题

1. 如何观察和预防抗风湿药物的副作用?
2. 简述全身型儿童风湿病的临床表现。
3. 试述类风湿关节炎的护理措施。
4. 叙述过敏性紫癜皮疹的特点。
5. 说出皮肤粘膜淋巴综合征心血管病变的表现和护理。
6. 列出皮肤粘膜淋巴综合征皮肤粘膜的病变表现。
7. 试述皮肤粘膜淋巴综合征皮肤粘膜的护理。

参 考 答 案

一、名词解释

1. 风湿热是一种具有反复发作倾向的全身结缔组织疾病，其发病与A组乙型溶血性链球菌感染密切相关。临床表现主要为心脏炎、关节炎、舞蹈病、皮肤下结节和环形红斑。
2. 风湿舞蹈病女孩多发，特征为程度不等、不协调和不自主运动，睡眠时消失，可与心脏炎同时存在，也可以单独出现。
3. 皮下结节是风湿热常见的皮肤病损之一，其多位于肘、腕、膝、踝等关节伸侧的骨质隆起或肌腱附着处附近，呈圆形，直径多在0.5~1cm，隆起于皮下，可活动，无压痛，常呈左、右两侧对称分布，与皮肤不粘连的小结。
4. 环形红斑是风湿热常见的皮肤病损之一，其多分布于躯干和四肢屈侧，呈环形或半环形，色淡红或暗红，边缘常呈轻度隆起，环内肤色正常，多于数小时或1~2日内消失，可反复出现，不留痕迹。
5. 儿童类风湿病是指发生在16岁以前的结缔组织病，表现为长期不规则的发热和关节肿痛，日久可致关节畸形，常伴有肝、脾和全身淋巴结肿大、贫血和白细胞增高等。
6. 过敏性紫癜是以毛细血管变态反应性炎症为病理基础的结缔组织病。临床上以对称性皮肤紫癜、关节肿痛、腹痛、便血和血尿为特征。多数于3~14岁之间发病，以学龄期发病率为最高，男性约2倍于女性。
7. 皮肤粘膜淋巴结综合征又称川崎病，是一种病因未明的幼儿高发的血管炎综合征。临床特点为急性发热、皮肤粘膜病损和淋巴结肿大，多数自然康复，心肌梗塞是主要死因。

二、填空题

1. 心内膜炎　心包炎　心肌炎
2. 全身型　多关节型　少关节型
3. 卧床休息　控制链球菌感染　抗风湿治疗
4. 川崎病　急性发热　皮肤粘膜病损　淋巴结肿大
5. 冠状动脉瘤

三、选择题

（一）单选题

1.D　2.E　3.A　4.E　5.C　6.E　7.C　8.B
9.D　10.D　11.E　12.D　13.C　14.D　15.A　16.B
17.B

（二）多选题

1.ABCDE　2.ABC　3.ABCDE　4.BC　5.CD　6.ABCDE
7.ABDE

四、问答题

1. 抗风湿治疗疗程长，轻症病例用阿司匹林的总疗程约 3～6 周，重症病例用泼尼松总疗程约 8～12 周。服药期间应注意副作用。阿司匹林可引起胃肠道反应、肝功能损害和出血。饭后服用或同时服用氢氧化铝可减少对胃的刺激，加用维生素 K 可防止出血。阿司匹林引起多汗时应及时更换衣服以防受凉。泼尼松可引起满月脸、肥胖、消化道溃疡、肾上腺皮质功能不全、精神症状、血压增高、电解质紊乱、抑制免疫等，应密切观察，避免交叉感染和骨折。

2. 全身型儿童风湿病的临床表现有链球菌感染的前驱病史，如急性咽炎或扁桃体炎，1～3 周后出现风湿热症状，主要表现为：

(1) 发热：一般持续 3～4 周。

(2) 心脏炎：包括心肌炎、心内膜炎和心包炎。重症时常并发急性充血性心力衰竭。

(3) 关节炎：特点是多发性和游走性。以膝、踝、肘、腕等大关节为主，局部有红、肿、热、痛。

(4) 舞蹈病：多见于女孩，特征为程度不等、不协调和不自主运动，睡眠时消失。

(5) 皮肤病变：包括环形红斑和皮下结节。此两种皮肤病变常与心脏炎并存。

3. 类风湿关节炎的护理措施主要包括下述 4 个方面：

(1) 发热的护理：密切监测体温变化，高热时及时采用物理或药物降温，出汗多时及时更换衣服，保持皮肤清洁。观察有无皮疹、眼部受损和心功能不全表现，有无脱水体征。使用抗炎药物进行病因治疗。

(2) 关节炎的护理：急性期应卧床休息，采取适当措施以减轻关节疼痛，如用被架保护患肢不受压；急性期过后尽早开始关节的康复治疗，以恢复关节功能和防止畸形。

(3) 心理护理：多与患儿沟通，给予患儿和家长精神安慰。做好出院后的指导，使他们树立战胜疾病的信心并自觉坚持长期治疗。

(4) 观察药物副作用。

4. 过敏性紫癜皮疹的特点为：皮肤紫癜对称性分布于双下肢和臀部，尤以小腿伸侧较多，也可见于双上肢、耳廓及其附近，很少见于躯干部。皮疹大小不等、高出皮面，压之不褪色。起初为淡红色，逐渐变为紫褐色，可融合成片，皮疹消退后不留痕迹。头 3 个月常可反复发作。此外，可同时出现血管神经性水肿，常见于头面部、手足背和会阴等部位。

5. 皮肤粘膜淋巴综合征心血管病变的表现为：常于发病 1～6 周出现症状，也可迟至急性期后数月，甚至数年后才发生。在发热期可表现为心脏杂音、心律不齐、心脏扩大和心力衰竭等；在亚急性期和恢复期，可因冠状动脉炎和动脉瘤而发生心肌梗塞。

在心血管系统的护理上应密切监视患儿有无心血管损害的症状，如面色、精神状态、心率、心律、心音、心电图异常，一旦发现立即进行心电监护。根据心血管损害程度采取相应的护理措施。使用保护心血管药物，阿司匹林、潘生丁等。

6. 皮肤粘膜淋巴综合征时皮肤粘膜可出现下列变化：

(1) 皮疹：在发热同时或发热后不久发生，呈向心性、多形性。最常见为遍布全身的荨麻疹样皮疹，其次为深红麻疹样丘疹，还可见到猩红热样皮疹，无水疱或结痂。

(2) 肢端变化：在发热早期，手足皮肤硬性水肿，指趾呈梭形肿胀，伴有疼痛和关节强直，继之手掌和脚底弥漫性红斑；体温消退时手足皮疹和硬性水肿也消退，同时出现指趾端膜状脱皮。

(3) 粘膜表现：双眼球结膜充血，但无分泌物或流泪；唇红干燥、皲裂、出血或结痂，舌乳头突起呈杨梅舌，口腔咽部粘膜呈弥漫性充血。

7. 皮肤粘膜淋巴综合征时皮肤粘膜的护理包括：密切观察皮肤粘膜病变情况；保持皮肤清洁，每日用软布擦洗患儿皮肤，注意勿擦伤；每次便后清洗臀部；剪短指甲，保持手清洁，以免抓伤；衣被质地柔软而清洁；每日用硼酸棉球擦洗双眼，必要时用眼膏；保持口腔清洁，鼓励多漱口，口唇干裂时可涂护唇油。

（洪黛玲）

第十六章　内分泌系统疾病患儿的护理

内 容 提 要

第一节　先天性甲状腺功能减低症

小儿时期的甲状腺功能减低可分为先天性和获得性两类。先天性甲状腺功能减低症有散发性和地方性两型，前者是由于甲状腺的先天性缺陷所致，多为散发；后者系母在孕期饮食中缺碘所致，见于甲状腺肿流行地区，该地区水、土和食物中缺乏碘。获得性幼年型甲状腺功能减低症多见于儿童，可因慢性甲状腺炎、地方性缺碘和获得性下丘脑及垂体疾患所引起。

一、病因和发病机理

（一）病因　包括①甲状腺不发育或发育不全；②甲状腺素合成途径中酶缺陷；③促甲状腺激素缺陷；④甲状腺或靶器官反应性低下；⑤碘缺乏。前 4 类为散发性甲状腺功能减低症的病因，第 5 类为地方性甲状腺功能减低症的病因。

（二）发病机理　当上述原因造成甲状腺素不足时，可影响细胞内氧化过程，引起代谢障碍、生理功能低下、智能障碍和生长发育迟缓等。

二、临床表现

由于胎儿期甲状腺素缺乏的程度不同，临床症状出现的迟早和轻重也有所不同。

（一）新生儿期　表现为生理性黄疸时间延长、反应迟钝、喂养困难、胎便排出延迟、腹胀、便秘、脐疝、体温低、四肢凉等。

（二）婴幼儿期　特殊面容：头大、颈短粗、鼻梁平塌、鼻翼宽，舌大常伸出口外。皮肤干粗、发黄疏干。生长和智能发育落后，身体比例不匀称，四肢短而躯干长。体温低、脉率缓、腹胀、便秘。

（三）年长儿　多为地方性甲状腺功能减低症，临床表现有两种：一种以神经系统症状表现为主，特征为共济失调、痉挛性瘫痪、聋哑和智能低下；另一种以粘液性水肿为主，特征为显著的生长发育和性发育落后、粘液水肿、智能低下。这两组有时会交叉重叠。

三、辅助检查

（一）X 线摄片骨龄落后。

（二）血清 T_3、T_4 下降，TSH 增高。

（三）甲状腺吸 ^{131}I 曲线平坦。

（四）甲状腺扫描可检查是否甲状腺先天性缺如或异位。

（五）基础代谢率低下。

四、治疗

应尽早开始甲状腺素的替代治疗，常用甲状腺片，自小量开始，每 1～2 周加量 1 次，至症状消失，血化验 T_3、T_4、TSH 正常，然后长期应用此维持量，每 1～2 年调整 1 次，终生服用。

同时应给予患儿丰富的蛋白质、钙剂、维生素 B、C、D，以供治疗后生长发育所需。

五、护理

（一）常见护理诊断

1. 体温过低：与新陈代谢减低、活动量减少有关。

2. 婴儿喂养困难：与食量小、吞咽缓慢有关。

3. 便秘：与肌张力降低、肠蠕动减慢、活动量减少有关。

4. 成长发展改变：与甲状腺功能减低有关。

（二）护理措施

1. 保暖和防止感染。

2. 保证营养供给。

3. 保持大便通畅　定时排便，必要时用大便软化剂、缓泻剂或灌肠。

4. 加强训练　加强智力和体力训练以促进生长发育，使其掌握基本生活技能。

5. 坚持终身服药和观察药物反应　避免量小疗效不佳或过量导致甲亢。

6. 重视新生儿筛查　一经早期确诊，在出生后 1～2 个月即开治疗者，可避免遗留神经系统功能损害。

第二节　生长激素缺乏症

生长激素缺乏症又称垂体性侏儒症，是因垂体前叶分泌的生长激素不足所致，表现为生长障碍，部分伴有性腺、甲状腺和肾上腺皮质功能低下。

一、病因　人类生长激素的基本功能是促进人体各种组织细胞增大和增殖，使骨骼、肌肉和各系统器官生长发育。它由垂体前叶分泌和储存，受下丘脑分泌的生长激素释放激素和生长激素释放抑制激素的调节。下丘脑、垂体功能障碍或靶细胞对生长激素无反应时均可造成生长落后。

生长激素缺乏包括原发性、继发性和暂时性。其中原发性占极大多数。

二、临床表现

生长障碍，出生时正常，1～2 岁后生长缓慢，但比例正常，体型匀称。骨成熟延迟，牙齿发育落后，骨龄延迟。青春发育期推迟。智力正常。

三、辅助检查

1. 骨龄延迟　一般延迟 2 年。

2. 血清生长激素浓度测定　一次测定异常无诊断价值，可疑患儿做生长激素分泌功能试验的筛选试验，有两项不正常者可确诊。

四、诊断

1. 身长低于同族同龄同性别正常儿均值 2SD 以上；

2. 每年身长增长 <4cm；

3. 骨龄延迟 2 年；

4. 全身呈均匀性矮小，智力正常；

5. 生长激素药物激发试验峰值 $<5\mu g/L$。

五、治疗

用生长激素替代疗法，开始治疗年龄愈小效果愈好，治疗应持续至骨骺愈合为止，如无上药可用蛋白合成激素苯丙酸诺龙，骨龄 12 岁以上时可加绒毛膜促性腺激素，以促进生长和青春期出现，连用 6~8 周。

六、护理

1. 常见护理诊断

(1) 成长发展改变：与生长激素缺乏有关。

(2) 自我形象紊乱：与生长发育迟缓有关。

2. 护理措施

(1) 指导用药：促进生长发育，严密随访骨龄发育情况，以防最终身高过矮。密切观察病情，有无甲状腺功能减低和低血糖表现，有无颅内高压症状，一旦发现及时报告，给予相应处理。

(2) 心理护理：多与患儿沟通，鼓励患儿多与他人和社会进行交往，以帮助其适应日常生活、社会活动和人际交往，能正确对待自己的形象改变。

第三节　尿崩症

尿崩症分为垂体性尿崩症和肾性尿崩症两类，临床上以烦渴、多饮、多尿和尿液相对密度低为特征。此处叙述垂体性尿崩症。

一、病因和发病机理

(一) 病因

1. 原发性　多数系因下丘脑视上核或室旁核神经原发育不全或退行性病变所致。与自身免疫有关或为常染色体显性或隐性遗传。

2. 继发性　各种原因引起下丘脑或垂体后叶的损害所致，如肿瘤、感染、颅脑损伤或颅脑手术等。

(二) 发病机理　当各种原因的抗利尿激素分泌不足时，尿中水分重吸收减少，尿量大增，水分大量丢失，血浆渗透压增高，血容量降低，下丘脑烦渴中枢兴奋而出现多饮。

二、临床表现

男孩多见，原发性者多于幼年起病，多为急性起病，主要为多尿，每日尿量常在几升以上，因夜尿多，可有遗尿，同时有烦渴和多饮。婴儿期如供水不足则有发热、烦躁、脱水、甚至抽搐。尿液外观清亮、无氨臭味。继发者尚可有原发病表现。

三、辅助检查

1. 血尿检查　血渗透压正常或增加，尿渗透压 < 200mOsm/L，比重常在 1.001~1.005，在限水情况下一般也不超过 1.010。

2. 限水试验　一般用于年长儿，禁水 6~12h，若尿量减少和比重增高，则为精神性烦渴；若尿量未减少，尿渗透压未能 > 300mOsm/L 或体重减少 > 3%，则为真性尿崩症。

3. 加压素治疗试验　肌注水溶性加压素 0.1U/kg，如尿量减少，尿比重达 1.015 为中枢性尿崩症，无变化是肾性尿崩症。

4. 对继发性者查眼底、视野，蝶鞍正侧位 X 线片、头颅 CT 等，找原发病。

四、治疗

（一）原发性尿崩症

1. 替代疗法　可注射鞣酸加压素或 1 – 脱氧 – 8 – 右旋精氨酸加压素鼻腔滴入。

2. 非激素辅助治疗　氯磺丙脲口服；双氢克尿噻每日口服 1 ~ 2mg/kg；或安妥明口服；或年长儿可自鼻腔吸入垂体后叶素粉剂，晚饭后应用可减少夜间排尿。

（二）继发性尿崩症　以治疗原发病为主，如切除颅内肿瘤等。

（三）应供给足量水分。

五、护理

（一）常见护理诊断

1. 排尿异常　多尿：与抗利尿激素缺乏有关。

2. 有体液不足的危险：与多尿、供水不足有关。

3. 潜在并发症　药物副作用的可能：与缺乏用药知识有关。

（二）护理措施

1. 生活护理　保证患儿休息，给予营养丰富的低盐饮食，饭前少饮水，代以有营养的汤或饮料。备好夜用便器，注意安全，防止跌伤。保持床单清洁干燥，防止皮肤糜烂。

2. 密切观察病情　防止高渗脱水，准确记录出入量；注意神志，监测体重、尿液相对密度变化、血清钠和血清钾水平。为患儿提供充足的水分，如患儿出现意识障碍等高渗脱水表现时，遵医嘱给予胃肠外补液或抗利尿激素。如发现颅内高压症状，应及时报告并给予以相应护理。

（三）治疗用药的护理　使病人了解终生治疗的意义，掌握所用药物的使用方法。鞣酸加压素注射前需稍加温并摇匀，剂量要准确，注射部位宜深并每次更换部位，防止局部硬结形成。用药期间应注意观察有无面色苍白、恶心、呕吐、腹痛等副作用。1-脱氧-8-D-精氨酸加压素滴鼻剂，抗利尿作用甚强，效果持久，加压作用弱，为目前首选药物，在应用中亦应防止水中毒，偶可见头痛、血压增高等副作用。

第四节　糖尿病

糖尿病是由于胰岛素绝对或相对不足引起糖、脂肪、蛋白质、水和电解质代谢紊乱，致使血糖增高和尿糖增加的慢性全身性内分泌代谢病。小儿患者易并发酮症酸中毒，后期常有血管病变，眼和肾最易受累。

糖尿病可分为原发性和继发性两类，以原发性占绝大多数。原发性又分两型：胰岛素依赖型（IDDM，即Ⅰ型）和非胰岛素依赖型（NIDDM，即Ⅱ型）。小儿糖尿病多属Ⅰ型，少数属Ⅱ型。

一、病因和发病机理

（一）病因　Ⅰ型糖尿病一般是在遗传的基础上受外源性刺激（如病毒感染）引起自身免疫功能的改变，使胰岛 β 细胞受到破坏，致胰岛素分泌减少而发生。近年来提出是由于岛素分泌减少和胰高血糖素增高两种激素紊乱同时存在的结果。

（二）发病机理　糖尿病患儿由于胰岛素缺乏，细胞对糖的摄取和利用减低，血中葡萄糖增高；同时因胰高血糖素的分泌过多，促使肝糖原分解和糖原异生，使血糖更为增高；当血糖超过肾阈值时，糖由尿中排出，引起渗透性利尿，造成脱水和电解质紊乱，使血浆渗透压增高，口渴多饮；由于糖利用受阻，蛋白质消耗增加，患儿生长发育迟缓；因脂肪代谢障碍，使丙酮酸、乙酰乙酸和β羟丁酸等中间代谢产物积聚而产生酮症；伴有水和电解质紊乱，出现酮中毒症状。

二、临床表现

小儿多数起病较急。病前常有发热、感染和情绪激动等病史。症状是多尿、烦渴和多饮、多食、疲乏和消瘦。夜尿增多和遗尿常为首发症状。部分以酮症酸中毒为突出表现，常因急性感染、过食、诊断延误或中断胰岛素治疗等因素诱发，此时还有恶心、呕吐、腹痛、神志模糊、嗜睡、甚至昏迷。少数病例起病较缓，软弱无力、体重减轻、视力减弱等。

病程久且治疗不当者出现生长发育迟缓，身材矮小，青春期延迟，甚至智能发育落后。

三、辅助检查

（一）尿液检查

1. 尿糖定性　为阳性。

2. 尿酮体　在伴有酸中毒时呈阳性。

3. 尿蛋白　应定期检测，肾脏受累时可阳性。

（三）血液检查

1. 血糖　空腹血糖增高，≥7.8mmol/L（140mg/dl）；或一日内任意时刻血糖≥11mmol/L（200mg/dl）者即可诊断为糖尿病。

2. 血脂　糖尿病时血清胆固醇、甘油三酯和游离脂肪酸明显增加，治疗适当时则可降低。

3. 血气分析　如 $pH<7.30$，$HCO_3^-<15mmol/L$ 时，即有代谢性酸中毒。

4. 糖化血红蛋白（HbA_1）测定　高于正常（正常人 $HbA_1 \leqslant 10\%$）。

（三）糖耐量试验　在清晨按1.75g/kg（总量最多75g）口服葡葡糖，每克加水2.5ml，于3～5min内服完；口服葡萄糖后糖尿病患儿的120min血糖值＞11mmol/L（200mg/dl），且血清胰岛素峰值低下。

四、诊断　糖尿病的诊断标准是：

1. 有糖尿病症状，一天内任何时候查血糖均≥11mmol/L（200mg/dl）或空腹血糖≥7.8mmol/L（140mg/dl）者不需作糖耐量试验即可诊断。

2. 有糖尿病症状，但血糖值未达上述标准，则需作糖耐量试验（3岁以内口服葡萄糖2g/kg，年长儿1.75g/kg，最大量不超过75g），若血糖上升过高或恢复延迟（2小时≥11.0mmol/L即200mg/dl）也有助于诊断。

五、治疗

儿童期IDDM的治疗目的是：消除临床症状，积极处理酮症酸中毒；力求病情稳定，使患儿获得正常生长发育和参与同龄儿的正常活动。

（一）酮症酸中毒的治疗　需进行紧急处理，纠正高血糖、脱水、酸中毒、电解质紊乱和可能并存的感染等。

1. 胰岛素　首选小剂量胰岛素静脉持续滴注，使血糖和血酮稳步下降，剂量按每小时0.1U/kg计算，将4h用量加入0.9%氯化钠溶液240ml，按每分钟1ml均速滴入；最初应每小时测血糖和pH一次，因静脉滴入胰岛素后血糖下降速度平均每小时为4.2mmol/L（75mg/dl），若下降速度超过5.6mmol/L应减少胰岛素用量；当血糖下降至16.8mmol/L（300mg/dl）以下时，输液中应加入等量5%葡萄糖溶液，以防止低血糖发生。静脉给药应持续至酸中毒和血中酮体基本消失为止。在停止静脉给药前半小时皮下注射普通胰岛素0.25U/kg一次，以免血糖回升过快，继之每4~6h一次，根据血糖浓度调整胰岛素用量。当普通胰岛素剂量稳定后可改为短效和长效胰岛素混合应用。

2. 纠正脱水、酸中毒和电解质紊乱　丢失量先按中度脱水计算　（100ml/kg），一般均属等渗性脱水。第1h输入生理盐水20ml/kg；此后可输入0.45%氯化钠溶液，于前8~10h内补足累积损失量，继之于后14~16h内补足继续损失量和生理需要量，给1/3张液体，静脉输液应持续至能进食为止。输液后有尿即应补钾，即在输入液体中加入氯化钾溶液，一般按每日3mmol/kg（150~225mg/kg）补给，浓度不得>40mmol/L（0.3g/dl）。用心电图观察T波改变及定时检查血清钾浓度。

只有在严重酸中毒时，pH<7.2，HCO_3^-<12mmol/L时，方可用碳酸氢钠纠正酸中毒，即开始按2mmol/kg给予1.4%碳酸氢钠溶液静滴，先用半量，当血pH≥7.2时即可停用。

3. 控制感染　并发感染者在急救同时应采用有效抗生素治疗。

（二）长期治疗措施

1. 饮食管理　见护理措施。

2. 胰岛素的应用　胰岛素有3种，普通胰岛素（RI）、中效的珠蛋白胰岛素（NPH）和长效的鱼精蛋白锌胰岛素（PZI）。

1）应用方案：新诊断的用RI，轻症用量宜偏小，每日0.5U±/kg；重症尤其是酮症酸中毒的恢复期需要量较大，每日1~1.5U±/kg。1日量分3~4次于三餐前15~30min皮下注射，或晚睡前给小吃后再注射1次，用量不超过4U。以后根据餐前尿糖多少及前一日使用的效应而调整剂量，当尿糖++时维持原量，尿糖+++以上时则增加用量，+则原量减少，若尿糖阴性则应停用1次，并注意观察有无低血糖发生。根据尿糖检测结果，通常间隔2~3日调整剂量1次，1日增减10%或每次2U，1日的调整不超过2次。

在病情稳定胰岛素需要量减少时可改为RI与NPH混合应用，前者占总量1/3，后者占2/3，每日早晚餐前各注射1次。

2）注意事项

（1）注射部位：有计划地选择不同部位按顺序轮番注射。

（2）少数有过敏反应，注射处红痒，血管神经性水肿、荨麻疹，一般不需停药，常可自行消失。

（3）胰岛素过量：午夜至次日晨4时之间发生低血糖，可出现反应性血糖升高，以致清晨血、尿糖异常增高。减少胰岛素用量即可消除。

（4）胰岛素不足或耐药：患儿长期处于高血糖状态，症状不能完全消除，导致生长停滞、肝脾肿大、高血糖和高血脂，并容易发生酮症酸中毒。当每日胰岛素用量超过2U/kg仍不能控制病情时，应考虑耐药。

3. 宣教和管理　向家长和患儿详细介绍有关知识，使患儿能坚持有规律的生活和终生治疗。

六、护理

（一）常见护理诊断

1. 营养失调：低于机体需要量：与胰岛素缺乏致体内代谢紊乱有关。

2. 排尿异常：与渗透性利尿有关。

3. 有感染的危险：与抵抗力下降有关。

4. 执行治疗方案无效：与知识缺乏和患儿的自控能力差有关。

5. 潜在并发症

(1) 酮症酸中毒：与急性感染和过食导致酸性代谢产物在体内堆积有关。

(2) 低血糖或低血糖昏迷：与胰岛素过量有关。

(二) 护理措施

1. 控制饮食　遵医嘱给低糖饮食或按营养师要求提供饮食。每日所需热卡 = 1000 + (年龄 × 80 ~ 100)，热卡分配为碳水化合物占 50%，蛋白质占 20%，脂肪占 30%。全日热量分 3 餐，1/5、2/5、2/5，每餐留少量食物作为餐间点心。详细记录进食情况。饮食控制以能保持正常体重，减少血糖波动，维持血脂正常为原则。

2. 排尿异常的护理　详细记录出入水量。提供便盆并协助排尿，对遗尿小儿夜间定时唤醒排尿。每日清洗会阴 2 次，婴儿需及时更换尿布。对烦渴小儿提供足够的饮用水，防止脱水发生。

3. 预防感染　经常洗头、洗澡，保持皮肤清洁。勤剪指甲，避免皮肤抓伤、刺伤和其他损伤。做好会阴部护理，防止泌尿道感染。发生感染，需用抗生素治疗。

4. 心理护理和准确用药　护士应耐心向患者介绍疾病有关知识：①解释饮食控制的重要性；②解释每日活动锻炼对降低血糖水平、增加胰岛素分泌、降低血脂的重要性；③鼓励和指导患儿及家属独立进行血糖和尿糖的监测；④教会正确抽吸和注射胰岛素的方法；⑤阐明使用胰岛素的注意事项、注射部位的选择和注射的方法。注射后应及时进食，防止低血糖。学会自己观察低血糖反应。⑥定期随访以便调整胰岛素用量；⑦教育患儿随身携带糖块和卡片，写上姓名、住址、病名、膳食治疗量、胰岛素注射量、医院名称和负责医师，以便任何时候发生并发症可立即救治。

5. 酮症酸中毒患儿的护理　一旦发生应立即进行对高血糖、脱水、电解质紊乱、酸中毒和感染 5 个方面的救护。

(1) 立即纠正脱水酸中毒，输入小剂量胰岛素降血糖，最好采用微量输液泵调整速度。在补液排尿后应立即补钾。对严重酸中毒患儿 ($pH < 7.1$) 可给予等渗碳酸氢钠溶液静滴。输液速度和用量须根据小儿年龄进行调节，防止导致脑水肿、低血糖、低血钾、心力衰竭而突然死亡。

(2) 密切观察体温、脉搏、呼吸、血压、神志、瞳孔、脱水体征、尿量等。

(3) 遵医嘱取血化验血糖、二氧化碳结合力、尿素氮、血钠、血钾、血气分析。定时查尿糖和尿酮体。

(4) 常规做血、尿培养，寻找感染源，并遵医嘱使用有效抗生素控制感染。

6. 低血糖患儿的护理　当注射胰岛素过量或注射后进食过少可引起低血糖。有时可出现苏木效应，即午夜至凌晨出现低血糖而清晨血糖又增高。应教会患儿和家长识别低血糖反应，一旦发生，立即平卧，进食糖水和糖块，必要时静脉注射 50% 葡萄糖液 40ml。

强化练习题

一、名词解释

1. 垂体性侏儒症

2. 垂体性尿崩症
3. 糖尿病
4. 糖尿病酮中毒
5. 糖耐量试验
6. 低血糖症

二、填空题

1. 人体内分泌腺主要包括__________、__________、__________、__________、__________、__________、__________。
2. 内分泌系统主要功能是调节__________、__________、__________、__________等生理活动，保持内环境的相对稳定以适应复杂的外环境的不断变化。
3. 先天性甲状腺功能减低症的治疗是__________。
4. 地方性先天性甲状腺功能减低症是系母在孕期饮食中__________所致，见于__________流行地区，该地区水、土和食物中缺乏碘。
5. 地方性甲状腺功能减低症的临床表现有两种：一种以__________为主，特征为共济失调、痉挛性瘫痪、聋哑和智能低下；另一种以__________为主，特征为显著的生长发育和性发育落后、粘液水肿、智能低下。这两组症状有时会交叉重叠。
6. 生长激素缺乏症的临床表现为__________，部分患儿伴有__________、甲状腺和肾上腺皮质功能低下。
7. 生长激素缺乏症的治疗采用__________替代疗法，开始治疗年龄愈小效果愈好，治疗应持续至__________。
8. Ⅰ型糖尿病的发生主要与遗传、病毒感染和自身免疫等多种因素有关。一般认为发病是在__________的基础上受__________（如病毒感染）引起自身免疫功能的改变，使胰岛β细胞受到破坏，致胰岛素分泌减少，从而产生IDDM。

三、选择题

1. 甲状腺功能减低症新生儿期早期表现是
   A. 生理性黄疸延长
   B. 腹胀、便秘
   C. 伴低温
   D. 心率慢
   E. 少哭多睡，声音嘶哑
2. 地方性甲状腺功能减低症是由于
   A. 甲状腺发育异常
   B. 合成甲状腺素酶的缺乏
   C. 孕母食物中缺碘
   D. 孕母服用抗甲状腺药物
   E. 垂体分泌促甲状腺激素减少
3. 治疗甲状腺功能减低症，服用甲状腺素制剂时，应同时加用以下哪种东西，以满足机体代谢需要。
   A. 钠盐
   B. 钾盐
   C. 高蛋白，高维生素食物
   D. 利尿剂
   E. 碘盐
4. 甲状腺功能减低症的临床表现应<u>除外</u>哪项？
   A. 头大颈短
   B. 特殊面容

C. 智力低下
D. 上部量短、下部量长
E. 怕冷

5. 先天性甲状腺功能减低症之体温过低与下列何种因素有关?
A. 新陈代谢减低
B. 食量小
C. 肠蠕动减慢
D. 摄入维生素不足
E. 保暖不良

6. 抗利尿激素主要作用于
A. 肾小球血管
B. 肾远曲小管和集合管
C. 肾近曲小管
D. 肾集合管
E. 肾小球滤过膜

7. 儿童糖尿病以下列哪种最多见?
A. 肾性糖尿病
B. 继发性糖尿病
C. Ⅰ型糖尿病
D. Ⅱ型糖尿病
E. 婴儿暂时性糖尿病

8. 关于糖尿病的饮食安排，下列哪项是正确的?
A. 少量多餐
B. 土豆为主
C. 面食为主
D. 高蛋白、高纤维素食物为主
E. 高脂饮食

9. 治疗先天性甲状腺功能减低症时，使用甲状腺素的方法下列哪项是正确的?
A. 长期用药不需调整
B. 随年龄增加用药量也增加
C. 用药至临床症状消失即改为维持量，维持量随年龄增加，每1~2年调整1次
D. 临床症状消失后停止用药
E. 成年后停止用药

10. 下列哪项不是原发性尿崩症的特点?
A. 限水试验尿量明显减少
B. 突然起病
C. 烦渴、多饮和多尿
D. 遗尿可为首发症状
E. 尿比重1.005

11. 关于糖尿病酮症酸中毒时的治疗，下列哪项是错误的?
A. 用碳酸氢钠纠正酸中毒至恢复正常
B. 立即静脉给予胰岛素
C. 静脉给予胰岛素至酸中毒和血酮基本消失
D. 迅速纠正脱水，第1小时补生理盐水20ml/kg
E. 其余累积损失量用0.45%氯化钠在8~10h内输入

12. 小儿糖尿病全日热量分为3餐，早、中、晚分别占
A. 2/5、2/5、1/5
B. 1/5、2/5、2/5
C. 2/5、1/5、2/5
D. 1/3、1/3、1/3
E. 1/4、2/4、1/4

13. 小儿糖尿病的临床特征是
A. 多尿、多饮、多食，遗尿
B. 遗尿、多饮、多食，消瘦
C. 起病急，多尿、多饮、多食，遗尿，易并发感染
D. 起病急，多尿、多饮、多食，体重减轻
E. 缓慢起病、多饮、多尿、体重不增

14. 先天性甲状腺功能减低症用甲状腺素治疗，至症状消失后应用维持量，需多长时间调整1次剂量。
A. 1~2周
B. 1~2个月
C. 6~9个月
D. 1~2年
E. 3年

15. 生长激素缺乏症时骨龄一般延迟几年?
A. 1/2年
B. 1年

C.3 年
D.2 年
E.4 年

16. 患尿崩症时血尿检查
A. 血渗透压正常或增加，尿渗透压 > 200mOsm/L，比重 < 1.010
B. 血渗透压正常或增加，尿渗透压 > 200mOsm/L，比重 > 1.010
C. 血渗透压正常或增加，尿渗透压 < 200mOsm/L，比重 < 1.010
D. 血渗透压正常或增加，尿渗透压 < 200mOsm/L，比重 > 1.010
E. 血渗透压正常或减低，尿渗透压 > 2000mOsm/L，比重 > 1.010

17. 下列哪项符合糖尿病的诊断?
A. 有糖尿病症状，空腹血糖≥6.8mmol/L（120mg/dl）
B. 有糖尿病症状，空腹血糖≥7.8mmol/L（140mg/dl）
C. 有糖尿病症状，空腹血糖≥8.8mmol/L（160mg/dl）
D. 有糖尿病症状，空腹血糖≥9.8mmol/L（180mg/dl）
E. 有糖尿病症状，空腹血糖≥10.8mmol/L（200mg/dl）

18. 生长激素缺乏症临床表现为
A. 生长障碍、骨成熟延迟、青春期发育推迟和智力正常
B. 生长障碍、骨成熟延迟、青春期发育推迟和智力不正常
C. 生长正常、骨成熟延迟、青春期发育推迟和智力正常
D. 生长正常、骨成熟延迟、青春期发育推迟和智力不正常
E. 生长正常、骨成熟正常、青春期发育推迟和智力正常

19. 酮症酸中毒时，临床症状除多尿、多饮和体重减轻外，还有
A. 恶心、呕吐、腹痛、神志模糊、嗜睡甚至昏迷
B. 恶心、呕吐、腹痛、腹泻、尿少
C. 无食欲、呕吐、腹泻、神志模糊
D. 发热、疲乏、恶心、呕吐、腹痛、腹泻
E. 发热、恶心、呕吐、腹痛、腹泻、脱水

20. 酮症酸中毒时应进行紧急处理，包括
A. 禁食、静脉输液、给予碳酸氢钠、和控制感染
B. 纠正高血糖、脱水、酸中毒、电解质紊乱和控制感染
C. 禁食、静脉输液、给予胰岛素、碳酸氢钠、补钾
D. 禁食、静脉输液、给予胰岛素、碳酸氢钠和控制感染
E. 给予静脉输葡萄糖、胰岛素和碳酸氢钠

21. 糖尿病治疗过程中，由于胰岛素过量，常在何时发生低血糖?
A. 在每次注射胰岛素后半小时
B. 在注射胰岛素后 1h
C. 午夜至次日晨 4 时之间
D. 在注射胰岛素后 2h
E. 在注射胰岛素后 3h

四、问答题

1. 试述甲状腺功能减低症药物治疗的护理。
2. 如何促进甲状腺功能减低症患儿的智力发育。
3. 糖尿病患儿如何进行饮食管理?
4. 列出垂体性侏儒的诊断标准。
5. 糖尿病酮症酸中毒的处理。

参 考 答 案

一、名词解释

1. 垂体性侏儒症又称生长激素缺乏症，是因垂体前叶分泌的生长激素不足所致，其临床表现为生长障碍，部分患儿伴有性腺、甲状腺和肾上腺皮质功能低下。

2. 垂体性尿崩症是由于垂体分泌抗利尿激素不足引起。临床上以烦渴、多饮、多尿和尿液相对密度低为特征。

3. 糖尿病是由于胰岛素绝对或相对不足引起糖、脂肪、蛋白质、水和电解质代谢紊乱，致使血糖增高和尿糖增加的慢性全身性内分泌代谢病。

4. 患糖尿病时当血糖浓度超过肾阈值时，糖由尿中排出，引起渗透性利尿，出现糖尿并伴有大量水分和电解质丢失，造成脱水和电解质紊乱；因脂肪代谢障碍，使丙酮酸、乙酰乙酸和β羟丁酸等中间代谢产物积聚而产生酮症；酮体由尿排出时伴有钠和钾的丢失，从而加重了水和电解质紊乱，出现酮中毒症状。

5. 糖耐量试验仅用于无明显临床症状、尿糖偶尔阳性而血糖正常或稍增高的患儿。通常采用口服葡萄糖法：试验当日0时起禁食；在清晨按1.75g/kg（总量最多75g）口服葡萄糖，每克加水2.5ml，于3~5min内服完；在口服前（0分）和口服后60、120和180min各采静脉血测定血糖和胰岛素含量。正常人0分钟血糖<6.2mmol/L（110mg/dl），口服葡萄糖后60和120min时血糖分别低于10.0和7.8mmol/L（180和140mg/dl）；糖尿病患儿的120min血糖值>11mmol/L（200mg/dl），且血清胰岛素峰值低下。

6. 低血糖症是指由于代谢、内分泌等原因引起血糖水平降至生理低限以下，全血血糖婴儿及儿童低于2.24mmol/L（40mg/dl）、足月新生儿<1.7mmol/L、早产儿<1.1mmol/L，并出现一系列临床症状即为低血糖症。低血糖症是小儿时期最常见的代谢紊乱之一，如持续时间过长或反复发作，即可造成不可逆脑损伤。

二、填空题

1. 丘脑下部　脑下垂体　甲状腺　甲状旁腺　胸腺　肾上腺　胰岛
2. 体液和物质代谢　脏器功能　生长发育　生殖与衰老
3. 终生甲状腺素替代治疗
4. 缺碘　甲状腺肿
5. 神经系统症状　粘液性水肿
6. 生长障碍　性腺
7. 生长激素　骨骺愈合
8. 遗传　外源性刺激

三、选择题

1.A	2.C	3.C	4.D	5.A	6.B	7.C	8.D
9.C	10.A	11.A	12.B	13.C	14.D	15.D	16.C
17.B	18.A	19.A	20.B	21.C			

四、问答题

1. 甲状腺功能低下药物治疗的护理需坚持终身服药和注意观察药物的反应，对家长和患儿进行指导，使其了解终身用药的必要性和重要性。对治疗开始较晚者，虽智力不能改善，但可变得活泼，改善生理功能低下的症状。甲状腺制剂作用较慢，用药1周左右方达最佳效力，故服药后要密切观察患儿食欲、活动量和排便情况，定期测体温、脉搏、体重和身高。用药剂量随小儿年龄加大而增加。用量小疗效不佳，量过大导致甲亢，消耗多，造成负氮平衡，并促使骨骼成熟过快，致生长障碍。熟悉药物的副作用，轻者发热、多汗、体重减轻、神经兴奋性增高，重者呕吐、腹泻、脱水、高热、脉速、肌肉震颤甚至痉挛和心力衰竭。一旦出现这些情况，应立即报告医生并及时酌情减量或停药，给予对症和急救措施。

2. 对甲状腺功能减低症患儿应加强训练，促进智力发育。患儿智力发育差，缺乏生活自理能力，应把本病的知识教给家长以取得合作，促进家长重视对患儿的教育，通过各种方法，如游戏、讲故事等启发智能发育，在学习上多指导和帮助，使其掌握基本生活技能，另外由于患儿智力低下，对环境中的危险因素意识不到，应多照顾，防止意外伤害发生。对患儿要多鼓励，不应歧视。

3. 糖尿病患儿的饮食管理包括：遵医嘱给低糖饮食或按营养师要求提供饮食。营养需要量与相同年龄、性别、体重和活动量的健康儿相似，每日所需热量为1000+（年龄×80~100），对年幼儿宜稍偏高。饮食中能源的分配为：蛋白质15%~20%，碳水化合物50%~55%，脂肪30%。蛋白质成分在3岁以下应稍多，其中一半以上应为动物蛋白。碳水化合物则最好以米饭为主，因为米饭造成的血糖波动较面粉或土豆等制品为小，蔗糖等精制糖应该避免。脂肪应以植物油为主。全日热量分为3餐，分别占1/5、2/5、2/5，并由每餐中留少量食物作为餐间点心。每日进食应定时，饮食量在一段时间内应固定不变。制定饮食方案后，要用易懂的语言向患儿和家属讲解具体做法及其重要性，使他们自觉遵守；每周测体重1次，待病情稳定后根据患儿年龄定期测体重和身长，生长速度可作为小儿糖尿病代谢障碍得到控制的一个指标。

4. 垂体性侏儒的诊断标准是
(1) 身长低于同族同龄同性别正常儿均值2SD以上；
(2) 每年身长增长<4cm；
(3) 骨龄延迟2年；
(4) 全身呈均匀性矮小，智力正常；
(5) 生长激素药物激发试验峰值<5μg/L。

5. 糖尿病酮症酸中毒需进行紧急处理，包括纠正高血糖、脱水、酸中毒、电解质紊乱和对可能并存的感染等方面制定综合治疗方案。
(1) 正确使用胰岛素：酮症酸中毒时首先采用小剂量胰岛素静脉持续滴注，使血糖和血酮稳步下降。静脉给药应持续至酸中毒和血中酮体基本消失为止。在停止静脉给药前半小时皮下注射普通胰岛素0.25U/kg一次，以免血糖回升过快，继之每4~6h一次，根据血糖浓度调整胰岛素用量。当普通胰岛素剂量稳定后可改为短效和长效胰岛素混合应用。
(2) 纠正脱水、酸中毒和电解质紊乱：酮症酸中毒时有明显脱水，丢失量先按中度脱水计算（100ml/kg），一般均属等渗性脱水。为迅速纠正脱水，需开放另一静脉快速输入液体。第1小时输入生理盐水20ml/kg；此后可输入0.45%氯化钠溶液，于前8～10h内补足累积损失量，继之于后14～16h内补足继续损失量和生理需要量，给1/3张液体，静脉输液应持续至能进食为止。

糖尿病酮症时在输液开始前血清钾均较偏高，随着液体的输入，特别是在静脉输入胰岛素和补充含钠液后血钾迅速下降。因此，输液后见有排尿即应补钾，即在输入液体中加入氯化钾溶液，一般按每日3mmol/kg（150～225mg/kg）补给，输入的浓度不得>40mmol/L（0.3g/dl）。应用心电图观察T波改变以监测血清钾水平或定时检查血清钾浓度。

酮症酸中毒时不宜常规应用碳酸氢钠溶液。因酮症酸中毒患儿经应用胰岛素后血糖逐步得到纠正，血钠也有所恢复，只有在严重酸中毒时，pH<7.2，HCO_3^-<120mmol/L时，方可用碳酸氢钠纠正酸中毒，即开始按2mmol/kg给予1.4%碳酸氢钠溶液静滴，先用半量，当血pH≥7.2时即可停用。

（3）控制感染：酮症酸中毒常并发感染，在急救同时应采用有效抗生素治疗。

（洪黛玲）

第十七章　遗传性疾病患儿的护理

内 容 提 要

第一节　概述

遗传是指子代与亲代之间在形态结构、生理、生化等功能方面的相似而言。遗传性疾病是指生殖细胞和受精卵的遗传物质（染色体或基因）发生变化引起的疾病，有通常由上一代传给下一代的特性，常见的有常染色体显性和隐性、性染色体的显性和隐性及多基因遗传。

一、遗传的物质基础

遗传的物质基础是基因，基因的主要成分是脱氧核糖核酸（DNA），DNA 在遗传性状的传递中起着重要作用。基因定位在染色体上。成对的染色体形态相同称为同源染色体，其相同部位的基因决定着同一遗传性状称为等位基因。基因可分为显性与隐性。显性基因是指在一对等位基因中，只要有一个存在即能显示遗传性状，以 A 表示。隐性基因只有在成双存在时才显示性状，以 a 表示。等位基因 AA 或 aa 为纯合子，Aa 为杂合子。

二、遗传性疾病分类

1. 单基因遗传病　系由一对等位基因控制的遗传性疾病。根据遗传的方式，可分为常染色体显性、隐性遗传和伴性显性、隐性遗传四种。

2. 多基因遗传病　系由多对基因异常引起的遗传性疾病，每对基因作用不大，但多对基因作用积累起来达到一定的效应时就会发病。与环境因素关系密切，如腭裂。

3. 染色体疾病　系由染色体的数目、形态和结构异常而引起的疾病。常见的如 21－三体综合征。

三、遗传性疾病的遗传形式

1. 常染色体显性遗传　致病基因在常染色体上，其性质是显性的，在等位基因中只要有一个致病基因就可发病，如先天性成骨发育不全。

2. 常染色体隐性遗传　致病基因在常染色体上，其性质为隐性。只有成对等位基因为致病基因时才会发病。

3.X 伴性显性遗传　比较少见。当父母一方 X 染色体上带有病理基因时即可出现症状。

4.X 伴性隐性遗传　病理基因在 X 染色体上，临床上常以男性病人为多见。这是因为男性只有一个 X 染色体，只要一个 X 染色体上有病理基因，就可表现出疾病的症状。而女性则有两个 X 染色体，一个 X 染色体带有病理基因，而另一个为正常基因时为疾病的携带者，临床表现为正常的个体。除非女性两个 X 染色体都带有病理基因，临床上才会出现症状。

四、遗传性疾病的预防

1. 遗传咨询　按照遗传性疾病的发病规律以及有关知识，对患者及其家属进行宣传和指导，以利于遗传疾病的防治。

2. 携带者的检出　杂合子个体可将所携带的致病基因传给子代，用实验室方法可及早检出携带者。

3. 产前诊断　对可疑生育遗传性疾病的孕妇在妊娠4～5个月间进行羊水细胞培养做染色体检查或生化测定；也可做超声波扫描和内腔镜观察宫内胎儿等。若发现异常，及时劝告孕妇终止妊娠，以达到预防目的。

第二节　21－三体综合征

21－三体综合征又称先天愚型，是儿科中最常见的染色体疾病。

一、病因

本病由染色体畸变引起，发病因素与孕母高龄、孕期接受放射线照射和应用某些致畸药物或病毒感染等有关。

二、临床表现

有特殊面容：眼距宽、鼻梁低、两眼外侧上斜、内眦赘皮、舌常伸出口外及耳廓小。四肢张力低，关节过度屈曲，手指粗短，通贯手，皮纹异常。常合并其他畸形如先天性心脏病、胃肠道畸形等。智力低下。

三、诊断检查

典型病例根据特殊面容、智力低下、皮纹等诊断并不困难。嵌合体型患儿、新生儿、早产儿等表现不典型者可通过染色体检查明确诊断。

四、治疗

目前尚无有效治疗方法，如伴有畸形，可行手术矫正。

五、预防

避免近亲结婚，妇女应避免40岁以后生育，对于高龄初产高危人群受孕后，应做产前诊断如绒毛取样、羊膜穿刺等。如小儿有畸形时，双亲也应做染色体检查。受孕后，应保持心情愉快，情绪稳定，不服用对胎儿有影响的药物，避免接触过量的放射性的物质，预防各种细菌感染和病毒感染性疾病。

六、护理

（一）常见护理诊断

1. 成长发展的改变：与先天的智力残疾有关。

2. 婴儿喂养困难：与肌张力低、吸吮困难有关。

3. 有感染的危险：与免疫功能低下有关。

（二）护理措施

1. 加强教养和促进智力发育　帮助患儿母亲制定教育、训练方案以开发智力，训练患儿能逐步生活自理，能从事简单的劳动，防止意外伤害。

2. 如患儿肌张力低、吸吮无力易疲劳，应选用便于吸吮的奶头，授乳时取半卧位以防误吸。哺乳时间较长时，中途休息片刻慢慢进行喂哺，以免过度疲劳而致误吸。

3. 预防感染　患儿免疫力低下，易患感染，尤以呼吸道感染多见。如发生肺炎，往往是致死的原因，必须注意预防。

4. 患儿常常合并先天性心脏病，要防止心功能不全，注意心脏症状，如出现哭声低弱、多汗、活动量减少、易疲劳、青紫等，应及时通知医生。

第三节　苯丙酮尿症

苯丙酮尿症（PKU）是一种较常见的先天性氨基酸代谢障碍性疾病，是由于苯丙氨酸代谢途径中酶的缺陷使苯丙氨酸不能转化为酪氨酸而产生大量的苯丙酮酸，导致脑细胞受损。为常染色体隐性遗传。

一、临床表现

最主要的症状是智力低下。新生儿时期发育基本正常，生后1～3个月可出现呕吐、喂养困难等症状。90%的患儿毛发逐渐变为棕色或黄色，皮肤变白，虹膜色泽变浅，皮肤湿疹。尿液和汗液有鼠尿味。生后3～6个月时出现表情呆滞、烦躁，智力发育明显落后，语言障碍，行走困难，步态不稳，80%的患儿有脑电图异常，25%～35%患儿有癫痫发作，且不易控制。

二、实验室检查

1. 新生儿期的筛查　半定量测定新生儿血液苯丙氨酸浓度，苯丙酮尿症的患儿可明显升高。

2. 尿三氯化铁实验　阳性。

3. 尿蝶呤分析　可鉴别非典型PKU。

三、治疗原则

早期诊断、及时治疗，给予低苯丙氨酸饮食，防止智力低下的发生。

四、护理

（一）常见护理问题

1. 潜在的并发症　脑性瘫痪：与血清苯丙氨酸及苯丙酮酸增高有关。

2. 营养失调：与呕吐和喂养困难有关。

3. 皮肤完整性受损：与血清苯丙氨酸增高有关。

4. 生长发展改变：与苯丙氨酸代谢障碍有关。

（二）护理措施

1. 饮食管理　限制苯丙氨酸的摄入，给予母乳或低苯丙氨酸蛋白饮食，因为母乳中的苯丙氨酸的含量比牛奶含量低，这样可减少苯丙酮酸的产生，避免脑损害。随着年龄的增长，可选用大米、小米、白菜、土豆、菠菜等。根据年龄、体重、所需营养成分、量，制定成一定的食谱并交给家长。既限制了苯丙氨酸的摄入，又能保证患儿的营养需要。治疗开始愈早，对智力损害愈小，低苯丙氨酸饮食至少需要持续到青春期后。凡出生后，能及早给予饮食限制的患儿智力发育可接近正常。

2. 病情观察　定期监测血清中苯丙氨酸的浓度，观察体格发育和智力发育的全过程。

3. 健康教育　宣传优生优育的知识，防止近亲结婚。对有阳性家族史或父母一方为杂合子者，母亲怀孕时应做产前检查，及早诊断，并注意在怀孕期间，应服用低苯丙氨酸的饮食。学龄前期，应严格控制饮食，防止过多摄入苯丙氨酸的食物；对患儿做好知识宣传，使之能自觉的遵守饮食要求，防止脑损害的发生。

第四节　肝糖原累积病

肝糖原累积病是先天性酶缺陷造成糖原代谢障碍的疾病。属于常染色体隐性遗传性疾病。本节叙述常见的Ⅰ型。

一、临床表现

肝脏肿大，新生儿时期即可出现。婴儿期可出现低血糖、惊厥。1岁后至儿童期，可出现体态肥胖，腹部隆起，生长发育迟缓，高尿酸血症逐渐加重，青春期左右发生痛风等。

二、诊断检查

1. 空腹时血糖低，2.2～3.4mmol/L。

2. 肝活检患儿肝细胞葡萄糖－6－磷酸酶的活性降低或消失。

3. 其他检查　血胆固醇、尿酸明显增高；骨龄落后；超声检察可见肾脏肿大；有出血倾向。

三、治疗

尚无特殊治疗方法。主要是采取各种措施使血糖维持或接近正常水平。可采用日间多次进食法和夜间鼻饲持续点滴高碳水化合物的方法，维持血糖在4～5mmol/L之间。近年来，口服生玉米淀粉（用温水调匀）75g/kg每日2～4次，治疗效果尚满意。有感染的患儿应注意及时应用碳酸氢钠纠正酸中毒。

四、护理

（一）常见护理诊断

1. 潜在并发症　低血糖、酸中毒、痛风：与缺乏葡萄糖－6－磷酸酶有关。

2. 感染的危险　与免疫低下有关。

3. 外伤的危险　与低血糖反应有关。

（二）护理措施

1. 一般护理　减少活动，适当休息。经常观察患儿的神志、面色、生命体征的变化，防止低血糖和酮症发生。定时监测血糖浓度，使其保持在正常范围。防止各种感染。

2. 饮食管理　给予高蛋白、高维生素、低脂易消化的饮食，少量多餐。酸中毒时，应控制脂肪的摄入。不服用对肝肾有损害的药物。

3. 健康教育　教会家长会观察低血糖发生的临床表现，如患儿出现面色苍白、软弱无力、头晕、出汗、脉搏增快等表现时，应立即给予含糖食物，防止低血糖的发生。坚持饮食疗法，指导家长正确调配饮食，向家长示范玉米淀粉的调制方法，并观察疗效。

强化练习题

一、名词解释

1. 遗传性疾病
2. 遗传
3. 单基因遗传病

4. 多基因遗传病
5. 染色体疾病
6. 常染色体显性遗传
7. 常染色体隐性遗传

二、填空题

1. 基因的主要成分是__________，在遗传性状的传递中起着重要作用。
2. 基因定位在染色体上，可分为__________和__________。
3. 苯丙酮尿症是一种较常见的先天性__________障碍性疾病。
4. 苯丙酮尿症，临床上最主要的症状是__________。
5. 患苯丙酮尿症时低苯丙氨酸饮食治疗，至少需要持续到__________后。
6. 肝糖原累积症Ⅰ型是由于肝、肾等组织缺乏__________，使糖原分解过程发生障碍。

三、选择题

（一）单选题

1. 遗传病的物质基础是
   A. 细胞
   B. 器官
   C. 基因
   D. 染色体
   E. 组织
2. 以下哪种病是常染色体显性遗传疾病？
   A. 先天性成骨发育不全
   B. 肝糖原累积症
   C. 苯丙酮尿症
   D. 先天性心脏病
   E. 以上都不是
3. 以下哪种病是常染色体隐性遗传疾病？
   A. 先天性成骨发育不全
   B. 苯丙酮尿症
   C. 遗传性肾炎
   D. 先天性心脏病
   E. 以上都不是
4. 苯丙酮尿症的临床最主要的症状是
   A. 呕吐
   B. 皮肤变白
   C. 喂养困难
   D. 智力低下
   E. 步态不稳
5. 21－三体综合征属于哪类遗传病？
   A. 染色体疾病
   B. 单基因遗传病
   C. 多基因遗传病
   D. 内分泌疾病
   E. 免疫缺陷病
6. 肝糖原累积症属于哪类遗传病？
   A.X 伴性显性遗传
   B.X 伴性隐性遗传
   C. 常染色体显性遗传
   D. 常染色体隐性遗传
   E. 以上都不是
7. 苯丙酮尿症属于哪类遗传病？
   A. X 伴性显性遗传
   B. X 伴性隐性遗传
   C. 常染色体显性遗传
   D. 常染色体隐性遗传
   E. 以上都不是

（二）多选题

1. 常染色体显性遗传的特点是
   A. 父母中有一人患病即可患病
   B. 子代患病数为 1/2
   C. 通常连续两代出现

D. 男女得病机会均等
E. 父母双方均得病，其子女患病数为3/4

2. 常染色体隐性遗传的特点是
A. 父母均为该病隐性基因的携带者
B. 该病一般不超过两代
C. 男女得病机会均等
D. 父母均为杂合子，子女中1/4为正常人
E. 父母均为杂合子，子女中1/4为病人

3. X伴性显性遗传的特点为
A. 女性多于男性
B. 患者双亲中必有一方为发病者
C. 可以连续遗传
D. 男女发病机会均等
E. 男性患者的儿子发病，女儿正常

4. X伴性隐性遗传的特点为
A. 男性患者多于女性
B. 母亲为致病基因的携带者
C. 双亲无症状，男孩可出现症状
D. 可以连续发病
E. 男女机会均等

5. 遗传疾病的预防
A. 筛选育龄青年
B. 检出携带者
C. 产前诊断
D. 避免近亲结婚
E. 产后追踪

6. 21－三体综合征发病因素
A. 孕母高龄
B. 孕母有病毒感染史
C. 孕期接受放射线
D. 服用致畸药物
E. 产时损伤

7. 21－三体综合征特殊面容为
A. 眼距宽
B. 舌常伸出口外
C. 鼻梁低平
D. 两眼外侧向上斜
E. 贫血貌

8. 苯丙酮尿症的临床表现为
A. 智力低下
B. 湿疹
C. 呕吐
D. 皮肤变白
E. 喂养困难

9. 苯丙酮尿症的治疗原则为
A. 控制感染
B. 早期诊断
C. 及时治疗，饮食控制
D. 防止智力低下的发生
E. 治疗原发病

10. 遗传病的预防措施为
A. 产前检查
B. 检出携带者
C. 遗传咨询
D. 避免近亲结婚
E. 抗感染治疗

四、问答题

1. 试述遗传性疾病的分类。
2. 试述单基因遗传病的遗传形式。
3. 试述遗传性疾病的预防。
4. 试述21－三体综合征的临床表现。
5. 试述苯丙酮尿症的饮食管理。

参 考 答 案

一、名词解释

1. 遗传性疾病是指生殖细胞和受精卵的遗传物质（染色体或基因）发生变化引起的疾病，通常由上一代传给下一代的特性，常见的有常染色体显性和隐性、性染色体的显性和隐性及多基因遗传。
2. 遗传是指子代与亲代之间在形态结构、生理、生化等功能方面的相似而言。
3. 单基因遗传病系由一对等位基因控制的遗传性疾病。
4. 多基因遗传病系由多对基因异常引起的遗传性疾病。
5. 染色体疾病系由染色体的数目、形态和结构异常而引起的疾病。
6. 常染色体显性遗传是指致病基因在常染色体上，其性质是显性的，在等位基因中只要有一个致病基因就可发病。
7. 常染色体隐性遗传是指致病基因在常染色体上，其性质为隐性。只有成对等位基因为致病基因时才会发病。

二、填空题

1. 脱氧核糖核酸
2. 显性　隐性
3. 氨基酸代谢
4. 智力低下
5. 青春期
6. 葡萄糖－6－磷酸酶

三、选择题

（一）单选题

1.C　2.A　3.B　4.D　5.A　6.D　7.D

（二）多选题

1.ABCDE　2.ABCDE　3.ABC　4.ABC　5.BCD　6.ABCD
7.ABCD　8.ABCDE　9.BCD　10.ABCD

四、问答题

1. 遗传性疾病可分为3类

（1）单基因遗传病：由一对等位基因控制的遗传性疾病。根据遗传的方式，可分为常染色体显性、隐性遗传和伴性显性、隐性遗传四种。

（2）多基因遗传病：由多对基因异常引起的遗传性疾病，每对基因作用不大，但多对基因作用积累起来达到一定的效应时就会发病。与环境因素关系密切，如腭裂。

（3）染色体疾病：由染色体的数目、形态和结构异常而引起的疾病。常见的如21－三体综合征。

2. 遗传性疾病的遗传形式

（1）常染色体显性遗传：致病基因在常染色体上，其性质是显性的，在等位基因中只要有一个致病基因就可发病。

(2) 常染色体隐性遗传：致病基因在常染色体上，其性质为隐性。只有成对等位基因为致病基因时才会发病。

(3) X伴性显性遗传：比较少见。当父母一方X染色体上带有病理基因时即可出现症状。

(4) X伴性隐性遗传：病理基因在X染色体上，临床上常以男性病人为多见。这是因为男性只有一个X染色体，只要一个X染色体上有病理基因，就可表现出疾病的症状。而女性则有两个X染色体，一个X染色体带有病理基因，而另一个为正常基因时为疾病的携带者，临床表现为正常的个体。除非女性两个X染色体都带有病理基因，临床上才会出现症状。

3. 遗传性疾病的预防

(1) 遗传咨询：按照遗传性疾病的发病规律以及有关知识，对患者及其家属进行宣传和指导，以利于遗传疾病的防治。

(2) 检出携带者：杂合子个体可将所携带的致病基因传给子代，用实验室方法可及早检出携带者。

(3) 产前诊断：对可疑生育遗传性疾病的孕妇在妊娠4~5个月间进行羊水细胞培养做染色体检查或生化测定；也可做超声波扫描和内腔镜观察宫内胎儿等。若发现异常，及时劝告孕妇终止妊娠，以达到预防目的。

4. 21-三体综合征的临床表现

(1) 有特殊面容：眼距宽、鼻梁低、两眼外侧上斜、内眦赘皮、舌常伸出口外及耳廓小。

(2) 智力低下。

(3) 四肢张力低，关节过度曲伸，手指粗短，通贯手，皮纹异常。

(4) 常合并其他畸形如先天性心脏病，胃肠道畸形等。

5. 苯丙酮尿症的饮食管理

(1) 限制苯丙氨酸的摄入，给母乳或低苯丙氨酸蛋白饮食，因为母乳中的苯丙氨酸的含量为比牛奶含量低，这样可减少苯丙氨酸和苯丙酮酸的产生，避免脑损害。

(2) 随着年龄的增长，饮食既要限制苯丙氨酸的摄入，又要能保证患儿的营养需要，可选用大米、小米、白菜、土豆、菠菜等。根据年龄、体重、所需营养成分、量，制定成一定的食谱并交给家长。

(3) 治疗开始愈早，对智力损害愈小，低苯丙氨酸饮食至少需要持续到青春期后。凡出生后能及早给予饮食限制的患儿智力发育可接近正常。

（陈建军）

第十八章　急性传染病患儿的护理

内 容 提 要

第一节　急性传染病的护理和管理

小儿时期是传染病的高发时期，做好传染病的护理和管理极为重要。

一、执行消毒隔离制度　传染病门诊应与普通门诊分开。传染病门诊设有消化道及各种呼吸道传染病的诊疗室，室内应备有洗手、空气消毒装置、治疗室、留察床、厕所等单独隔离单位。患儿经预检后按不同病种分别在指定的诊室诊治，医护人员应严格执行各种传染病的隔离制度及消毒措施，防止院内交叉感染及传染病散播。传染病的病区应严格划分清洁区、半污染区及污染区三个区域。消毒包括对工作人员手的消毒，排泄物、剩余饭菜及各类污水的处理、各类医疗用具的消毒灭菌、以及空气、被褥、家具等消毒。

二、了解各种传染病的传播途径

（一）飞沫经呼吸道传播　如麻疹、水痘、腮腺炎、百日咳、白喉、流脑等。

（二）昆虫为媒介传播　如流行性乙型脑炎。

（三）胃肠道传播　如中毒型痢疾、脊髓灰质炎。

三、疫情报告　要建立疫情报告和登记制度（详见第二章第三节）。

四、急性传染病的护理

（一）密切观察病情变化　急性传染病的病情发展快、变化多，护理人员应随时作好参加抢救工作的准备。婴幼儿不会诉说病痛，护理人员应掌握小儿常见传染病的临床表现及发病规律，及时发现病情的早期变化。

（二）护理诊断及护理措施　护理人员应及时仔细地观察病情变化，正确作出护理诊断并采取有效护理措施。

五、开展卫生宣教　通过墙报、宣传画、个别交谈讲解、幻灯等切实可行的方式，使家长和儿童了解传染病的防治知识，能与医务人员合作。

第二节　麻　疹

一、病因　麻疹病毒。病毒存在于患者的鼻咽、眼分泌物，及血、尿中，出疹前后5天，可自这些体液中分离出来。

二、流行病学

（一）传染源　病人是唯一的传染源。患者在潜伏期末2～3天至出疹后5日均有传染性。如有并发症，传染性延长至出疹后10日。

（二）传播途径　带麻疹病毒的飞沫经呼吸道吸入为主要传播途径；污染的生活用具、

玩具、衣服等有可能间接地传播。

（三）易感人群和免疫力　凡未患过麻疹及未接种过疫苗者均为易感者。感染过麻疹的母亲所生婴儿，因体内有母体所给的抗体，因而出生后3~6个月以内很少得病，6个月~5岁发病率最高，自有麻疹疫苗接种以来发病年龄后移，感染后可获得终身免疫。

三、临床表现　典型麻疹表现如下：

（一）潜伏期6~18天，一般为10~12天，接受过被动免疫者，潜伏期可延长至21~28天。可有低热，精神欠佳和烦躁不安。

（二）前驱期　发热开始至出疹，历时3~4日。

1. 发热　无一定热型，渐升或骤增。

2. 呼吸道卡他症状　流涕和干咳，睑缘发红、结合膜充血、流泪畏光等。

3. 出现麻疹粘膜斑（柯氏斑）发热2~3日后，在口颊粘膜可见散在细小沙粒状黄白色小点，周围有红晕，为本病特征性粘膜斑。此斑持续仅1~2天。

4. 肺部改变　刺激性咳嗽，肺部可出现干啰音。

5. 胃肠道症状　厌食、呕吐、腹泻。

（三）出疹期　持续3~5日。

1. 体温升高　可达40℃，精神萎靡或嗜睡。厌食、呕吐、腹泻亦加重。肺部常闻少量啰音。

2. 出疹　皮疹于发热3~4天开始出现，先见于耳后发际，渐及前额、面、颈、躯干、四肢，后达到手掌足底，2~3天逐渐遍及全身。初为细小淡红色斑丘疹压之退色，随即呈鲜红色，皮疹由稀疏逐渐密集，可融合成片，疹间有正常皮肤。

（四）恢复期　整个病程10~14天，头面部皮疹转为暗红色而开始消退，依出疹顺序隐退。体温逐渐降至正常，全身症状明显改善。疹退后有棕色色素沉着，表皮有糠麸样脱屑。

非典型麻疹：体内有一定免疫力患轻型麻疹；体弱有严重继发感染者呈重型麻疹。

四、实验室检查　鼻咽分泌物、痰、尿沉渣可见多核巨细胞，酶联免疫吸附实验测得血清中麻疹IgM抗体均有早期诊断价值。

五、并发症

（一）脑炎　一般在出疹2~5天中发生，也可在病程中任何时期，患儿持续高热、抽搐、意识障碍甚至昏迷，有脑膜刺激征。病情重，死亡率高。

（二）肺炎　麻疹本身可引起整个呼吸道炎症，但若皮疹消退，而高热持续、咳嗽加重、呼吸困难、发绀，常系并发继发性肺炎的表现。多见于有营养不良和佝偻病的小儿。病原菌以肺炎球菌、金黄色葡萄球菌及腺病毒为多见。

（三）喉炎　声音嘶哑加重，犬吠样咳嗽，吸气性呼吸困难，严重时面色青紫、烦躁不安，为麻疹并发喉炎的表现。

（四）结核病恶化　恢复期患儿如精神食欲迟迟不能恢复，有不规则低热、盗汗及消瘦应仔细追问病史，是否有结核接触史，应考虑到原有结核病恶化。麻疹时细胞免疫功能被抑制，抗病能力减低。应细心观察不能忽略。

六、治疗原则　无特殊治疗，对症治疗，以护理为主，减轻症状，有并发症时，治疗并发症。

七、护理

（一）常见护理诊断

1. 体温过高：与病毒血症或/和继发感染有关。

2. 营养失调：低于机体需要量；与食欲下降、高热消耗增多有关。

3. 皮肤完整性受损：与麻疹病毒感染有关。

4. 有感染的危险：继发性肺炎、喉炎、与免疫功能下降、感染有关。

（二）护理措施

1. 高烧的护理　护理本病与其他热病不同，处理高热时需兼顾透疹不宜用药物及物理方法强行降温，尤其禁用冷敷以免皮肤血管收缩、末梢血管循环障碍，使皮疹不易透发或中途收没。如体温升至40℃以上时，可用小量退热药，使体温稍降以免惊厥。

2. 饮食护理　宜选清淡、清凉、高热量、高维生素、易消化的流食、半流食，并保证足够的水分，补充热量及维生素（A、B、C、D）。

3. 皮肤护理　保持皮肤清洁，勤换内衣，预防继发感染。

4. 口腔护理　保持口腔清洁，用生理盐水或2%硼酸溶液洗漱口腔。如恶臭，应用3%双氧水清洗，口腔溃疡处可搽锡类散、青岱散等。

5. 眼部护理　应避免强光刺激，并用盐水洗净，滴以0.25%氯霉素眼药水或金霉素眼膏涂于眼内，一日数次。加服鱼肝油预防角膜干燥、感染甚至溃疡。

6. 鼻部护理　保持鼻腔通畅、清洁。可用生理盐水将棉杆润湿后，轻轻擦拭去除鼻痂。鼻孔周围糜烂，可涂以抗生素软膏。

7. 耳部护理　防止眼泪及呕吐物流入耳道，细菌可经口腔内耳咽管侵入中耳引起炎症，可用3%双氧水清洗耳道后滴入氯霉素甘油或酚甘油，一日多次。

8. 密切观察病情变化，及时发现治疗并发症。

八、预防

（一）隔离患者　对麻疹患者应早发现、早隔离、早治疗，及时报疫情。一般隔离至出疹后5天，并发肺炎者应隔离至出疹后10天。对接触过麻疹的易感儿，隔离观察直至第21天，如接触麻疹后用过被动免疫制剂者，应延长隔离期至28天。

（二）切断传播途径　隔离患儿不出门，送医药上门；流行期间集体儿童机构应加强晨间检查，避免造成交叉感染。

（三）保护易感者及增强人群免疫力

1. 自动免疫　对8个月以上小儿，凡未患过麻疹者都应接种麻疹减毒活疫苗，复种年龄可在5~6岁之间。

2. 被动免疫　接触麻疹后，可于5天内肌注麻疹免疫球蛋白，用量0.25ml/kg，丙种球蛋白5~10ml或成人血浆10~15ml，一次肌注。如接触后5~9天注射以上制剂，可减轻症状。被动免疫力维持时间3~4周。

第三节　水　痘

水痘是由水痘带状疱疹病毒所引起的疾病。本病一年四季均可发生，但以冬春季为高。

一、病因　水痘带状疱疹病毒，人是已知自然界唯一宿主。

二、流行病学

（一）传染源　主要的传染源是病人。

（二）传播途径　主要是通过飞沫和直接接触传染，亦可通过污染的用具传播，水痘痂皮没有传染性。

（三）易感人群　水痘传染性很强，人群对水痘普遍易感，易感儿童接触后90%发病。易感儿童接触带状疱疹患者后亦可发生水痘。本病一次感染终身免疫。但该病毒感染后可以静止状态存于神经节，复发感染时表现为带状疱疹。

三、临床表现　潜伏期10～24天，平均14天。

（一）前驱期　前驱期很短　较轻，可有低热或中度发热，伴流涕、咳嗽、不适感。

（二）出疹期　皮疹常在起病日或次日出现；初起为细小红色斑丘疹，主要在躯干及头部，四肢较少。数小时内迅速演变成椭圆形，大小不一，水滴状清亮水泡，周围红晕，有痒感，24h内变浑浊，1～3天后变干结痂。口腔粘膜、眼结膜、阴道粘膜也可发疹。水痘皮疹的特征为丘疹、新鲜和陈旧的水疱疹以及干痂在同一部位皮肤同时并存。

水痘为自限性疾病，一般病程10天左右。少数不典型病例表现为播散型水痘，新生儿水痘病死率高，先天性水痘可引起胎儿畸形。

四、并发症

（一）继发细菌性感染　疱疹继发化脓性感染，以金黄色葡萄球菌或溶血性链球菌多见，引起疖、痈、脓皮症、蜂窝组织炎等，甚至引起败血症、肺炎、化脓性关节炎等。

（二）水痘脑炎　常发生于出疹后3～8天，症状与一般病毒性脑炎相同。

（三）原发性水痘肺炎　多见于成人及年长儿，常发生于病后1～6日。呼吸道症状较重，与皮疹多少成比例。

五、实验室检查　白细胞数大多正常，分类淋巴细胞可增高。

六、治疗　本病无特殊治疗。可选用维生素B_{12} 100μg肌注，每日一次，连用3～5天，可减轻症状缩短病程。对进行激素治疗的患儿，在不影响治疗的情况下应减量或停药，并可使用抗病毒药（如阿昔洛韦），防止恶化。

七、护理

（一）常见护理诊断

1. 皮肤粘膜完整性受损：与水痘病毒和继发细菌感染有关。

2. 体温过高：与病毒血症有关。

3. 有感染的可能：与皮肤粘膜受损及抵抗力低下有关。

（二）护理措施　室内温度应适宜，被褥保持清洁，不宜过厚，以免增加对皮疹瘙痒感。在疱疹未溃破处涂擦含0.25%冰片的炉甘石洗剂或5%碳酸氢钠溶液减轻皮肤瘙痒，破溃者可涂1%龙胆紫溶液；有继发细菌性感染时局部用抗菌药膏，并给抗生素控制感染。保持皮肤和手指清洁，剪短指甲。婴幼儿双手用纱布手套包裹，要经常清洗更换，避免抓破疱疹引起皮肤继发感染。

八、预防

（一）对使用大剂量激素、免疫功能受损和恶性病者，在接触水痘72h内给予水痘－带状疱疹免疫球蛋白（VZIG）125－625U/kg，可起到预防作用。易感孕妇在妊娠早期接触水痘者亦应给予VZIG被动免疫，如患水痘，则终止妊娠是最佳选择。母亲在分娩前5天或后2天内患水痘的新生儿，亦推荐使用VZIG，但效果尚不能确定。

（二）水痘减毒活疫苗（威可檬™），每一剂量疫苗经复溶后含有不少于2000蚀斑形成单位（PFU）的减毒水痘－带状疱疹病毒。0.5ml复溶的疫苗含有一个免疫剂量。12个月至12岁的儿童接种单一剂量的威可檬™即可预防水痘；13岁以上接种两个剂量，间隔6～10

周。

（三）控制传染源　隔离病儿至皮疹全部结痂为止。托幼机构中接触病儿的易感者应检疫3周。

第四节　猩红热

一、病因　A组β型溶血性链球菌。

二、流行病学

（一）传染源　传染源是病人及带菌者。

（二）传播途径　病人或带菌者经空气飞沫传播，或经皮肤伤口传染。

（三）易感人群　对猩红热普遍易感，但以3～7岁多见。

三、临床表现

（一）潜伏期　1～7天。

（二）前驱期

1. 发烧　起病急，轻者发热38～39℃，重者可达40℃。如不治疗，5～7天内逐渐降至正常，用青霉素后一般24h内即可正常。

2. 咽峡炎　咽部扁桃体红肿明显，上覆白色脓性渗出物，软腭处有细小红疹或瘀点。可伴有颈部淋巴结肿大。有的患儿因肠系膜淋巴结炎可出现腹痛。

3. 草莓舌　初期肿胀的舌乳头凸出覆以白苔的舌面。

4. 杨莓舌　2～3天，舌苔脱落舌面光滑呈绛红色，舌乳头突出。

（三）出疹期

1. 皮疹　起病12～48h内出疹，皮疹最先于颈部、腋下和腹股沟处，通常24h内布满全身。其特点为全身皮肤在弥漫性充血发红的基础上，广泛存在密集而均匀的红色细小丘疹，压之暂呈苍白，触之似沙纸感。

2. 口周苍白圈　患儿面颊潮红，唯有口唇周围苍白。

3. 巴氏线　在皮肤皱褶处，皮疹密集或因摩擦出血而呈紫色线状。

除上述典型表现外，尚有其他临床类型：

轻型：表现为轻至中等度发热，咽峡炎轻微，皮疹亦轻，仅见于躯干部，疹退后脱屑不明显，病程短，但仍有发生变态反应并发症之可能。

中毒型：中毒症状明显，可出现中毒性心肌炎、中毒性肝炎及中毒性休克等，近年少见。

脓毒型：罕见。主要为咽部严重的化脓性炎症、坏死及溃疡，常可波及邻近组织引起颈淋巴结炎、中耳炎、鼻窦炎等。亦可侵入血循环引起败血症及迁徙性化脓性病灶。

外科型或产科型：病原菌经伤口或产道侵入而致病，咽峡炎缺如，皮疹始于伤口或产道周围，然后延及全身，中毒症状较轻。

四、并发症　为变态反应所致。多发生于病程2～3周。主要有风湿病、肾小球肾炎和关节炎等。

五、实验室检查

（一）血象　白细胞总数增高，中性粒细胞可达80%以上。

（二）细菌培养　治疗前，取鼻咽拭子或伤口脓液培养可分离出致病菌。

六、治疗 首选青霉素，每日2万~4万U/kg，分2次肌注，共7~10天。对青霉素过敏或耐药者，可用红霉素或第1代头孢菌素治疗。

七、护理

（一）常见护理诊断

1. 皮肤完整性受损：与红疹毒素有关。

2. 体温过高：与链球菌感染有关。

3. 潜在并发症：肾炎、风湿：与变态反应有关。

（二）护理措施

1. 皮肤护理 注意皮肤清洁，出疹期皮肤有瘙痒感，可涂炉甘石洗剂或用70%酒精涂抹皮肤，落屑脱皮时，皮肤半脱落处可用剪刀修去，切勿强行剥离，以免损害皮肤而导致继发感染。还可涂油保护皮肤。

2. 口、鼻、咽护理 注意口、鼻、咽的清洁，年长儿用朵贝尔液或生理盐水含漱，幼儿用生理盐水清洗，经常饮用白开水。唇部涂液状石蜡油，以防干裂。

3. 可以给物理降温及对症处理。

4. 密切观察，及早发现，及处理并发症。起病后3周复查尿常规，除外肾小球肾炎，注意有无发热、皮疹、关节损害等病状以除外风湿病。

八、预防

（一）隔离患者 隔离至症状消失，咽拭子培养3次阴性后，即解除隔离。

（二）切断传染途径 病人分泌物及污染物应消毒处理，用2‰过氧乙酸喷雾或醋熏室内空气，居室通风每日1~2次。在流行期间，儿童应尽量不去公共场所，外出戴口罩。

（三）保护易感者 对密切接触者应检疫7~12天，并可口服复方新诺明或红霉素3~5天以预防疾病发生。集体儿童机构的工作人员，如为溶血性链球菌的带菌者，需经10天青霉素治疗，咽拭子培养3次阴性后，才可返回工作。

第五节 流行性腮腺炎

一、病因 腮腺炎病毒

二、流行病学

（一）传染源 患者和隐性感染者。

（二）传播途径 主要通过飞沫传染。

（三）易感人群 多见于儿童，以15岁以下儿童发病较多，其中5~9岁占52.8%。

三、临床表现

潜伏期14~25天，通常18天。急性发病，发热、厌食、头痛、呕吐等，腮腺肿大，起病24h内即诉腮腺部位疼痛，持续7~10天，常一侧先肿，2~3天后对侧腮腺亦出现肿大，偶见肿胀仅为单侧，或腮腺肿大同时有颌下腺、舌下腺肿大，甚或仅有颌下腺、舌下腺肿大而无腮腺肿大。腮腺肿大的特点是以耳垂为中心，向前、后、下蔓延；皮肤和软组织水肿极为明显，腮腺的边缘不清，有疼痛及触痛，在张口、咀嚼，特别是吃酸性食物时胀痛加剧；常有腮腺管口红肿；同侧咽及软腭可有肿胀，扁桃体向中线位移；喉水肿亦可发生；上胸部亦可出现水肿，是由于淋巴管阻塞引起。

四、并发症

（一）脑膜脑炎　脑膜脑炎可先于腮腺肿大，给诊断带来困难，不过一般都发生在腮腺肿大后3～10天。表现为体温升高、头痛剧烈、呕吐、嗜睡；少数有轻度意识改变，脑膜刺激征阳性。脑脊液检查可助诊断，预后多良好。

（二）急性胰腺炎　常与腮腺炎伴发。有体温骤升、畏寒、反复呕吐、上腹部剧痛及压痛等。血淀粉酶显著增高可助诊断，症状持续3～7天后逐渐消失。

（三）睾丸炎及附睾炎　多见于青春期后的男性患者。可在腮腺肿前、后或病程中发生病变，但多侵犯一侧，仅2%双侧受累。表现发热、睾丸及附睾肿大，疼痛及压痛，阴囊发红、水肿，持续4天左右恢复，很少引起不育。

（四）卵巢炎　7%青春期后女性患者可并发卵巢炎，有发热、呕吐、下腹疼痛及压痛，但不影响日后生育功能。发生率较睾丸炎低。

（五）其他　心肌炎、肾炎、乳腺炎、甲状腺炎、关节炎、血小板减少性紫癜、听力丧失、视神经乳头炎、角膜炎等均可发生，一般在20天内恢复。

五、实验室检查

（一）血清和尿液中淀粉酶测定　90%患者发病早期增高。

（二）抗体检查　检测患者血清特异性IgM抗体阳性。

（三）抗原检查　应用特异性抗体来检测腮腺炎病毒抗原，可作早期诊断。

（四）病毒分离　早期患者的唾液、血、尿或脑脊液中，可分离出腮腺炎病毒。

六、治疗　本病无特殊疗法，主要采用中草药治疗及对症和支持治疗。亦有报告应用干扰素治疗成人腮腺炎合并睾丸炎患者，能使症状较快消失。合并脑膜脑炎按一般病毒性脑膜脑炎处理，睾丸炎可用丁字带托起阴囊，局部冷敷减轻疼痛，合并急性胰腺炎按急腹症处理。

七、护理

（一）常见护理诊断

1. 疼痛：与腮腺肿胀有关。

2. 体温过高：与病毒感染有关。

3. 潜在并发症：脑膜脑炎、睾丸炎、胰腺炎：与腮腺炎病毒侵入有关。

（二）护理措施

1. 腮腺肿胀处可冷敷，或用紫金锭一枚碾碎后加醋调和涂于肿胀处或敷以青黛散（醋调），每日1～2次。

2. 患儿由于腮腺肿胀，疼痛而厌食，医护人员应耐心说服劝其进食，以易消化、清淡流质或软食为宜，忌吃酸、硬、辣等刺激性食物。餐后用生理盐水或4%硼酸溶液漱口或清洗口腔，以保持口腔清洁。鼓励患者多饮白开水。

八、预防

（一）隔离病人　隔离病人直至腮腺肿消退后3天。

（二）保护易感者

1. 自动免疫　采用气雾法或喷鼻法，也可进行皮内、皮下注射法接种腮腺炎减毒活疫苗。效果良好。

2. 被动免疫　应用恢复期患者血清或高价免疫血清以预防男性青春期腮腺炎患者伴发睾丸炎。

第六节　百日咳

一、病因　百日咳杆菌。

二、流行病学

（一）传染源　传染源是病人，传染期在发病 1～3 周，以 1 周传染性最强。

（二）传播途径　借飞沫经呼吸道传播。

（三）易感人群　任何年龄均可发病，但以 5 岁以内多见。6 个月以下婴儿因缺乏先天免疫力，此时患病预后严重，容易并发肺炎死亡。

三、临床表现　潜伏期 2～20 日，平均 7～10 日。

（一）卡他期　起病可有低热、流涕、干咳等上感症状，3～4 天后咳嗽加重，尤其以夜间为甚。持续 7～10 天。

（二）痉咳期　此时体温恢复正常。较大婴儿和儿童突出为阵发性痉挛性咳嗽，每次发作连咳数十声，集中在呼气期。患儿面红耳赤、张口伸舌、涕泪及粘痰交流，十分痛苦。在咳嗽至憋气濒于窒息时，突然急速深长吸气，气流通入痉挛而狭窄的声带，发出鸡鸣样吸气声，常称作咳后回声。每次阵咳末常伴有呕吐，夜间更甚，睡眠受影响。剧烈地阵咳使颜面、眼睑浮肿，并使眼结膜、鼻粘膜毛细血管破裂出血。持续 2～6 周或更长。6 个月以内的婴儿常不表现为阵发性痉挛性咳嗽，突出表现为憋气和窒息。

（三）恢复期　阵发性痉咳日渐消失，一般情况逐渐好转，无并发症者此期持续 2 周左右。部分重症患儿当患上呼吸道感染时，又出现痉挛性咳嗽，伴“鸡鸣样”吸气声，需经 1 年左右才会消失。

四、并发症

（一）支气管肺炎　为继发感染所致。

（二）肺不张　常发生于肺中叶和下叶，诊断主要依靠 X 线检查。

（三）肺气肿及皮下气肿　由于支气管或细支气管被粘稠分泌物部分堵塞及痉咳所致的肺泡内高压，可导致肺气肿。若撕裂则引起肺间质气肿、皮下气肿。

（四）百日咳脑病　发生于痉咳期。表现为反复抽搐，高热、昏迷或脑水肿。

五、实验室检查

（一）血象　白细胞总数可达（20～50）$\times 10^9/L$，淋巴细胞高达 60%～80%。

（二）细菌培养　早期取鼻咽拭，痉咳期用咳喋法搜集标本作细菌培养。

（三）荧光抗体染色法　起病初取鼻咽拭子涂片，荧光标记的特异性抗体染色阳性有助早期诊断。

六、治疗

（一）抗生素治疗　在痉咳期早期应用，效果较为理想。

1. 红霉素　每日 30～50mg/kg，分 3～4 次服用，连服 7～10 天。

2. 氨苄青霉素　每日 100～150mg/kg，分 2～3 次肌注，7～10 天。

（二）症状治疗　镇咳祛痰减轻咳嗽。咳重影响休息者可适当使用镇静剂。

（三）中医中药治疗，或服百咳灵（猪胆汁）、鸡苦胆等。

七、护理

（一）常见护理诊断

1. 有窒息的危险：与百日咳痉咳有关。

2. 营养失调　低于机体需要量：与痉咳引起呕吐有关。

3. 潜在并发症　脑炎、肺不张、皮下气肿、脑疝：与百日咳病原菌毒素及痉咳有关。

（二）护理措施

1. 病室应安静，空气清新，阳光充足冬季保暖，以减轻咳嗽。

2. 饮食应富于营养易消化，应给温、热无刺激性的食物，婴儿在吮奶时不宜过急，哺喂后应拍背，防止阵咳及呕吐，必要时用滴管喂奶。呕吐频繁时采用少量多次或调稠流质食物，在阵咳后进食，食后避免活动，呕吐后应重喂，以免发生营养不良。

3. 咳嗽或痉挛性阵咳时，要随时为患儿擦拭口、鼻、眼的分泌物，必要时可加用腹带。咳嗽频繁可用气雾吸入治疗，可按医嘱服祛痰剂和镇静剂，防止肺气肿。痉咳频繁伴有窒息或抽搐时，应设专人密切监护，必要时抱起患儿或使之侧卧，轻拍背部直至痉咳停止。如出现阵发性屏气、发绀应及时吸氧，并适度地按压胸部，以协助呼吸。呼吸道有痰液堵塞时，立即吸痰，防止肺不张。

4. 患儿取侧卧位，以免呕吐物呛入气管，呕吐后注意口腔清洁并整理呕吐物，保持皮肤清洁干燥，必要时更换清洁被服。

5. 注意观察患儿意识、瞳孔、呼吸等变化，以早期发现百日咳脑病。观察有无呼吸困难突然加重、气管移位、青紫、一侧呼吸音消失或肺部啰音，有无颈部或胸部皮下肿胀、捻雪感。以发现肺不张、肺炎、皮下气肿，如出现应与医师联系给予治疗。

八、预防

（一）隔离患者　从起病日计算7周，从痉咳计算4周。密切接触者检疫3周。

（二）切断传播途径　疫源地做好卫生及通风换气即可。患儿衣物可行日光暴晒6h即起到灭菌作用。

（三）保护易感儿

1. 自动免疫　生后3～6月婴儿可注射白百破三联菌苗，免疫期可维持1～2年。

2. 被动免疫　对婴幼儿及体弱儿接触本病后，可给予百日咳免疫球蛋白1.25ml肌注，隔日一次，连用3～5次。

第七节　中毒型细菌性痢疾

中毒型细菌性痢疾是急性细菌性痢疾的爆发型。临床特征为突起高热、抽搐、昏迷，迅速出现休克和呼吸衰竭，而早期肠道症状可很轻或缺如，多见于2～7岁小儿。

一、病因　毒痢与普通痢疾病原相同，为痢疾杆菌引起，属志贺菌属，革兰阴性杆菌。

二、流行病学

（一）传染源　是病人和带菌者。

（二）传播途径　病原菌随病人粪便排出，污染食物、水、生活用品或手，通过消化道传播，亦可通过苍蝇污染食物而传播。

（三）易感人群　多见于儿童。

三、发病机理及病理　痢疾杆菌进入肠道后，引起粘膜及细胞变性坏死。同时由于机体免疫反应使大量细菌裂解，释出内毒素进入血流，机体产生强烈应激反应，发生急性微循环障碍，出现休克。内毒素可引起全身各脏器组织细胞损伤，尤其以脑、肝、肾、肾上腺等为明显。

四、临床表现

患儿全身中毒症状严重，一般有高热，可 > 40℃，未腹泻前即出现严重的感染中毒表现；也有开始即发热、脓血便，2~3 天内发展为中毒型。分为三型：

（一）休克型　以周围循环衰竭为主要表现。患儿面色苍白，四肢厥冷，脉细数，血压下降，尿少及不同程度意识障碍，还可并发 DIC 和呼吸窘迫综合征。

（二）脑型　以神志不清、反复惊厥为主要表现。早期血压正常或稍高，很快昏迷，呼吸节律不整，双瞳孔不等大，对光反射迟钝或消失，常死于脑疝。

（三）混合型　具有以上两型表现，预后更差。

五、实验室检查

（一）周围血象　白细胞总数及中性粒细胞增加。

（二）大便常规　开始可正常，以后有脓血，镜检可见大量脓细胞、红细胞及巨噬细胞。2~7 岁小儿在夏、秋季突起高热，伴有脑病和（或）休克表现者，应立即作冷盐水灌肠，如有脓血便可初步确诊，也有可能多次复查才能确诊。

（三）细菌培养　用肛拭子取材尽快接种。

（四）荧光抗体法　用荧光标记痢疾抗体检测粪便中有无该菌的抗原。

六、治疗

选用对痢疾杆菌敏感抗生素　丁胺卡那霉素或第三代头孢菌素静脉给药。

对严重病例可短程静脉滴注地塞米松。可用头部冰枕、冰帽、退热药等降温。眼底有动脉痉挛时可用山莨宕碱扩张小动脉，改善微循环。有休克者可快速静滴右旋糖酐或 2∶1 等张含钠液等扩容，纠正酸中毒，然后再用血管活性药物如多巴胺等，调节血管舒缩。

有脑水肿时，静注甘露醇 1~2g/kg，每 4~8h 一次，可迅速降低颅内压及减轻脑水肿。

对体温过高、躁动不安或伴反复惊厥者给予亚冬眠疗法，病儿安静后加用物理降温。以后酌情以较小剂量重复应用，使体温在短时期（2~3h）降至 36~37℃（肛温）左右，并维持 12~24h，可使中枢神经处于保护性抑制状态。如体温控制后仍有躁动不安或惊跳者，可加用地西泮、水合氯醛或苯巴比妥等药物，以防惊厥。

七、护理

（一）常见护理诊断

1. 体温过高：与痢疾杆菌毒素作用有关。

2. 组织灌流量改变：与微循环障碍休克有关。

3. 排便异常：腹泻：与痢疾杆菌肠道感染有关。

4. 有受伤的危险：与惊厥、休克有关。

5. 有意识障碍的危险：与痢疾杆菌内毒素损伤脑细胞及脑水肿有关。

（二）护理措施

1. 高热的护理　卧床休息、监测体温、综合使用物理降温、药物降温甚至亚冬眠疗法，争取在短时间内将体温维持在 36~37℃，防高热惊厥致脑缺氧、脑水肿加重。

2. 休克的护理　密切观察病情变化，神态、面色、体温、脉搏、呼吸、血压、瞳孔等，详细记录输入液量及尿量、呕吐量及大便量次及性状。建立有效静脉输入通路，必要时建立两条静脉通路，保证水分热卡、电解质以及药物输入。使用氨苄青霉素、头孢哌酮等，应大剂量联合静脉给药。用 2∶1 等张溶液或低分子右旋糖酐扩容并疏通微循环，待血压回升后继续输液以维持水、电解质平衡，用5%碳酸氢钠溶液纠正酸中毒。用山莨菪碱解除微血管痉挛，必要时可用多巴胺或间羟胺。有DIC者可用肝素抗凝治疗。

3. 惊厥、呼吸衰竭的护理　严密监测患儿生命体征，降温、保持呼吸道通畅、充分吸氧，及时静脉注射20%甘露醇、肾上腺皮质激素降低颅内压，记录出入水量。使用苯巴比妥钠镇静止惊、必要时行亚冬眠疗法。用大剂量东莨菪碱，加用尼可刹米或洛贝林治疗呼吸衰竭，必要时行气管插管或气管切开，使用人工呼吸机维持呼吸。

4. 冬眠疗法护理　应用冬眠药物时需控制滴速，以免血压急骤下降。密切随访血压改变，每0.5～1h测体温、脉搏、呼吸、血压并记录。待患儿进入深眠5～15min后再开始冰敷降温以免发生寒战。如患儿肛温维持在36～37℃，面色红润，全身肌肉松弛，呼吸均匀，脉搏规则有力，说明效果良好。停止冬眠药物后，病儿在逐渐清醒中出现躁动不安等精神症状，需注意安全保护。如体温恢复较困难者，可酌情置热水袋保暖复温。

5. 腹泻的护理　评估并记录大便次数、性状及量，正确估计水分丢失量作为补液参考。供给易消化流质饮食、多饮水，不能进食者静脉补充营养。勤换尿布，便后及时清洗，防止臀红发生。及时采集大便标本送检。

八、预防

（一）隔离病人　发现病人及带菌者及早隔离治疗。粪便培养3次阴性方可解除隔离，进入托幼机构。对从事托幼机构及饮食业工作人员应定期做粪便检查，其中有带菌者应予调离。

（二）切断传染途径　加强环境卫生、饮食卫生和个人卫生。对广大农村要管好饮水，管好粪便，消灭苍蝇。

强化练习题

一、名词解释

1. 麻疹粘膜斑（柯氏斑）
2. （猩红热）巴氏线
3. （猩红热）草莓舌
4. （猩红热）杨梅舌
5. 外科型或产科型猩红热
6. 百日咳痉咳期

二、填空题

1. 常见的传染病传播途径包括：①________；②________；③________。
2. 防止小儿传染病传播，医护工作者应做到________、________和________。
3. 麻疹的传染源是________。
4. 麻疹患者在潜伏期末________至出疹后________均有传染性，如有并发症传染性延长至出疹后________。

5. 感染过麻疹的母亲所生的婴儿，因有母体带给的抗体，出生后__________个月内很少患麻疹。

6. 猩红热是由产红斑毒素的__________所致的急性传染病。

7. 猩红热的并发症为变态反应所致，主要有__________、__________和关节炎等。

三、选择题

（一）单选题

1. 麻疹的传播途径是
   A. 飞沫呼吸道传染
   B. 虫媒传播
   C. 消化道传播
   D. 血液传播
   E. 皮肤接触传播

2. 麻疹前驱期历时3~4日，症状有
   A. 发热
   B. 呼吸道卡他症状
   C. 麻疹粘膜斑
   D. 厌食、吐、泻
   E. 以上均有

3. 麻疹出疹的顺序是
   A. 头面→耳后→躯干→四肢末端→全身
   B. 耳后发际→面部→躯干→四肢→手掌足底
   C. 四肢末端→头面→躯干→背部→胸部
   D. 四肢末端→躯干→头面→耳后发际
   E. 四肢末端→头面→耳后发际→前胸→后背

4. 麻疹常见的并发症是
   A. 脑炎
   B. 肺炎
   C. 喉炎
   D. 心肌炎
   E. 结核

5. 患儿2岁，高烧4~5天，1天来全身出皮疹，为红色粟粒大小斑丘疹，疹间皮肤不充血，精神食欲差，伴有流涕畏光，咳嗽重，最可能是患
   A. 麻疹
   B. 风疹
   C. 幼儿急疹
   D. 猩红热
   E. 水痘

6. 患儿2岁，高烧4天，今日发现全身出皮疹为红色斑丘疹，患儿疹出烧退。一般情况尚可，精神食欲好。患儿最大的可能是
   A. 麻疹
   B. 风疹
   C. 幼儿急疹
   D. 猩红热
   E. 水痘

7. 护士门诊分诊，早期发现麻疹的最有价值的依据是
   A. 发热、呼吸道卡他症状及结膜充血
   B. 口腔粘膜柯氏斑
   C. 颈部淋巴结肿大
   D. 1周前有麻疹接触史
   E. 身上有皮疹

8. 降低麻疹发病率的关键措施是
   A. 早发现、早治疗、早隔离
   B. 易感儿按时接种麻疹疫苗
   C. 患儿停留过的病室要彻底通风
   D. 易感儿接触患儿后注射免疫球蛋白
   E. 流行期间易感儿不要到人群密集的公共场所

9. 典型麻疹之皮疹的特点是
   A. 皮疹普遍充血，有红色粟粒疹
   B. 疹间无正常皮肤
   C. 玫瑰色斑丘疹
   D. 红色斑丘疹，疹退后有色素沉着及脱屑
   E. 出血性皮疹

10. 麻疹的隔离期是
A. 隔离到起病后 1 周
B. 隔离到出疹后 1 周
C. 无并发症隔离到出疹后 5 天，有并发症隔离到出疹后 10 天
D. 隔离到疹退后 5 天
E. 隔离到疹退后 10 天

11. 猩红热患者应隔离到
A. 体温正常
B. 症状消失
C. 青霉素治疗后 10 天
D. 咽拭子培养 3 次阴性后
E. 症状完全消失，咽拭子培养 3 次阴性后

12. 关于麻疹病毒，以下叙述哪项不正确？
A. 属副粘液病毒
B. 是一种 RNA 病毒
C. 对消毒剂不敏感
D. 加热至 56℃ 30min 可杀灭
E. 在阳光下空气流通环境中，半小时失去活力

13. 关于麻疹的叙述，以下哪项不正确？
A. 病人是唯一传染源
B. 只通过呼吸道传染
C. 凡未患过麻疹或未接种过麻疹疫苗者为易感者
D. 感染后可终身免疫
E. 潜伏期末 2～3 天至出疹后 5 天有传染性

14. 关于麻疹的预防，下列哪项是不正确的？
A. 患者隔离一般至出疹后 5 天，并发肺炎者至出生后 10 天
B. 易感儿接触患儿后，从第 1 天起隔离观察直至出疹后 21 天
C. 易感儿接触患儿后用过被动免疫制剂者，应延长隔离期至 28 天
D. 易感儿接触患儿后 5 天内肌注麻疹免疫球蛋白，可使其免于发病
E. 自动免疫，免疫力维持 3～4 周以内

15. 关于水痘的叙述，以下哪项不正确？
A. 水痘是由水痘带状疱疹病毒引起的疾病
B. 以全身出现水疱疹为体征
C. 感染水痘后一般可持久免疫，但可发生带状疱疹
D. 水痘通过飞沫传染，水痘痂皮有传染性
E. 四季可发病，以冬春季为高

16. 百日咳痉咳期主要临床特点是
A. 阵发性痉挛性咳嗽
B. 发热
C. 咳嗽日轻夜重
D. 白细胞数增高
E. 颈面部水肿

17. 治疗百日咳使用足量抗生素直到
A. 体温正常
B. 咳嗽消失
C. 阵发性痉挛性咳嗽消失
D. 用药 7～10 天
E. 鼻咽拭子培养阴性

18. 确诊中毒性痢疾的依据是
A. 夏秋季急性起病，高热
B. 粘液脓血便
C. 腹泻、呕吐
D. 血压下降
E. 大便检查发现痢疾杆菌

19. 关于流行性腮腺炎，下列叙述哪项是不正确的？
A. 由腮腺病毒所致
B. 腮腺炎为非化脓性肿痛
C. 腮腺部位面部皮肤红肿
D. 患病后可获终身免疫
E. 病人及隐性感染者均有传染性

20. 流行性腮腺炎的临床表现不包括
A. 急性起病
B. 病后 24h 内出现腮腺肿大
C. 腮腺以耳垂为中心，呈弥漫性肿胀，边界不清，表面不红
D. 腮腺导管开口红肿，挤压时可有脓液

溢出

E. 腮腺四周的蜂窝组织水肿

21. 关于水痘，下列叙述哪项不正确？
   A. 皮疹成批出现，斑疹、丘疹、疱疹和结痂同时存在
   B. 皮疹呈向心性分布
   C. 仅由呼吸道传播
   D. 病人为主要传染源
   E. 水痘为自限性疾病，病程 10 天左右

22. 对流行性腮腺炎腮肿的护理，以下哪项是不合适的？
   A. 肿胀处可冷敷
   B. 腺肿处可用醋调青黛散外敷
   C. 宜进易消化和清淡的软食
   D. 保持口腔清洁，餐后漱口
   E. 可进食水果、果汁和补充维生素 C 片

23. 防止痢疾感染的措施，以下哪项不合适？
   A. 隔离病人和带菌者
   B. 大便培养 1 次阴性可解除隔离
   C. 患者的食具用物煮沸 15min 消毒
   D. 做好环境、水源、粪便管理及食品卫生
   E. 饭前便后要洗手

24. 典型麻疹最先出现皮疹的部位是
   A. 面部
   B. 耳后发际
   C. 颈部
   D. 前胸
   E. 四肢

25. 1 岁女婴，2 周前发烧，4 天后出皮疹，皮疹 2～3 天出齐，3 天来体温已退；查体可见躯干四肢有棕色色素沉着，最可能的诊断是
   A. 猩红热
   B. 风疹
   C. 药疹
   D. 麻疹
   E. 幼儿急疹

（二）多选题

1. 以下哪些是麻疹易感者？
   A. 未患过麻疹者
   B. 未接种过麻疹疫苗者
   C. 未患过麻疹且未接种过麻疹疫苗者
   D. 母亲未患过麻疹的小儿
   E. 母亲未接种过麻疹疫苗的小儿

2. 水痘为自限性疾病，一般预后好，但以下哪些情况后果严重？
   A. 先天性水痘
   B. 新生儿水痘
   C. 使用激素或免疫抑制剂的患儿感染水痘
   D. 水痘合并脑炎
   E. 水痘合并皮肤感染

3. 典型水痘皮疹的特点是
   A. 呈向心性分布
   B. 起初为细小红色斑丘疹
   C. 同一部位同时并存丘疹、水痘及结痂
   D. 皮疹发展快，终至结痂 3～5 天脱落
   E. 结痂脱落常有疤痕

4. 中毒性痢疾的发病机理是
   A. 强烈的应激反应
   B. 细菌大量裂解
   C. 内毒素进入血液
   D. 粘膜坏死，细菌进入血液
   E. 肠粘膜细胞坏死

5. 中毒性痢疾的特点是
   A. 突起高热、抽搐昏迷、休克和呼吸衰竭
   B. 毒血症早于消化道症状
   C. 感染性休克为主要表现
   D. 腹痛明显
   E. 剧烈头痛，呕吐

6. 中毒性痢疾时腹泻的护理要点包括
   A. 记录大便次数
   B. 观察大便性状
   C. 用药前作大便培养
   D. 防止肛门和直肠脱垂
   E. 防止上行性尿路感染

四、问答题

1. 对麻疹患儿高烧的护理有什么特点？
2. 护理麻疹患儿如何注意避免继发感染？
3. 流行性腮腺炎可以发生哪些并发症？

参考答案

一、名词解释

1. 麻疹粘膜斑（柯氏斑）：在麻疹前驱期发热 2～3 天后，在下磨牙相对应的颊粘膜上，可见散在小沙粒状黄白色小点，周围有红晕，为麻疹特征性粘膜斑。此斑持续仅 1～2 天即完全消失，但粘膜粗糙充血可持续数日。
2.（猩红热）巴氏线：猩红热患者出疹期在皮肤皱褶处，因皮疹密集或因摩擦出血而呈紫色线状，称巴氏线。
3.（猩红热）草莓舌：猩红热前驱期，肿胀的舌乳头突出，表面覆以白苔的舌面称为草莓舌。
4.（猩红热）杨梅舌：猩红热前驱期 2～3 天后，舌苔脱落，舌面光滑，呈绛红色，舌乳头突出，称为杨梅舌。
5. 外科型（或产科型）猩红热：猩红热的病原菌经伤口（或产道）侵入而致病，咽峡炎缺如，皮疹始于伤口（或产道）周围，然后延及全身，中毒症状较轻，这种类型为外科型（或产科型）猩红热。
6. 百日咳痉咳期为百日咳第二期，约在起病后 7～10 天即由卡他期进入痉咳期，此期体温恢复正常，较大婴儿及儿童突出阵发性痉挛性咳嗽。每次发作连续数十声，集中在呼气期，患儿面红耳赤，张口伸舌，涕泪粘痰交流，十分痛苦。在咳至憋气濒于窒息时，突然急速深长吸气，发出鸡鸣样吸气声。每次阵咳末常伴有呕吐，夜间影响睡眠。剧烈阵咳使颜面、眼睑浮肿，并使眼结膜、鼻粘膜毛细血管破裂出血，持续 2～6 周或更长。6 个月以内婴儿症状不典型，表现为憋气和窒息。

二、填空题

1. 飞沫经呼吸道传播　昆虫媒介　胃肠道传播
2. 控制传染源　切断传播途径　保护易感人群
3. 病人
4. 2～3 天　5 天　10 天
5. 3～6
6. A 群 β 溶血性链球菌
7. 风湿病　肾小球肾炎

三、选择题

（一）单选题

1. A	2. E	3. B	4. B	5. A	6. C	7. B	8. B
9. D	10. C	11. E	12. C	13. B	14. E	15. D	16. A

17.D　18.D　19.C　20.D　21.C　22.E*　23.B　24.B
25.D

*忌食酸性食物，以免唾液分泌，加重腮腺肿胀。

（二）多选题

1.AC　2.ABC*　3.ABC　4.ABCE　5.ABC　6.ABCDE

*先天性水痘可引起胎儿畸形，母亲接触水痘可给予水痘－带状疱疹球蛋白 VZIG 被动免疫，如患水痘应终止妊娠。新生儿水痘死亡率高，所以母亲在分娩前5天或后2天内患水痘的新生儿亦推荐用 VZIG。使用激素和免疫抑制剂的患儿，患水痘易使病情恶化，在接触水痘72h内宜给予 VZIG 被动免疫，如出水痘，在不影响原有治疗情况下应使激素或免疫抑制剂减量或停用。

四、问答题

1. 麻疹患儿高烧的护理与其他热病不同，处理高热时需兼顾透疹，不宜用药物及物理方法强行降温，尤其禁用冷敷，以免皮肤血管舒缩，而致末梢血管循环障碍，使皮疹不易透发或中途收没。如体温升至40℃以上时，可用少量退热药，使体温稍降以免惊厥。

2. 护理麻疹预防继发感染包括以下几方面：①保持皮肤清洁，勤换内衣；②进行口腔护理，保持口腔清洁，如发生口腔炎时可用2%硼酸液洗漱口腔，如口腔有恶臭疑为厌氧菌感染，应用3%双氧水清洗，溃疡处涂以锡类散、青黛等；③眼睛分泌物多时，应避免强光刺激，并用盐水洗净，滴以0.25%氯霉素眼药水或涂金霉素眼膏。口服鱼肝油以防角膜干燥和感染溃疡；④保持鼻腔清洁和通畅，鼻孔周围糜烂可涂以抗生素软膏；⑤耳部防止眼泪及呕吐物流入耳道，如发生中耳炎，可用3%双氧水清洗耳道后滴入氯霉素甘油或酚甘油；⑥病室环境清洁，保持空气清新，室温18～22℃，湿度50%～60%；⑦保持呼吸道通畅，翻身拍背，协助排痰。

3. 流行性腮腺炎的并发症常见的有：①脑膜脑炎：一般发生在腮腺肿大后3～10天，偶可发生在腮腺肿大前，表现为体温升高、头痛剧烈、呕吐、嗜睡。少数有轻度意识改变，脑膜刺激征阳性。脑脊液检查可助诊断，预后多良好。②急性胰腺炎：常与腮腺炎伴发，典型病例体温骤升，畏寒，反复呕吐，上腹剧痛及压痛。血淀粉酶增高。症状持续3～7天后逐渐恢复。③睾丸炎附睾炎：多见于青春期后男性患者，可在腮腺肿大前或后发病，多侵犯一侧，也可双侧，表现为阴囊红肿、睾丸及附睾肿大、疼痛和压痛，持续4天左右恢复，很少引起不育。④卵巢炎：青春期后女性可并发，有发热、呕吐、下腹疼痛及压痛，日后不影响生育功能。⑤其他：可合并心肌炎、肾炎、乳腺炎、甲状腺炎、关节炎、血小板减少性紫癜、听力丧失、视乳头炎、角膜炎等。

（洪黛玲　梁志欣）

第十九章　小儿结核病的护理

内 容 提 要

第一节　总论

结核病是结核杆菌引起的慢性感染性疾病。在我国结核病死亡率占各种疾病死亡原因的第七位，占全部传染病死亡的66.5%，0~14岁小儿平均感染率为9.6%（PPD阳性反应）。

一、病因和发病机理

（一）病原体　结核杆菌属分枝杆菌，染色时呈抗酸性。对人致病的为人型和牛型两种。

（二）传染途径

1. 呼吸道传染　病人咳嗽时带有结核菌的飞沫和吐出的痰液在地面干燥后，结核菌散播于飞扬的尘埃中。健康儿童吸入带菌的唾沫或尘埃后可引起感染，产生肺部的原发病灶。

2. 消化道传染　污染了牛型结核菌的牛奶或污染了人型结核菌的其他食物，从口而入，产生咽部或肠道原发病灶。

3. 其他途径传染　通过皮肤或胎盘也可传染，但极少见。

（三）机体反应性　小儿初次与结核菌接触后，机体产生了对结核菌的变态反应和免疫。

1. 结核病的变态反应　小儿初次与结核菌接触后，4~8周后通过致敏的T淋巴细胞的作用，身体组织对结核菌及其代谢产物产生迟发型变态反应。此时如用结核菌素作皮肤试验，经48~72h可出现阳性反应。机体对结核菌的反应亦有所改变，即肺部原发病灶出现渗出性炎症并使病变局限；变态反应严重时，病灶周围发生大片炎性反应，甚至干酪坏死，且有全身中毒症状。

2. 结核病的免疫　机体产生变态反应同时获得一定的免疫力，被激活的巨噬细胞能吞噬和杀灭大部分细菌，使病变局限。但免疫力是不完善的，大量或毒性高的结核杆菌仍然可以致病。若患儿处于麻疹、百日咳、营养不良等所致免疫力低下时，较少量结核杆菌也能得病。

3. 变态反应与免疫的关系　①变态反应弱时，如细胞免疫缺陷病，结核病的发病较多，且病情较严重，死亡率亦高；②变态反应为中等强度时，则可使病变局限；③变态反应过分强烈时，如病灶内结核菌多且毒力大，则表现为干酪坏死，反可为结核病的播散创造条件。

二、诊断

（一）病史　有无结核中毒症状，结核病人接触史，卡介苗接种史。

（二）结核菌素试验

1. 试验方法　抗原制品有两种，即旧结核菌素（OT）和结核菌纯蛋白衍生物（PPD）。一般用1:2000 OT稀释液或PPD制品0.1ml（每0.1ml含5个结素单位）注入左前臂掌侧面中下1/3交界处皮内，48~72h观察反应结果。

若患儿变态反应强烈，如患疱疹性结膜炎、结节性红斑或一过性多发性结核过敏性关节炎等，宜从1∶10 000 OT稀释液（1个结素单位）开始，在低浓度稀释液试验阴性时，可逐级增加浓度复试，一般1∶100 OT（100个结素单位）仍“－”时可除外结核。

2. 临床意义

（1）阳性反应：①曾种过卡介苗；②表示受过结核菌感染，不一定有活动病灶；③3岁以下，尤其是1岁以下小儿的阳性反应，多表示体内有新的结核病灶，年龄愈小活动结核的可能性愈大；④强阳性者示体内活动性结核病；⑤在两年之内由阴性反应转为阳性反应，或反应强度由原来＜10mm增至＞10mm，且增加的幅度＞6mm，表示新近有感染，或体内有活动病灶的可能。

（2）阴性反应：①未接受过结核感染；②结核变态反应前期（初次感染后4～8周内）；③机体免疫反应受抑制可出现假阴性反应，如部分危重结核病；急性传染病如麻疹等；免疫抑制剂治疗时，免疫缺陷病，重度营养不良，细胞免疫功能低下者；④结素效价不足或技术误差。

（三）实验室检查

1. 找结核菌。

2. 免疫学和生物学基因诊断　①酶联免疫吸附试验；②酶联免疫电泳技术；③DNA探针；④聚合酶链反应等快速、敏感、特异性诊断方法。

3. 血沉　结核病活动期血沉增快。

（四）X线检查　正、侧位胸片，可检出结核病的范围、性质和病灶的活动情况。必要时可作CT，有助于发现胸内肿大的淋巴结。

（五）纤维支气管镜检查　有助于支气管内膜结核和支气管淋巴结结核的诊断。

三、预防

1. 控制传染源　早期发现和合理治疗结核菌涂片阳性的病人是预防小儿结核病的根本措施。及时发现和隔离传染源。

2. 普及卡介苗接种　全国城乡普及新生儿卡介苗接种，7岁、12岁各复种1次（结核菌素试验阴性者）。

3. 预防性化疗　下列对象需作预防性化疗：①＜3岁婴幼儿未接种卡介苗而结素试验阳性者；②与开放性肺结核病人密切接触者；③未接种过卡介苗小儿，结核菌素由阴性转为阳性者；④结素试验呈强阳性者；⑤结素试验阳性伴结核中毒症状者；⑥结素试验阳性，新患麻疹或百日咳小儿；⑦结素试验阳性小儿需较长期使用肾上腺皮质激素或其他免疫抑制剂者。一般用INH每日10mg/kg进行预防性治疗，疗程6～12个月。

四、治疗

（一）一般治疗　注意休息、营养，避免与开放性结核病人接触，以防止重复感染；保护患儿不传染麻疹、百日咳等疾病；适当户外活动，呼吸新鲜空气。

（二）抗结核药物　治疗原则是：①早期；②规律；③联合；④适量；⑤全程。这样保持药物敏感，治愈率高，协同作用且副作用较少，保证疗效和延缓产生耐药性，减少复发。

1. 杀菌药　①全杀菌药：异烟肼（INH）和利福平（RFP）；②半杀菌药：链霉素（SM）和吡嗪酰胺（PZA）。

2. 抑菌药　常用的有：乙胺丁醇（EMB）　氨硫脲（TB_1）和乙硫异烟胺（ETH）。

（三）化疗方案

1. 标准疗法　一般用于原发型肺结核。在 12～18 个月中，每日用 INH、RFP 和（或）EMB。

2. 两阶段疗法　对严重小儿结核病应采用两阶段疗法。

（1）强化治疗阶段：联用 3～4 种杀菌药，疗程 2～3 个月到 3～4 个月。

（2）巩固治疗阶段：联用 2 种抗结核药物，在长程疗法时，此阶段可长达 12～18 个月；短程疗法时，一般为半年。

3. 短程疗法　可选用下列任何一种方案：①2HRZ/4HR；②2SHRZ/4HR；③2EHRZ/4HR；④$2HRZ/4H_3R_3$。以上方案中数字表示月数，小 3 表示每周 3 次。若无 PZA，则将疗程延长 9 个月。

五、护理

1. 隔离传染源　早期发现和合理治疗结核菌涂片阳性病人，对托幼机构和小学的教职员工进行定期检查，及时发现和隔离传染源。

2. 卡介苗接种　可于新生儿期接种，7 岁、12 岁各复种 1 次。

3. 预防性化疗　有指征的小儿，一般选择异烟肼作为预防性化疗药物，每日 10mg/kg，疗程 6～12 个月。

4. 保证休息和营养。

第二节　原发型肺结核

原发型肺结核是结核菌初次进入肺部后发生的原发感染，是小儿结核病的主要类型。原发型肺结核包括原发综合征和支气管淋巴结核，原发病灶吸收较快，预后一般较好，但其残留淋巴结内病灶多为以后严重肺结核的根源。

一、病理

结核菌经呼吸道或消化道进入小儿体内，常在肺或肠壁形成原发病灶。90%在肺内，大多位于胸膜下，在肺上叶底部和下叶上部，尤以右肺多见，多为单个，亦可有 2 个或多个。其基本病变为渗出、增殖和坏死。

原发综合征病变由 3 部分组成：肺部原发病灶、支气管淋巴结病灶以及前两者之间的淋巴管炎。

原发性肺结核的转归：①吸收好转、钙化或硬结。②病变进展：扩大而产生空洞：支气管淋巴结周围炎，支气管内膜结核和干酪性肺炎；支气管淋巴结肿大可造成肺不张和阻塞性肺气肿；结核性胸膜炎；③病变恶化；血行播散导致急性粟粒性肺结核或全身性急性粟粒性结核病。

二、临床表现

轻者可无症状，一般起病缓慢，可有低热、盗汗、纳差、疲乏等结核中毒症状。婴幼儿和症状较重者，可急性高热起病，体温高达 39℃以上，但患儿一般情况尚好，2～3 周后转为低热，并有明显结核中毒症状。可有咳嗽、喘鸣，甚至声音嘶哑。体检可发现周围淋巴结有不同程度的肿大。肺部体征可不明显，婴儿可伴有肝脾肿大。部分患儿可出现疱疹性眼结膜炎、皮肤结节性红斑和多发性一过性关节炎等结核变态反应。

三、诊断

（一）临床表现　除上述症状和体征外，应询问卡介苗接种史和结核病接触史；体检时应注意上臂有无卡介苗瘢痕；眼疱疹性结膜炎、皮肤结节性红斑等。

（二）结素试验　强阳性或由阴性转为阳。

（三）X线检查　原发综合征由肺部原发病灶、肥大的淋巴结和两者相连的淋巴管炎组成，典型的呈哑铃“双极影”。

四、治疗

无症状或症状不多的原发型肺结核以INH为主，配合RFP或EMB，疗程9～12个月；活动性原发型肺结核宜分阶段治疗，在强化阶段宜用3种杀菌药2～3个月后，再用两种药巩固维持治疗，总疗程12～18个月。

五、护理

（一）常见护理诊断

1. 营养失调　低于机体需要量：与食欲下降、消耗过多有关。

2. 疲乏：与结核杆菌感染中毒有关。

3. 有传播感染的可能：与呼吸道排出病原体有关。

4. 焦虑：与需要长期治疗、隔离有关。

（二）护理措施

1. 饮食护理　给予高热量、高蛋白、高维生素、富含钙质的食物。

2. 日常生活护理　建立合理的生活制度，保证足够的睡眠，注意室内空气新鲜、阳光充足，适当进行户外活动。患儿出汗多，做好皮肤护理，严防受凉。避免继续与开放性结核病人接触，以免重复感染。防治各种急性传染病。

3. 预防感染的传播　采取呼吸道隔离措施，对患儿呼吸道的分泌物、餐具、痰杯应进行消毒处理。对患儿力求早诊断、早治疗。

4. 心理护理　用药时间长，幼儿常惧怕用药、打针，担心受到小朋友的冷遇；年长儿担心学业；家长担心疾病威胁小儿生命和经济承受力等。护士应多与患儿和家长沟通，使他们消除顾虑，树立信心。

第三节　粟粒型肺结核

急性粟粒型肺结核或称急性血行播散型肺结核，常是原发综合征恶化的结果。

一、病理和发病机理

当原发病灶或淋巴结干酪样坏死发生溃破时，大量结核菌侵入血液，引起急性粟粒型结核病。若细菌侵入肺动脉，仅肺部受累，为粟粒型肺结核；若细菌侵入体动脉，则可播散到全身主要脏器肺、脑膜、脑、肝、肾、腹膜、肾上腺等，引起全身性粟粒结核。

二、临床表现

多急性起病，高热不退或弛张热、盗汗、食欲不振、面色苍白、咳嗽、气促、发绀等。肺部体征不多，晚期可闻细小湿啰音，约有半数小儿伴有结核性脑膜炎征象，多数患儿伴有肝脾及浅表淋巴结肿大。

三、诊断检查

X线检查　至少起病2～3周后胸片可发现大小一致，均匀密布在两侧肺野的粟粒状阴影。

根据接触史、临床表现、结核菌素试验阳性（病情重时也可阴性）、X线胸片和细菌学检查可作出诊断。

四、预后

早期确诊和彻底治疗可望治愈。如延误则可导致死亡。

五、治疗

（一）抗结核药　分强化治疗和巩固治疗两个阶段，采用 INH 配以 RFP、SM 及 EBM，总疗程一年半以上。

（二）激素　中毒症状重者，在有效抗结核药治疗的同时加用激素，可减轻结核中毒症状，一般加用强的松每日 1～2mg/kg，疗程 1～2 个月。

六、护理

（一）常见护理诊断

1. 体温过高：与结核感染中毒有关。

2. 气体交换受损：与肺部广泛粟粒病灶影响气体交换有关。

3. 营养失调：低于机体需要量：与长期结核中毒和消耗有关。

4. 有感染扩散的危险：与患儿为开放性结核有关。

5. 潜在并发症：药物副作用：与抗结核药的毒副作用有关。

（二）护理措施

1. 密切观察病情变化　定时观察生命体征，如有嗜睡、头痛、呕吐，甚至颈强直等疑为脑膜炎的表现，应及早告知医生，予以处置。

2. 卧床休息，减少小儿哭闹。保持呼吸道通畅，必要时给予吸氧。

3. 体温过高时，给予对症处理，出汗后及时清洁皮肤和更换内衣、床单。

4. 消毒隔离，预防感染。

5. 注意营养供给。

6. 注意观察药物副作用，及时给予处理。

第四节　结核性脑膜炎

结核性脑膜炎，简称结脑，是小儿结核病中最严重的一型。

一、发病机理

结脑通常是在结核菌原发感染后 1 年以内，尤其 3～6 个月内，结核菌经血行播散所致，是全身粟粒型结核的一部分；少数由脑内结核病灶破溃引起；极少数经脊柱、中耳或乳突结核病灶直接蔓延引起。

二、病理

结核菌感染使软脑膜呈弥漫性特异性改变，充血、水肿和炎症渗出，尤以脑底部最为明显，易引起颅神经损害和脑脊液循环受阻。脑血管亦可呈炎性改变，严重者致脑组织缺血软化而出现偏瘫。

三、临床表现

多缓慢起病，婴儿可以骤起高热和惊厥起病，典型临床表现可分为 3 期：

（一）早期（前驱期）　1～2 周，患儿性情改变、精神呆滞、喜哭、易怒、睡眠不安等，同时有低热。呕吐、便秘，年长儿可诉头痛。

（二）中期（脑膜刺激期）　1～2 周，出现剧烈头痛、喷射性呕吐、嗜睡或惊厥。脑膜刺激征明显，巴彬斯基征阳性。幼婴儿则以前囟饱满为主。此期还可出现面神经、动眼神经、外展神经瘫痪。部分患儿出现肢体瘫痪。

（三）晚期（昏迷期） 1～3周，上述症状逐渐加重，由意识朦胧、半昏迷进入全昏迷。频繁惊厥甚至可呈强直状态。极度消瘦，常伴水、盐代谢紊乱。明显颅内高压和脑积水时呼吸不规则或变慢，婴儿则前囟膨隆，颅缝裂开，头皮静脉怒张等。最终可因脑疝死亡。

（四）实验室检查 脑脊液压力增高，外观透明或呈毛玻璃样，白细胞总数（50～500）$\times 10^6$/L，淋巴细胞占0.70%～0.80%，糖和氯化物含量均降低（为结脑典型改变），蛋白定量增加。脑脊液免疫球蛋白测定：IgG、IgA、IgM均增高，以IgG为显著。X线胸片见结核病改变，眼底镜见脉络膜粟粒状结核结节时则对结脑具有确诊意义。

四、治疗原则

1. 一般治疗 休息、营养，注意口腔和皮肤护理，昏迷患儿按昏迷常规护理。

2. 抗结核治疗 用两阶段疗法，强化治疗3个月加巩固治疗，总疗程1年半至2年。

3. 肾上腺皮质激素 能迅速减轻中毒症状、炎症反应，减轻脑水肿、降低颅压，一般用泼尼松每日1～2mg/kg，逐渐减量停药，疗程8～12周。

五、护理

（一）常见护理诊断

1. 潜在并发症：颅内高压症：与脑实质炎性肿胀、脑脊液分泌增加和回流受阻有关。

2. 营养失调：低于机体需要量：与摄入不足和消耗增多有关。

3. 有皮肤完整性受损的危险：与长期卧床和排泄物刺激有关。

4. 有感染的危险：与免疫力下降和呕吐物吸入有关。

5. 焦虑：与病情危重和预后差有关。

（二）护理措施

1. 密切观察病情变化 如体温、脉搏、呼吸、血压、神志、惊厥情况、双瞳孔大小、尿量等，以便及时采取抢救措施。

2. 止惊和维持正常生命体征 ①患儿应绝对卧床休息，集中护理，减少刺激。②惊厥发作时放置牙垫以防止舌咬伤。③保持呼吸道通畅，取侧卧位，防止窒息或发生吸入性肺炎。④吸氧，必要时进行人工辅助呼吸。⑤遵医嘱使用肾上腺皮质激素、脱水剂和利尿剂，必要时配合医师做好腰穿或侧脑室引流以减低颅内压。腰穿后去枕平卧4～6h，以免发生脑疝。⑥合理使用抗结核药物，注意药物副作用。

3. 保持患儿水、电解质平衡，提供足够热量、蛋白质和维生素的食物。对昏迷不能吞咽者，可鼻饲或静脉输液，维持水、电解质平衡。

4. 做好皮肤和粘膜护理，防止褥疮和坠积性肺炎。昏迷者，可涂眼膏并用纱布覆盖以保护角膜。每日清洁口腔2～3次。

5. 隔离消毒 大部分患儿伴有肺部结核病灶，应予以相应的隔离消毒。

6. 心理护理 结脑病情重和病程长，疾病和治疗给患儿带来痛苦。医护人员对患儿应和蔼可亲，关怀体贴。家长对患儿的预后尤为担心，护理人员应予以耐心解释和心理上的支持，使之克服焦虑情绪。

7. 出院指导 结脑病程长，好转出院后，应予以下指导：

（1）要坚持全程和合理用药。

（2）做好病情和药物毒副作用的观察，定期复查。

（3）为患儿制定良好的生活制度，保证休息和充足营养，适当进行户外活动。

（4）避免与开放性结核病人接触，以防重复感染。预防和治疗各种急性传染病。

（5）有后遗症的患儿，瘫痪肢体可进行理疗、被动活动等锻炼，帮助功能恢复，防止肌挛缩。对失语和智力低下者，应进行语言训练和适当教育。

强化练习题

一、名词解释

1. 结核病的变态反应
2. 原发型肺结核
3. 结核全杀菌药
4. 结核半杀菌药

二、填空题

1. 接种卡介苗的禁忌证是：①________，②________，③________，④________。
2. 原发综合征病变包括________、________和________。
3. 结核菌素试验阴性表示：①________，②________，③________，④________。
4. 原发性肺结核的转归：①________，②________，③________。
5. 粟粒型结核病是原发型肺结核恶化，发生血行播散引起的，若结核菌进入肺动脉则________受累，为________；若结核菌侵入体动脉则可播散到________，引起________。
6. 结核病治疗的原则是：①________、②________、③________、④________、⑤________。
7. 结核预防性化疗一般采用________，剂量为________，疗程为________。
8. 结核化疗中两阶段疗法包括：①________，②________。

三、选择题（单选题）

1. PPD 试验（+++）为
   A. 硬结直径 20mm 以上
   B. 红斑直径 20mm 以上
   C. 硬结直径 10～20mm 以上
   D. 红斑直径 15mm 以上
   E. 红斑直径 20mm 以上伴水疱及局部坏死
2. 小儿受结核菌感染至 PPD 试验阳性的时间为
   A. 2～4 周
   B. 4～8 周
   C. 8～10 周
   D. 10～12 周
   E. 12～16 周
3. 观察 PPD 结果的时间为注射后
   A. 12h
   B. 12～24h
   C. 24～48h

D. 48 ~ 72h

E. 72h 后

4. PPD 结果判断中，正确的是

A. 小儿 PPD 阳性表示体内有活动结核

B. 小儿 PPD 强阳性表示体内有活动结核

C. PPD 硬结 5mm 以上为强阳性

D. PPD 强阳性表示病情较重

E. PPD 强阳性表示曾接种过卡介苗

5. 1 岁小儿未接种过卡介苗，PPD 阳性则表示

A. 近 2 ~ 3 周内感染结核

B. 体内已有免疫力，不会再感染结核

C. 体内有活动结核

D. 受过结核菌感染，不一定有活动结核

E. 对结核无免疫力，不一定有活动结核

6. 结核患儿 PPD 阴性，不包括

A. 初次感染 4 ~ 8 周内

B. 严重结核病

C. 1 岁以内婴儿

D. 合并麻疹

E. 合并重度营养不良

7. PPD 结果判断，以下哪项是正确的?

A. 硬结直径 5 ~ 9mm 为（ - ）

B. 硬结直径 10 ~ 20mm 为（ + ）

C. 硬结直径 > 20mm 为（ + + ）

D. 有水疱或局部坏死为（ + + + + ）

E. 硬结直径 > 10mm 为强阳性

8. 结核自然感染，PPD 阳性反应的特点，以下哪项不包括在内?

A. 硬结质地硬，颜色深

B. 反应持续时间可达 7 ~ 10 天

C. 硬结消退后留有色素沉着及脱屑

D. 硬结直径多在 15mm 以上

E. 自然感染后 PPD 阳性持续 3 ~ 5 年

9. 下列哪项不属于小儿结核病活动性参考指标

A. 血沉快

B. 发热

C. PPD 强阳性

D. 痰中找到结核菌

E. 胸片显示钙化灶

10. 有关结核病因和发病机理，以下叙述哪项是错误的?

A. 结核菌属于分枝杆菌

B. 人型及牛型结核菌均可对人类致病

C. 呼吸道为主要传播途径，少数经消化道传染

D. 结核感染后产生Ⅱ型变态反应

E. 结核病的免疫为细胞免疫

11. 关于卡介苗接种禁忌证，不包括下列哪项?

A. 胸腺发育不全

B. 麻疹患儿

C. 百日咳患儿

D. 癫痫患儿

E. PPD（ + ）

12. 结节性红斑、疱疹性结膜炎常见于

A. 秋季腹泻

B. 原发性肺结核

C. 支原体肺炎

D. 中毒性痢疾

E. 支气管哮喘

13. 以下哪组抗结核药不含全杀菌药?

A. 异烟肼，吡嗪酰胺，氨硫脲

B. 异烟肼，链霉素，乙胺丁醇

C. 异烟肼，利福平，乙胺丁醇

D. 乙胺丁醇，乙硫异烟肼，氨硫脲

E. 异烟肼，利福平，乙硫异烟肼

14. 以下哪条不符合原发型肺结核的临床特点?

A. 起病缓慢

B. 有结核中毒症状

C. 肺部体征明显

D. 肝脾肿大

E. 疱疹性结膜炎，皮肤结节性红斑

15. PPD 试验，皮内注射皮丘直径为

A. 1 ~ 3mm

B. 3 ~ 5mm

C. 6 ~ 10mm

D. 10 ~ 12mm

E. 13～15mm

16. 下列症状哪项不属于结核性脑膜炎早期表现？
A. 性情改变
B. 发热
C. 双目凝视
D. 呕吐
E. 惊厥

17. 小儿结核性脑膜炎中期，主要临床表现为
A. 颈项强直，克氏征阳性
B. 昏迷
C. 频繁惊厥
D. 神情淡漠
E. 发热，盗汗

18. 应用雷米封进行预防性化疗的小儿是
A. 家庭中曾有肺结核患者
B. PPD 试验新近由阴性转阳性者
C. 3 岁以下小儿未接种过卡介苗者
D. 麻疹患儿
E. 需长期使用肾上腺皮质激素者

19. 以下因素哪项与结核性脑膜炎的预后无关？
A. 治疗的早晚
B. 结核性脑膜炎的病期
C. 肺部有无结核病灶
D. 年龄大小
E. 结核菌对药物的敏感性

20. 结核性脑膜炎进入晚期的特征是
A. 昏迷、半昏迷或强直性惊厥频繁发作
B. 脑膜刺激征
C. 颅神经受损
D. 腹壁反射消失
E. 偏瘫或肢体瘫痪

21. 预防小儿结核病的方法是
A. 及时发现患者
B. 隔离患者
C. 普种卡介苗
D. 隔离治疗患者及普种卡介苗
E. 对小儿进行预防性化疗

22. 诊断结核性脑膜炎最可靠的依据是
A. 脑脊液压力增高
B. 脑脊液外观呈毛玻璃样
C. 脑脊液放置 24h 有薄膜形成
D. 脑脊液中找到结核杆菌
E. 脑脊液中糖和氯化物降低

23. 乙胺丁醇的毒性反应是
A. 听神经损害
B. 肝损害
C. 球后神经炎
D. 胃肠道反应
E. 骨髓抑制

24. 链霉素的毒性反应是
A. 听神经损害
B. 肝损害
C. 球后神经炎
D. 胃肠道反应
E. 骨髓抑制

25. 利福平的毒性反应是
A. 听神经损害
B. 肝损害
C. 球后神经炎
D. 胃肠道反应
E. 骨髓抑制

26. 抗结核首选与必选药是
A. 异烟肼
B. 吡嗪酰胺
C. 乙胺丁醇
D. 氨硫脲
E. 乙硫异烟胺

27. 半效杀菌抗结核药是
A. 异烟肼
B. 吡嗪酰胺
C. 乙胺丁醇
D. 氨硫脲
E. 乙硫异烟胺

28. 全效杀菌抗结核药是
A. 异烟肼
B. 吡嗪酰胺
C. 乙胺丁醇

D. 氨硫脲

E. 乙硫异烟胺

29. 硬结直径 5~9mm

A. PPD 试验（+）

B. PPD 试验（++）

C. PPD 试验（+++）

D. PPD 试验（++++）

E. PPD 试验（-）

30. 硬结直径 10~20mm

A. PPD 试验（+）

B. PPD 试验（++）

C. PPD 试验（+++）

D. PPD 试验（++++）

E. PPD 试验（-）

31. 硬结直径 >20mm

A. PPD 试验（+）

B. PPD 试验（++）

C. PPD 试验（+++）

D. PPD 试验（++++）

E. PPD 试验（-）

32. 结核性脑膜炎早期表现

A. 性情改变

B. 呕吐

C. 皮肤划痕征

D. 脑膜刺激征

E. 频繁惊厥

33. 结核性脑膜炎中期表现

A. 性情改变

B. 呕吐

C. 皮肤划痕征

D. 脑膜刺激征

E. 频繁惊厥

34. 结核性脑膜炎治疗用

A. 氨苄青霉素

B. 青霉素

C. 异烟肼

D. 庆大霉素

E. 万古霉素

四、问答题

1. 试述机体感染结核菌后产生的变态反应与免疫的关系。
2. 如何预防小儿结核病？
3. 列出接种卡介苗的禁忌证。
4. 结核预防性化疗的适应证是什么？
5. 结核菌素阴性的意义是什么？
6. 试述典型结核性脑膜炎的临床表现。
7. 护士如何给结核性脑膜炎好转的患儿做出院指导。
8. 结核病化疗的原则是什么？
9. 接种卡介苗与自然感染结素试验阳性反应的主要区别是什么？

参考答案

一、名词解释

1. 结核病的变态反应是指小儿初次与结核菌接触后，T 淋巴细胞被致敏，并大量增生；4~8 周后通过致敏的 T 淋巴细胞的作用，身体组织对结核菌及其代谢产物（结核菌素）产生迟发型变态反应（Ⅳ型变态反应）。此时如用结核菌素作皮肤试验，经 48~72h 可出现阳性反应。
2. 原发型肺结核是结核菌初次进入肺部后发生的原发感染，是小儿结核病的主要类型。原发型肺结核包括原发综合征和支气管淋巴结核。原发病灶吸收较快，预后一般较好，但其残留淋巴结内病灶多为以后严重肺结核的根源。

3. 结核全杀菌药是指在酸性和碱性环境中能杀灭细胞内外的结核菌的药物如异烟肼和利福平。

4. 结核半杀菌药是指在碱性环境中能杀灭细胞外的结核菌的药物如链霉素，或能杀灭在酸性环境中细胞内的结核菌和干酪病灶内代谢缓慢的结核菌的药物如吡嗪酰胺。

二、填空题

1. 结核菌素试验阳性　注射局部湿疹或全身皮疹病　急性传染病恢复期　先天性胸腺发育不全或严重联合免疫缺陷病患者
2. 肺部原发病灶　支气管淋巴结病灶　两者之间的淋巴管炎
3. 未接受过结核菌感染　初次感染后4~8周内　机体免疫受抑制　结核菌素效价不足或技术误差
4. 吸收好转　病变进展　病变恶化及血行播散
5. 肺部　粟粒型肺结核　全身主要脏器肺、脑、肝、肾等　全身粟粒型结核
6. 早期　规律　联合　适量　全程
7. 雷米封　10mg/kg　6~12个月
8. 强化治疗阶段　巩固治疗阶段

三、选择题

1.A	2.B	3.D	4.B	5.C	6.C	7.D	8.E
9.E	10.D	11.D	12.B	13.D	14.C	15.C	16.E
17.A	18.B	19.C	20.A	21.D	22.D	23.C	24.A
25.B	26.A	27.B	28.A	29.A	30.B	31.C	32.A
33.D	34.C						

四、问答题

1. 目前大多认为变态反应和免疫是同一细胞免疫过程的两种不同表现。当病灶中结核菌不多时，易被激活的巨噬细胞消灭殆尽，表现为细胞免疫，这对机体是有利的。变态反应对机体并不总是有利的，这与反应强度有关：①变态反应弱时，如细胞免疫缺陷病，结核病的发病较多，且病情较严重，死亡率亦高；②变态反应为中等强度时，则可使病变局限；③变态反应过分强烈时，如病灶内结核菌多且毒力大，则表现为干酪坏死，有时反可为结核病的播散创造条件，这对机体是不利的。

2. 预防小儿结核病，必须做到：

(1) 控制传染源：早期发现和合理治疗结核菌涂片阳性的病人是预防小儿结核病的根本措施。对托幼机构的保育人员和小学教职员工进行定期检查以及时发现和隔离传染源。对结核菌涂片阳性患者，也要进行家庭隔离。

(2) 普及卡介苗接种：卡介苗接种是预防小儿结核病的有效措施。必须普及新生儿卡介苗接种，7岁、12岁各复种1次。

(3) 对有预防性化疗适应证的小儿进行预化性化疗（详见第4题答案）。

3. 接种卡介苗禁忌证：①结核菌素试验阳性；②注射局部有湿疹或患全身性皮肤病；③急

性传染病恢复期；④先天性胸腺发育不全或严重联合免疫缺陷病患者。

4. 结核预防性化疗的适应证是：①<3岁婴幼儿未接种卡介苗而结素试验阳性者；②与开放性肺结核病人密切接触者；③未种过卡介苗小儿，结核菌素由阴性转为阳性者；④结素试验呈强阳性者；⑤结素试验阳性伴结核中毒症状者；⑥结素试验阳性，新患麻疹或百日咳小儿；⑦结素试验阳性小儿需较长期使用肾上腺皮质激素或其他免疫抑制剂者。

5. 结核菌素阴性反应表示：①未接受过结核感染；②结核变态反应前期（初次感染后4~8周内）；③机体免疫反应受抑制可出现假阴性反应，如部分危重结核病；急性传染病如麻疹、水痘、风疹、百日咳等；免疫抑制剂治疗时，免疫缺陷病，重度营养不良，细胞免疫功能低下者；④结素效价不足或技术误差。

6. 结核性脑膜炎之典型临床表现可分为3期

(1) 早期（前驱期）：1~2周，患儿性情改变、精神呆滞、喜哭、易怒、睡眠不安等，同时有低热、呕吐、便秘，年长儿可诉头痛。

(2) 中期（脑膜刺激期）：1~2周，因颅内高压出现剧烈头痛、喷射性呕吐、嗜睡或惊厥。脑膜刺激征明显，出现颈强直，克匿格征、布鲁金斯基征、巴彬斯基征和划痕试验阳性。婴幼儿则以前囟饱满为主。此期还可出现面神经、动眼神经、外展神经瘫痪。部分患儿出现肢体瘫痪。

(3) 晚期（昏迷期）：1~3周，上述症状逐渐加重，由意识朦胧、半昏迷进入全昏迷。频繁惊厥甚至可呈强直状态。极度消瘦，常伴水、盐代谢紊乱。明显颅内高压和脑积水时呼吸不规则或变慢，婴儿则前囟膨隆，颅缝裂开，头皮静脉怒张等。最终可因脑疝死亡。

7. 结脑病程长和治疗时间长，病情好转出院后，应予以下列家庭护理指导：

(1) 要有长期治疗的思想准备，坚持全程和合理用药。

(2) 做好病情和药物毒副作用的观察，定期门诊复查，防止复发。

(3) 为患儿制定良好的生活制度，保证休息时间，适当地进行户外活动。注意饮食供给充足的营养。

(4) 避免继续与开放性结核病人接触，以防重复感染。积极预防和治疗各种急性传染病。

(5) 部分留有后遗症的患儿，对瘫痪肢体可进行理疗、被动活动等功能锻炼，帮助肢体功能恢复，防止肌挛缩。对失语和智力低下者，应进行语言训练和适当教育。

8. 结核病化疗的原则是：①早期；②规律；③联合；④适量；⑤全程。早期、规律很重要，因此时对药物敏感，治愈率高。联合用药可选用具有协同作用且副作用较少的药物，且能保证疗效和延缓产生耐药性。适量、全程用药能有效地减少复发。

9. 接种卡介苗与自然感染结素试验阳性反应的主要区别是：①自然感染反应较强，硬结质地较硬，颜色深红，边缘清楚，直径一般多在10~15mm以上（指对5个结素单位），硬结消退后遗留色素沉着，甚至脱屑，而接种卡介苗者反应较弱，硬结直径多在5~9mm，少有15mm者，质地较软，浅红色，边缘不整；②自然感染阳性反应持续时间长，可达7

~10 日以上，而接种卡介苗后的阳性反应持续时间较短，2~3 日即消失；③自然感染阳性反应变化少，短时间内反应无减弱倾向，持续多年，甚至终身，而接种卡介苗后的反应有较明显的逐年减弱倾向，一般于 3~5 年内逐渐消失。

（洪黛玲）

第二十章 寄生虫病患儿的护理

内 容 提 要

寄生虫病是小儿时期的常见病。寄生虫对人体的影响是机械性和化学性损害以及夺取营养。轻者可致消化紊乱和营养障碍，重者可造成全身或重要器官的严重损害。

第一节 蛔虫病

蛔虫病是由蛔虫寄生于人体所致，是小儿最常见的寄生虫病之一。

一、病因和流行病学

病原为人蛔虫，生殖力强，雌虫日产卵约20万个，随粪便排出。受精卵在适宜的温度（约25℃）和湿度下孵化，经2～3周发育成感染性虫卵。被人吞食后，大多被胃酸杀灭，少数进入小肠孵育成为蚴虫，蚴虫可钻入肠壁，进入肠粘膜血管至右心而到肺；或经肠粘膜淋巴管沿胸导管、奇静脉入右心而达肺。蚴虫穿破肺毛细血管进入肺泡，经支气管、气管到达咽部，然后被咽下，经胃下达小肠而迅速发育成为成虫。此过程约需2～3个月。成虫寿命1～2年。

蛔虫病的传染源是蛔虫寄生患者。经口吞入感染性虫卵是主要的传播途径。感染性虫卵通过污染的手、食物、瓜果、生水而经口感染，亦可随灰尘飞扬而吸至咽部吞下。小儿玩不洁玩具和吮指，也可将虫卵带入口中。

二、临床表现

蛔虫之蚴虫和成虫可因其不同的习性而引起下列症状：

（一）蚴虫移行期症状

1. 急性蛔蚴性肺炎　可出现咳嗽、气喘、发热等症状，肺部可闻及干啰音，胸部X线片可有点状、絮状或片状阴影，血象嗜酸白细胞增多。

2. 虫体的异性蛋白过敏症状　部分患者可出现荨麻疹、皮肤瘙痒、颜面浮肿、急性结膜炎、鼻或喉粘膜刺激等过敏症状。

3. 蚴虫移行症状　蚴虫移行至肝、脑、眼等器官时，可产生右上腹痛、肝肿大、压痛和肝功能异常、癫痫、眼睑肿胀等症状。

（二）成虫寄生症状　可无症状或有轻微消化功能紊乱，常见腹痛，多为无定时脐周或上腹部痛，腹痛一般不剧烈，无压痛和肌紧张，痛后进食和活动如常。大量蛔虫寄生体内时，可引起营养不良、贫血，甚至生长发育迟缓。蛔虫的代谢产物和毒素被吸收后，可引起睡眠不安、易怒、易惊和睡中磨牙等。常有排蛔虫史。

（三）并发症　蛔虫有钻孔和扭结成团的习性，在发热或成虫数量太多时可使蛔虫骚动。引起以下并发症：

1. 蛔虫性肠梗阻　大量蛔虫扭结成团阻塞肠腔，出现腹痛和呕吐，可吐出食物、胆汁甚至蛔虫。可见肠型和蠕动波，并可扪及条状包块。腹部X线平片可见液平面。

2. 胆道蛔虫　蛔虫钻入胆道，使总胆管括约肌痉挛而发生阵发性右上腹剧烈绞痛，翻滚哭叫、伴有呕吐。剑突下或稍偏右有局限性压痛，无肌紧张。部分患者可引起胆道感染和肝脓疡，出现发热、寒战症状。

3. 蛔虫性阑尾炎和腹膜炎　蛔虫钻入阑尾引起阑尾炎。肠梗阻或阑尾炎持续时间过久可引起肠穿孔和腹膜炎。

三、诊断

根据临床表现，粪便中查到蛔虫卵可诊断，外周血中嗜酸粒细胞增高有助诊断。

四、治疗

（一）驱蛔治疗　可选用以下药物：

1. 枸橼酸哌哔嗪（驱蛔灵）　剂量为每日150mg/kg，最大剂量为3g，睡前或清晨空腹1次顿服，连服2日。

2. 丙硫咪唑（阿苯达唑，肠虫清）　为广谱驱虫药。驱蛔虫剂量为400mg（2片），顿服，12岁以下者剂量减半。2岁以下禁服。

3. 甲苯咪唑（安乐士）为广谱驱虫药，驱蛔虫剂量为每次200mg（2片），顿服，必要时2周后再服1次。

4. 左旋咪唑（驱钩蛔）为广谱驱虫药。驱蛔剂量为2~3mg/kg，1次顿服。

（二）并发症的治疗　不完全性肠梗阻可先用内科治疗，胃肠减压、纠正脱水酸中毒和电解质紊乱，梗阻缓解后再行驱虫治疗。完全性肠梗阻、蛔虫性阑尾炎和腹膜炎应及早手术。胆道蛔虫的治疗是解痉止痛、控制感染和驱虫，内科治疗不能缓解者可行手术治疗。

五、护理

（一）常见护理诊断

1. 疼痛：与蛔虫寄生引起肠痉挛有关。

2. 营养失调：低于机体需要量：与蛔虫夺取营养和妨碍正常消化吸收有关。

3. 潜在并发症：蛔虫阻塞肠腔、钻入胆道或阑尾等：与蛔虫游走钻孔的习性有关。

4. 知识缺乏：个人缺乏饮食和环境卫生的知识。

（二）护理措施

1. 减轻疼痛和观察病情变化　注意腹痛的性质、发作时间、程度、部位和伴随症状，有无压痛和肌紧张。必要时可用解痉药。注意大便有无排虫，送检大便。如发现并发症的征象，应及时报告医师。

2. 观察驱蛔效果和药物副作用　注意大便有无虫体排出，驱蛔药物有胃肠道反应，可适当给予对症处理。

3. 改善营养　给予含蛋白质、热量高和维生素丰富且易消化的食物，改进烹调方法以增进患儿的食欲。

4. 预防和健康教育　对家长和患儿讲解疾病的防治知识。改善环境卫生，做好粪便管理和无害化处理。培养患儿良好的个人卫生习惯和饮食习惯，饭前便后洗手，勤剪指甲，不吮指头，不吃不洁食物。托儿机构和小学校定期进行驱蛔治疗，消灭传染源。

第二节 蛲虫病

蛲虫病是蛲虫寄生于人体肠道内的疾病。儿童发病率高，容易在家庭和儿童集体机构中传播。临床以肛门周围及会阴瘙痒而致睡眠不安为特征。

一、病因和流行病学

蛲虫为乳白色细线状虫，长约1cm，寄生于回肠下段、回盲部、结肠和直肠。雌虫于夜间移行至肛门附近产卵，虫卵在接触空气6h即可发育成有感染性的虫卵，若被吞食，在肠道经2～4周发育为成虫，成虫的寿命一般不超过2个月。

蛲虫病的传染源是蛲虫病患者。主要传播方式是吃入含虫卵的食物，吸吮被虫卵污染的手指，或吸入含虫卵的尘埃而感染；偶尔在肛周孵出的蚴虫再爬回直肠内而发生逆行感染。

二、临床表现

雌虫爬出到肛门周围产卵时会引起肛周和会阴部奇痒，多在夜间发生而影响睡眠。引起食欲不振、烦躁夜惊和遗尿等表现。可因局部皮肤搔破而致皮炎，偶因蛲虫钻入阑尾而发生阑尾炎，爬入女孩阴道和尿道而引起阴道炎和尿道炎。

三、诊断

小儿肛周和会阴部奇痒，首先考虑本病；女孩尿急、尿频而尿常规检查无异常者，也应疑有本病。确诊需找到蛲虫或虫卵。在夜间小儿入睡后1～3h，观察肛周皮肤皱褶处有无细小线虫；用透明胶纸之胶面抹拭肛周皮肤皱襞处粘取虫卵，亦可用蘸过生理盐水的棉拭子抹肛门周围皱襞处，然后洗脱下来于镜下检查蛲虫卵。

四、治疗

（一）药物驱虫

1．枸橼酸哌哔嗪　剂量为每日50mg/kg，每日量不超过2g，睡前顿服，连服7～10日。服药后每周断续按原剂量服药2日，连服4周。

2．丙硫咪唑（阿苯达唑，肠虫清）　剂量为每次200～400mg，1次顿服。服药后间隔1周每次再服100～200mg。注意2岁以下禁用。

3．扑蛲灵　剂量为每次5mg/kg，睡前1次顿服。隔2～3周后重复治疗。

4．甲苯咪唑（安乐士）为广谱驱虫药，驱蛲虫剂量为每次200mg（2片），顿服，必要时2周后再服1次。

（二）局部治疗　每晚清洗肛周和会阴部后，涂上雄黄百部软膏，可杀虫止痒；也可用双羟奈酸噻嘧啶栓剂，每粒0.2g，每晚塞肛1粒，连用3～5日；或用3%双羟奈酸噻嘧啶软膏，每晚涂肛周和注入肛内，连用7日。

五、护理

（一）常见护理诊断

1．舒适的改变　肛周和会阴部瘙痒：与蛲虫生活习性造成局部皮肤刺激有关。

2．自身重感染的危险：与蛲虫的感染方式和缺乏预防知识有关。

（二）护理措施

1．肛门和会阴局部的护理　每晚睡前用温水洗净肛门和会阴部后，涂上雄黄百部软膏，有杀虫止痒的作用；也可每晚用双羟萘酸噻嘧啶栓剂塞肛，连塞3～5日；或用此药的软膏剂涂肛周，连用7日。

2. 指导家长检查成虫和收集虫卵的方法　可在夜间患儿入睡后1～3h，观察肛周、会阴部皮肤皱襞处寻找乳白色线头状小虫和收集虫卵检查。

3. 观察驱虫效果和药物副作用　每晨用透明胶纸或棉拭子从肛门周围采集标本检查虫卵，直至虫卵消失后再连查7日。扑蛲灵副作用有恶心、呕吐、腹痛和感觉过敏，且服后1～2日内大便、呕吐物可染成红色，应事先说明。

4. 说明个人、饮食和环境卫生与蛲虫感染的关系；饭前便后洗手，勤剪指甲，不吮手指，给患儿穿满裆裤，防止虫卵经手指重复感染；玩具、图书等用紫外线消毒或在阳光下曝晒6～8h；集体儿童机构应定时普查、普治，家庭患者应同时进行治疗。

强化练习题

一、名词解释

1. 自身重感染
2. 胆道蛔虫
3. 急性蛔蚴性肺炎
4. 蛔虫性肠梗阻

二、填空题

1. 蛔虫病的传染源主要为__________。感染性虫卵经__________是主要的传染途径。
2. 蛔虫之蚴虫虫体的异性蛋白可引起全身__________，可出现荨麻疹、皮肤瘙痒、颜面浮肿、急性结膜炎、鼻或喉粘膜刺激等症状；蚴虫穿破肺毛细血管进入肺泡引起__________，可出现咳嗽、气喘、发热等症状，肺部可闻及干啰音等。
3. 蛔虫有__________和__________的习性，蛔虫并发症有蛔虫性肠梗阻、胆道蛔虫和蛔虫性阑尾炎。
4. 蛲虫病，儿童发病率高，容易在__________和__________集体机构中传播。
5. 蛔虫蚴虫发育成成虫的过程历时__________，成虫在肠道内存活__________。

四、选择题

（一）单选题

1. 驱蛔治疗常用驱蛔灵，每日160mg/kg，每日总量不得超过
   A. 3g
   B. 1g
   C. 2g
   D. 4g
   E. 2.5g
2. 驱蛔治疗用肠虫清时＞2岁小儿的剂量为
   A. 100mg顿服
   B. 200mg顿服
   C. 300mg顿服
   D. 400mg顿服
   E. 500mg顿服
3. 蛲虫为乳白色细线状虫，长约1cm，寄生于大肠内。雌虫于夜间移行至肛门附近

产卵，虫卵在接触空气多久即可成有感染性的虫卵？

A. 2h

B. 3h

C. 4h

D. 5h

E. 6h

4. 蛲虫之感染性的虫卵若被吞食，在肠道经2～4周发育为成虫，成虫的寿命一般不超过

A. 1个月

B. 2个月

C. 3个月

D. 4个月

E. 6个月

5. 胆道蛔虫症的临床表现特点是

A. 腹痛症状严重而体征较少

B. 腹痛症状轻微和体征较少

C. 腹痛症状和体征均较明显

D. 有明显腹痛，剑突下压痛，部分可发热

E. 腹痛伴排虫史

6. 男孩，5岁。近2个月来入睡后常有突然惊哭，或睡眠不安。平时入幼儿园，穿开裆裤，经常抓挠肛周，入眠后1h见肛周有白色线样成虫。其诊断是

A. 肠蛔虫症

B. 蛲虫病

C. 钩虫病

D. 绦虫现

E. 囊虫病

7. 患儿，9岁。右上腹疼痛伴呕吐，有排出蛔虫史，临床拟诊为胆道蛔虫，其确诊方法是

A. 试验性驱虫治疗

B. 大便找到蛔虫

C. 腹部X线平片

D. 外科剖腹探查

E. 胆道B超检查

8. 患儿，10岁。今起阵发性脐周疼痛伴有频繁呕吐，所吐为胃内容物和胆汁，腹部扪及条状块物，扪之有活动感。腹部X线透视见液平面。其首先应考虑的诊断是

A. 蛔虫性阑尾炎

B. 腹膜炎

C. 胆道蛔虫

D. 蛔虫性肠梗阻

E. 肠蛔虫症

9. 驱蛔灵的药理作用是

A. 通过抑制胆碱酯酶，使虫体痉挛性麻痹而被排出

B. 抑制线虫对葡萄糖的利用，致糖原耗竭和ATP生成减少，虫体麻痹死亡

C. 抗胆碱作用，阻断神经冲动的传递，使虫体麻痹，随粪便排出

D. 干扰肠虫的呼吸酶系统，抑制需氧呼吸和对葡萄糖的吸收

E. 以上都不是

10. 蛔虫成虫寄生的部位是

A. 小肠

B. 回盲部

C. 结肠

D. 乙状结肠

E. 直肠

（二）多选题

1. 蛲虫成虫寄生的部位是

A. 空肠

B. 回肠上段

C. 回肠下段

D. 结肠

E. 直肠

四、问答题

1. 蛔虫病蚴虫移行期有什么症状？

2. 蛔虫病有什么并发症？
3. 如何防止蛲虫病的自身重感染？

参考答案

一、名词解释

1. 蛲虫病患儿之“肛门－手－口”直接传播称为自家重感染。
2. 胆道蛔虫：蛔虫有钻孔的习性，蛔虫如钻入胆道，使总胆管括约肌痉挛而发生阵发性右上腹剧烈绞痛，翻滚哭叫、伴有呕吐。剑突下或稍偏右有局限性压痛，无肌紧张。部分患者可引起胆道感染和肝脓疡，出现发热、寒战症状。
3. 急性蛔蚴性肺炎：蛔虫的蚴虫穿破肺毛细血管，进入肺泡所引起的炎症反应，可出现咳嗽、气喘、发热等症状，肺部可闻及干啰音，胸部X线片可有点状、絮状或片状阴影，血象嗜酸白细胞增多。
4. 蛔虫性肠梗阻：大量蛔虫扭结成团阻塞肠腔，出现腹痛和呕吐，可吐出食物、胆汁甚至蛔虫。可见肠型和蠕动波，并可扪及条状包块。腹部X线平片可见液平面。

二、填空题

1. 患者　口吞入
2. 过敏症状　炎症反应
3. 钻孔　扭结成团
4. 家庭　儿童
5. 2～3个月　1～2年

三、选择题

（一）单选题

1.A　2.B　3.E　4.B　5.D　6.B　7.E　8.D
9.C　10.A

（二）多选题

1.CDE

四、问答题

1. 蛔虫病蚴虫移行期症状有：

(1) 急性蛔蚴性肺炎：可出现咳嗽、气喘、发热等症状，肺部可闻及干啰音，胸部X线片可有点状、絮状或片状阴影，血象嗜酸白细胞增多。

(2) 虫体的异性蛋白过敏症状：部分患者可出现荨麻疹、皮肤瘙痒、颜面浮肿、急性结膜炎、鼻或喉粘膜刺激等过敏症状。

(3) 蚴虫移行症状：蚴虫移行至肝、脑、眼等器官时，可产生右上腹痛、肝肿大、压痛和肝功能异常、癫痫、眼睑肿胀等症状。

2. 蛔虫有钻孔和扭结成团的习性，在发热或成虫数量太多时可使蛔虫骚动。引起以下并发症：

(1) 蛔虫性肠梗阻：大量蛔虫扭结成团阻塞肠腔，出现腹痛和呕吐，可吐出食物、胆汁甚至蛔虫。可见肠型和蠕动波，并可扪及条状包块。腹部X线平片可见液平面。

(2) 胆道蛔虫：蛔虫钻入胆道，使总胆管括约肌痉挛而发生阵发性右上腹剧烈绞痛，翻滚哭叫、伴有呕吐。剑突下或稍偏右有局限性压痛，无肌紧张。部分患者可引起胆道感染和肝脓疡，出现发热、寒战症状。

(3) 蛔虫性阑尾炎和腹膜炎：蛔虫钻入阑尾引起阑尾炎。肠梗阻或阑尾炎持续时间过久可引起肠穿孔和腹膜炎。

3. 向家长和患儿说明个人、饮食和环境卫生与蛲虫感染的关系；饭前便后洗手，勤剪指甲，不吮手指，给患儿穿满裆裤，防止虫卵经手指重复感染；玩具、图书等用紫外线消毒或在阳光下曝晒6~8h；集体儿童机构应定时普查、普治，家庭患者应同时进行治疗。以阻断患儿自身重复感染。

（洪黛玲）

第二十一章　急性中毒患儿的护理

内 容 提 要

第一节　总　论

凡具有毒性作用的物质(食物、药品、化学物品)进入人体后,引起组织、器官的功能性或器质性损害，出现一系列症状和体征，甚至危及生命，称为急性中毒。

一、原因和途径

(一) 病因

1. 照顾者照顾不周，致小儿误服过量药品、化学制剂、有毒食品或接触毒物。

2. 医药人员工作失职，弄错药品。

3. 有意自杀或他杀。

(二) 途径

1. 经消化道　最常见。

2. 经皮肤粘膜　接触吸收。

3. 经呼吸道　这是气体中毒的途径。

二、诊断

(一) 病史　①是否有摄入或接触毒物史；②毒物的名称；③摄入或接触毒物的时间；④毒物进入体内的途径和剂量。⑤发病时间、主要表现和经过何种处理等。

(二) 临床症状　呕吐、腹痛、腹泻、精神或神志改变、惊厥等。

(三) 体格检查　患儿的神志、体温、脉搏、呼吸、血压，瞳孔大小和对光反应，皮肤粘膜有无紫绀、黄疸、潮红，口腔粘膜有无糜烂，呼出气体有无特殊气味，以及肺部有无阳性体征和心律、心率等。

下列体征对诊断何种中毒有重要意义：

1. 面部和全身皮肤潮红　见于阿托品、曼陀罗、酒精、烟草酸、血管扩张药中毒。

2. 口唇樱桃红色　见于一氧化碳、氰化物中毒。

3. 紫绀而不伴呼吸困难　见于亚硝酸盐、苯胺、磺胺类、卫生球、非那西丁、氨基比林、安乃近和保泰松等中毒。

4. 皮肤干热　见于阿托品、曼陀罗、肉毒毒素中毒。

5. 流涎、大汗淋漓　见于有机磷、毒蕈、毛果芸香碱、水杨酸盐、氨基比林、安乃近、保泰松中毒。

6. 呼气和呕吐物有特殊气味　大蒜味见于有机磷、无机磷、砷、硒中毒；臭鸡蛋味见于硫化氢中毒；苦杏仁味见于氰化物中毒；挥发性气味见于汽油、酒精、松节油、酚类中毒。

7. 呼吸抑制　见于安眠药、吗啡、一氧化碳、蛇毒中毒。

8. 心律失常　见于洋地黄、夹竹桃、蟾蜍、锑剂、毒蕈、利血平、附子、乌头中毒。

9. 瞳孔变化　扩大见于颠茄类（阿托品，曼陀罗）、酒精、麻黄素中毒。缩小见于鸦片类、毒扁豆碱、巴比妥类、水合氯醛、毛果芸香碱中毒。

10. 肌肉震颤和抽动　见于有机磷、有机氯、汞、锰、烟草碱、异烟肼、异丙嗪、巴比妥类中毒。

11. 肌肉麻痹　见于肉毒毒素、河豚、蛇毒、汞、铅、钡中毒。

（四）实验室检查

1. 特异性检查　如怀疑有机磷中毒，尿或呕吐物在黑暗处有荧光和血胆碱酯酶活性降低有助于诊断；怀疑阿托品和曼陀罗中毒时，将患儿尿液滴入猫眼，如见到瞳孔扩大，基本上可以诊断。

2. 毒物鉴定　常采取的标本有呕吐物、胃内容物、血、尿、便等。

三、治疗原则

救治必须分秒必争。原因不明者先作急救处理，包括消除毒物和减少毒物的吸收、促进毒物排泄、对症治疗等；在急救的同时寻找致病毒物，一旦明确，立即应用特效解毒剂。

四、护理

（一）常见护理诊断

1. 潜在并发症

(1) 呼吸循环衰竭：与毒物对重要器官损害有关。

(2) 急性意识障碍：与毒物对神经系统损害有关。

2. 恐惧：与病情危重有关。

3. 知识缺乏：患儿年幼缺乏安全防护知识。

4. 绝望：与患儿心理障碍有关。

（二）护理措施　应立即进行抢救，同时了解病史、中毒时间、毒物性质、以便迅速准备急救物品，若有残留物或呕吐物，应保留标本送检。

1. 严密观察病情　特别是神志、呼吸和循环状态。对重症患儿要边检查边抢救，如有危及生命的症状如惊厥、呼吸困难和循环衰竭等，应立即配合医生进行抢救。

2. 消除毒物和减少毒物吸收

(1) 皮肤接触中毒：应立即脱去已被污染的衣物，皮肤或口鼻腔有毒物存在时，用清水冲洗。酸类或有机磷中毒者，用小苏打或肥皂水等弱碱类溶液冲洗。碱类中毒用3%～5%蜡酸溶液或食醋等弱酸类溶液冲洗。毛发和指甲最容易存留毒物应反复冲洗。

(2) 吸入性中毒：应立即将病人撤离现场、吸入新鲜空气或氧气，保持呼吸道通畅。属于呼吸道烧伤应急转耳鼻喉科。

(3) 食入性中毒：应采用催吐、洗胃、洗肠、导泻等措施。

1) 催吐：一般在毒物吞入4～6h以内可以催吐，较大儿童可口服1:5000高锰酸钾溶液或温盐水，每次100～200ml，然后用压舌板刺激小儿咽后壁，促使呕吐，婴幼儿可直接用手指刺激咽后壁催吐，反复多次，直至呕吐物不含毒物残渣为止。亦可用药物催吐，神志不清和腐蚀剂中毒者禁用催吐。

2) 洗胃：适用于毒物吞入后4～6h以内。毒物不明时，可先用温开水洗胃。毒物明确者采用中和方法，吞入强酸毒物时可服弱碱类，如镁乳、氢氧化铝凝胶等，吞入强碱毒物时可服弱酸类，如食醋、果子汁等，牛奶、豆浆和蛋清等也能对强酸和强碱中毒起中和作用，且能保护胃粘膜。吞入腐蚀性毒物时禁止洗胃。

3）导泻：中毒在6h以上时，毒物多已进入肠道，应服泻剂，使毒物尽快排出，口服50%硫酸镁溶液0.4～0.5ml/kg，或口服10%甘露醇溶液50～100ml。避免应用油类泻剂。

4）洗肠：中毒已较久，毒物已存留在肠道内，应作高位清洁灌肠，用温盐水或肥皂水，并记录出入量。

3. 促进毒物排泄

（1）利尿：毒物吸收后若由肾随尿排出，可多饮水以增加尿量。静脉注射5%～10%葡萄糖液可稀释毒物在血液内的浓度和增加尿量，促使毒物排泄。也可使用利尿药。

（2）透析疗法：根据病情和条件，必要时选用人工透析。

4. 特效解毒剂　毒物明确时应迅速采用特效解毒剂治疗。毒物不明时，洗胃后可从胃管注入配置的解毒剂（含活性炭2份、氧化镁1份、鞣酸1份），每次1茶匙，有吸附、沉淀和中和生物碱、甙类、重金属或酸类毒物的作用。

5. 对症治疗　主要针对下述几方面：①控制惊厥；②抢救呼吸衰竭；③抗休克；④纠正脱水酸中毒；⑤保护重要器官功能；⑥防治继发感染。

6. 详细记录出入量　维持有效循环血量。如惊厥、昏迷时间较长，应采取相应措施，如保暖、翻身、吸痰及注意皮肤、口腔、眼、鼻的护理，以预防感染。

7. 健康教育　向家长宣教科普知识，药物、消毒剂、农药、杀鼠剂等要妥善保管，以防小儿误食而致中毒。

第二节　肠原性紫绀症

食入过量的含亚硝酸盐类的蔬菜、井水或药物时，可引起高铁血红蛋白血症。高铁血红蛋白不能与氧结合，无携氧能力，临床出现缺氧症状和皮肤粘膜发绀，称为肠原性紫绀。

一、病因和发病机理

（一）病因

1. 食入含亚硝酸盐过多的蔬菜　蔬菜腐烂变质或腌渍时间太短。

2. 肠内亚硝酸盐生成过多　由于胃酸过低和消化功能紊乱，肠道内硝酸盐还原菌大量繁殖，食入含硝酸盐过多的蔬菜后，产生过多的亚硝酸盐而引起中毒。

3. 其他　食入含亚硝酸盐过多的苦井水、服用安替匹林、非那西汀、次硝酸铋等药物，应用装过农药的塑料布做尿布等，引起中毒。

（二）发病机理　当大量亚硝酸盐进入血液时，使血红蛋白氧化加强，超过了机体的还原能力，高铁血红蛋白在血中的浓度明显增加。由于高铁血红蛋白缺乏带氧和释放氧的能力而呈棕黑色。当血中血红蛋白总量中含有10%的高铁血红蛋白时，皮肤和粘膜即可发生紫绀，含量为20%～30%时出现缺氧症状，含量为55%～60%时即出现明显的神经系统症状，含量超过70%时即可致死。

二、临床表现

食菜引起者，多在食后0.5～3h起病，轻者仅粘膜和指（趾）端呈蓝灰色，可无其他症状。重者出现头痛、头晕、乏力、思睡、气短、呼吸急促、恶心、心悸、脉速、口唇指甲和皮肤严重紫绀，血液呈紫黑色，严重时出现明显呼吸困难、昏迷、惊厥、血压下降、心律不齐，可因呼吸循环衰竭而死亡。

三、诊断检查

抽取静脉血液呈紫黑色，将血液加入抗凝剂于空气中摇动15min仍保持紫黑色，加数滴10%氰化钾或氰化钠后即变为鲜红色。

四、治疗

（一）早期应迅速进行催吐、洗胃、导泻、氧气吸入，重症应输血。

（二）特效解毒药

1. 美蓝　每次可用1%美蓝0.1～0.2ml/kg，加入10%葡萄糖液中，于10～15min内缓慢输入，一般注入后15～20min见效。必要时于2h后重复1次。病情好转后或病情轻者可口服美蓝，剂量为每次3～5mg/kg，每日3～4次。

2. 维生素C　可还原高铁血红蛋白，但其还原能力不如美蓝，适用于轻症的治疗，剂量为1g与25%葡萄糖液混合后静脉注射。

五、预防

不吃腐烂和未腌透的蔬菜，不食用苦井水。胃肠功能不正常时不吃蔬菜。年幼小儿不服含硝基和苯胺类药物。

第三节　有机磷中毒

有机磷农药是常用的杀虫剂，对人体有一定的毒性。因某种途径进入体内极易发生中毒。儿童对有机磷毒性较成人敏感，急性中毒时病情迅速恶化，常危及生命。若抢救及时可转危为安。

一、病因和中毒机理

（一）病因　小儿有机磷中毒主要是由误食、皮肤吸收和呼吸道吸入所致。

（二）中毒机理　有机磷经消化道、呼吸道和皮肤吸收进入人体后，随血液和淋巴液分布于各器官和组织产生毒性作用。主要是抑制胆碱酯酶的活性，致大量乙酰胆碱蓄积于体内，导致中枢神经系统和胆碱能神经过度兴奋，最后转为抑制和衰竭，从而出现一系列中毒症状。

二、临床表现

（一）急性中毒多在误食或接触或吸入后0.5～12h内发病，一般不超过24h，大量经口服或吸入者则可在5min内发病。消化道摄入较呼吸道吸入或皮肤接触吸收者中毒症状重，且发病急。农药毒性之强弱可影响发病快慢，剧毒类如敌敌畏中毒发病最快。根据病情轻重可分为3度：

1. 轻度　表现为头痛、头晕、恶心、呕吐、出汗、乏力、视力模糊等。

2. 中度　表现为瞳孔缩小、流涎、大汗，轻度呼吸困难、腹痛、腹泻、肌束震颤，意识障碍。

3. 重度　呼吸困难、青紫、肺水肿、惊厥、昏迷、四肢瘫痪、瞳孔极度缩小为针尖样，最后因呼吸循环衰竭而死亡。

（二）呕吐物或呼气有特殊蒜臭味。

三、诊断检查

（一）血胆碱酯酶活性测定　正常人胆碱酯酶活性为100%，轻度中毒者胆碱酯酶活性下降至50%~70%，中度者下降至30%~50%，重度者下降至30%以下。

（二）有机磷检测　可将呕吐物、胃内容物、呼吸道分泌物等作有机磷检测。

四、治疗

（一）清除毒物和阻止毒物吸收　口服中毒者应立即洗胃，应用清水或生理盐水，不能用高锰酸钾溶液或碳酸氢钠溶液（可使毒性增大）。要反复清洗，直至洗出液无有机磷药臭味为止。然后灌入硫酸镁导泻，不能用油剂导泻。如为皮肤粘膜沾染毒物，立即脱去衣服，用清水或肥皂水冲洗皮肤。

（二）解毒药

1. 阿托品　是胆碱能神经抑制剂，能解除平滑肌痉挛，抑制支气管分泌，保持呼吸道通畅，防止发生肺水肿。剂量每次0.03~0.1mg/kg，静脉注射每15~30min 1次。危重病例首次治疗剂量可增大至0.2mg/kg，间隔时间可缩短至5~10min 1次。用药至出现面色潮红、瞳孔扩大、皮肤干燥后可逐渐延长间隔时间，减少每次用量，直至停药，一般用药3~7日。

2. 解磷定或氯磷定　可恢复胆碱酯酶分解乙酰胆碱的能力，促使昏迷患儿苏醒，若与阿托品联用，可取得协同效果。剂量为每次15~30mg/kg，每2~3h静脉注射1次，开始时用全量，重复时用半量。病情无好转时可过半小时后重复。病情好转后可减量，改为静脉点滴，直至症状消失。

（三）对症治疗　保证呼吸道通畅，注意水和电解质平衡，预防和治疗循环衰竭、呼吸衰竭、脑水肿。吸氧，保护肝、肾功能，防治感染。应用肾上腺皮质激素治疗和必要时适量输血。禁用吗啡或其他呼吸抑制剂。

五、预防

（一）加强有机磷农药的管理，防止儿童接触和误服。

（二）被有机磷农药污染的衣服和被褥必须用清水或肥皂水漂洗干净后方可使用。

（三）哺乳期妇女不得参加与有机磷接触的工作。若有接触，哺乳前必须彻底更换工作服，注意手和乳房用清水或肥皂水清洗。

（四）禁止食用因有机磷中毒而死亡的鱼和家禽。

强化练习题

一、名词解释

1. 肠原性紫绀
2. 急性中毒
3. 有机磷中毒

二、填空题

1. 毒物进入身体的途径包括经①________；②________；③________。
2. 急性中毒时如发现面部及全身皮肤潮红，可见于________、________、________、________及________等中毒。

3. 食入性中毒应采取__________、__________、__________和__________等措施以消除和减少毒物的吸收。

4. 急性中毒时如见口唇呈樱桃红色，则可能为__________、__________中毒。

三、选择题

（一）单选题

1. 患儿错服药物中毒入院，表现为面色潮红、发热、皮肤干、口干、瞳孔散大、心率快，最可能是哪种药物中毒？
   A. 有机磷
   B. 阿托品
   C. 苦杏仁
   D. 安眠药
   E. 洋地黄

2. 患儿急性中毒，来院时意识模糊，恶心呕吐，吐出物和呼出气体有大蒜味；瞳孔缩小，流涎，大汗，呼吸急促，心率快，最大可能为下列哪种中毒？
   A. 有机磷
   B. 阿托品
   C. 亚硝酸盐
   D. 安眠药
   E. 苦杏仁

3. 治疗肠原性紫绀的特效解毒药是
   A. 维生素 A
   B. 维生素 B
   C. 维生素 E
   D. 美蓝
   E. 维生素 D

4. 食入性中毒一般毒物吞入几小时内可采用催吐？
   A. 1～2h 内
   B. 2～3h 内
   C. 4～6h 内
   D. 7～8h 内
   E. 10～12h 内

5. 食入性中毒，一般毒物吞入几小时内可采用洗胃？
   A. 1～2h 内
   B. 4～6h 内
   C. 6～7h 内
   D. 7～8h 内
   E. 9～10h 内

6. 食入性中毒，一般毒物吞入几小时以上可采用导泻？
   A. 4h
   B. 5h
   C. 6h
   D. 8h
   E. 10h

7. 食入性中毒，当毒物明确者采用中和方法，如吞入强酸毒物时可服
   A. 镁乳、氢氧化铝凝胶等
   B. 镁乳、食醋等
   C. 食醋
   D. 果子汁
   E. 苏打水

8. 食入性中毒当毒物明确者采用中和方法，如吞入强碱毒物时可服
   A. 镁乳、氢氧化铝凝胶等
   B. 镁乳、食醋等
   C. 果子汁、氢氧化铝凝胶等
   D. 食醋、稀释醋酸等
   E. 苏打水

9. 急性中毒患者皮肤青紫但无呼吸困难，见于
   A. 氰化物中毒
   B. 硫化氢中毒
   C. 阿托品、曼陀罗、酒精中毒
   D. 亚硝酸盐、苯胺、氨基比林中毒
   E. 铅中毒

10. 急性中毒患者出现瞳孔缩小、呼吸抑制、肌肉抽搐，见于

A. 阿托品、曼陀罗、肉毒毒素中毒
B. 亚硝酸盐、苯胺、磺胺类中毒
C. 巴比妥类中毒
D. 一氧化碳、氰化物中毒
E. 有机磷中毒

（二）多选题

1. 小儿发生急性中毒的原因有
A. 小儿误服过量药品、化学制剂或有毒食物
B. 小儿不慎接触毒物
C. 医护人员失职，投错药物或药物剂量
D. 代谢异常，使本来无毒的食物或药物成为有毒
E. 有意自杀或他杀

四、问答题

1. 说明食入性急性中毒时洗胃的注意事项。
2. 叙述肠原性青紫的发病机理。
3. 如何预防肠原性青紫。
4. 叙述有机磷中毒的原因和中毒机理。
5. 试述有机磷中毒的临床表现。

参 考 答 案

一、名词解释

1. 肠原性紫绀指的是食入过量的含亚硝酸盐类的蔬菜、井水或药物时，可引起高铁血红蛋白血症。高铁血红蛋白不能与氧结合，无携氧能力，临床出现缺氧症状和皮肤粘膜发绀，称为肠原性紫绀。
2. 凡具有毒性作用的物质(食物、药品、化学物品)进入人体后,引起组织、器官的功能性或器质性损害，出现一系列症状和体征，甚至危及生命，称为急性中毒。
3. 有机磷中毒指的是有机磷农药因某种途径进入体内而发生的中毒。儿童对有机磷毒性较成人敏感，急性中毒时病情迅速恶化，常危及生命。若抢救及时可转危为安。

二、填空题

1. 消化道　皮肤接触　呼吸道
2. 阿托品　酒精　曼陀罗　烟草酸　血管扩张剂
3. 催吐　洗胃　导泻　洗肠
4. 一氧化碳、氰化物

三、选择题

（一）单选题

1.B　2.A　3.D　4.C　5.B　6.C　7.A　8.D
9.D　10.C

（二）多选题

1.ABCE

四、问答题

1. 食入性急性中毒时洗胃适用于毒物吞入后 4～6 以内。毒物不明时，可先用温开水洗胃。

毒物明确者采用中和方法，吞入强酸毒物时可服弱碱类，如镁乳、氢氧化铝凝胶等；吞入强碱毒物时可服弱酸类，如食醋、果子汁等。牛奶、豆浆和蛋清等也能对强酸和强碱中毒起中和作用，且能保护胃粘膜。吞入腐蚀性毒物时禁止洗胃。

2. 正常人高铁血红蛋白含量，最高不超过1%。当大量亚硝酸盐进入血液时，使血红蛋白氧化加强，超过了机体的还原能力，高铁血红蛋白在血中的浓度明显增加。由于高铁血红蛋白缺乏带氧和释放氧的能力而呈棕黑色。当血中血红蛋白总量中含有10%的高铁血红蛋白时，皮肤和粘膜即可发生紫绀，含量为20%～30%时出现缺氧症状，含量为55%～60%时即出现明显的神经系统症状，含量超过70%时即可致死。

3. 预防肠原性青紫要做到：①不吃腐烂和未腌透的蔬菜，不食用苦井水。②胃肠功能不正常时少吃蔬菜。③年幼小儿不服含硝基和苯胺类药物。

4. 小儿有机磷中毒原因是由误食、皮肤吸收和呼吸道吸入所致，如误食有机磷污染的食物；接触沾染毒物的玩具、衣物；室内用有机磷灭虫；甚至在喷洒有机磷农药的田地附近玩耍而引起中毒。
中毒机理：主要的毒性作用是抑制胆碱酯酶的活性，使胆碱酯酶失去催化乙酰胆碱水解为胆碱和乙酸的能力，致大量乙酰胆碱蓄积于体内，导致中枢神经系统和胆碱能神经过度兴奋，最后转为抑制和衰竭，从而出现一系列中毒症状。

5. 有机磷中毒的临床表现是：
(1) 有机磷急性中毒多在误食或接触或吸入后0.5～12h内发病，一般不超过24h，大量经口服或吸入者则可在5min内发病。消化道摄入较呼吸道吸入或皮肤接触吸收者中毒症状重，且发病急。农药毒性之强弱可影响发病快慢，剧毒类如敌敌畏中毒发病最快。根据病情轻重可分为3度：①轻度：表现为头痛、头晕、恶心、呕吐、出汗、乏力、视力模糊等。②中度：表现为瞳孔缩小、流涎、大汗，轻度呼吸困难、腹痛、腹泻、肌束震颤，意识障碍。②重度：呼吸困难、青紫、肺水肿、惊厥、昏迷、四肢瘫痪、瞳孔极度缩小为针尖样，最后因呼吸循环衰竭而死亡。
(2) 呕吐物或呼气有特殊蒜臭味。

（洪黛玲）

第二十二章　儿科重症监护

内 容 提 要

第一节　儿科重症监护单元

儿科重症监护单元（PICU）是一个集中先进的医疗仪器设备，配备有丰富经验的医师和护士，进行危重患儿抢救治疗的病房。

PICU 收治的对象包括心肺复苏的患儿、急性呼吸衰竭需使用呼吸机者，休克、严重心功能衰竭、急性颅内压增高、昏迷、惊厥持续状态等患儿，外科危重创伤、烧伤、意外事故患儿，心、肺、脑重大手术后的患儿。

第二节　急性颅内压增高

急性颅内压增高，简称颅内高压，是多种原因引起的颅内容物体积增加所致的一种综合征。

一、病因与发病机理

（一）病因

1. 急性感染　颅内感染如各种脑膜炎、脑炎、脑脓肿、颅内寄生虫病等；颅外感染如中毒型痢疾、败血症、重症肺炎等。

2. 脑缺氧　呼吸衰竭、窒息、一氧化碳中毒、溺水、休克和癫痫持续状态等均可导致严重脑缺氧。

3. 颅内肿瘤　常见的颅内肿瘤有神经胶质瘤、颅咽管瘤等。

4. 颅内出血　如新生儿颅内出血、血液病、颅脑外伤致硬膜下或硬膜外血肿等。

5. 脑血管疾病　如脑血管畸形、烟雾病、脑栓塞和脑血栓形成等。

6. 其他　如中毒性脑病、高血压脑病，脑积水，颅缝早闭等。

（二）发病机理　脑水肿、脑脊液循环障碍和颅内占位病变均可造成颅内高压。感染、中毒、缺氧和外伤等多种因素可使血管通透性增加或脑细胞内能量代谢障碍、钠泵失常而导致细胞内、外液量增多；各种原因引起的细胞外液渗透压降低，也可致水分向脑细胞内转移，这些均可造成脑水肿，使脑组织体积增大和颅内压升高。脑脊液循环障碍致脑积水和脑脊液量增加，严重高血压，$PaCO_2$ 升高致脑血管扩张而使脑血流量增加，这些均使颅内压增高。颅内占位病变，如肿瘤、血肿等，使颅内容物体积增加，也可致颅内高压。

颅内高压影响脑血液供给和脑代谢，加重脑水肿而使颅内压进一步升高，形成恶性循环，最终导致脑功能衰竭。

颅内压增高严重时，因脑的容积明显增加，迫使部分脑组织嵌入孔隙而形成脑疝。最常见者为颞叶海马沟回嵌入小脑幕裂隙，形成小脑幕切迹疝；后颅窝的小脑扁桃体可嵌入枕骨大孔，形成枕骨大孔疝。枕骨大孔疝使脑干受压，延髓呼吸中枢缺血和缺氧，导致中枢性呼吸衰竭，甚至呼吸骤停。

二、临床表现

（一）头痛　常剧烈，晨起尤甚，当咳嗽、喷嚏、改变头位时加重。婴幼儿由于前囟未闭头痛不明显，表现为烦躁不安。新生儿则常表现为睁眼不眠和脑性尖叫。

（二）呕吐　是由于延髓呕吐中枢受刺激所致。常为喷射性呕吐，多不伴恶心。

（三）眼部体征

1. 眼底改变

（1）双侧视神经乳头水肿：是颅内高压的重要标志之一，但在婴儿期因前囟和颅缝未闭作为代偿，视神经乳头水肿少见。

（2）小动脉痉挛，静脉扩张，甚至视网膜水肿。

（3）视神经萎缩。

2. 复视　可为单侧或双侧。

3. 其他表现　视网膜前的出血、眼球突出、球结膜充血水肿、眼睑下垂、落日眼和视野缺损亦可见；瞳孔忽大忽小，形状不规则或两侧大小不等。

（四）意识障碍　早期表现为淡漠、迟钝、昏睡或躁动等。若颅内高压进一步发展可发生昏迷。

（五）头部体征

1. 前囟改变　前囟隆起，张力增高。脑积水患儿前囟闭合延迟、扩大而饱满，伴有颅缝分离和头围增大。

2. 颅血管音可出现于脑血管畸形的患儿。

（六）惊厥和四肢张力增高　当颅内高压刺激大脑皮层运动区时可出现惊厥。当脑干网状结构受刺激时出现肌张力增高。

（七）生命体征变化　延髓血管运动中枢受刺激时表现为血压增高、脉搏减慢；延髓呼吸中枢受到损害时，呼吸开始加快，严重时呼吸节律不整甚至暂停；下丘脑体温调节中枢受累时可致高热。

（八）脑疝表现　颅内高压严重并出现呼吸节律异常、瞳孔大小不等和颈强直时，应立即考虑发生脑疝的可能。常见脑疝有两种：

1. 小脑幕切迹疝（颞叶沟回疝）　见于小脑幕上病变所致的颅内高压。

（1）两侧瞳孔大小不等是小脑幕切迹疝的特征，表现为患侧瞳孔先缩小或忽大忽小，继而扩大。对光反射减弱或消失，病侧眼睑下垂，眼外科、凝视或固定。

（2）意识障碍加深，常为深昏迷，表示脑疝首先压迫中脑。

（3）单侧或双侧肢体瘫痪，表示中脑的一侧或双侧大脑脚的锥体束受压。

（4）延髓受压时出现中枢性呼吸衰竭的症状。

2. 枕骨大孔疝（小脑扁桃体疝）　多见于后颅窝病变。表现为：

（1）头后仰和颈项强直：未昏迷者呈头向后仰的强迫体位，以减轻延髓压迫。

（2）四肢强直性抽搐：表示延髓处的锥体束受到刺激。

（3）两侧瞳孔呈对称性缩小，继而扩大，对光反应消失，瞳孔和眼球固定。

（4）昏迷程度加深。

(5) 呼吸节律不整甚至呼吸停止。

(6) 心率先快后慢，直至心跳停止。

三、诊断检查

（一）脑超声波检查

1. 头颅超声有中线波移位时表示一侧大脑有占位性病变，如肿瘤、血肿或脓肿。

2. 如患儿前囟未闭，实施超声检查有助于颅内血肿和脑积水的诊断。

（二）头颅 X 线检查　颅缝增宽；鞍背部脱矿质；颅内压明显增高时，可见蝶鞍扩大。颅面比例失调见于脑积水。

（三）CT 检查　有助于寻找病因，如颅内肿瘤、脑脓肿、颅内出血、脑水肿、脑积水和脑血管畸形等。

（四）放射性同位素脑扫描　有助于幕上病变的诊断，如肿瘤、血肿等。

（五）腰椎穿刺　凡疑有颅内高压者，腰穿应慎重，以免诱发脑疝。需施行腰椎穿刺以明确诊断者，术前应静脉注射甘露醇，术中应控制脑脊液滴速和量。

四、治疗

（一）降低颅内压

1. 脱水疗法　降低颅内压的药物主要是提高血浆渗透压，使钠和水从尿中排出。常选用渗透性利尿剂甘露醇和强力利尿剂速尿。

2. 侧脑室引流　是降低颅内压的有效措施，可采用控制性引流。

3. 控制性过度通气　用人工呼吸机增加通气量，降低 $PaCO_2$，可使脑血管收缩，脑血流量下降而减低颅内压。

4. 肾上腺皮质激素　常用地塞米松。

5. 低温亚冬眠疗法　用氯丙嗪和异丙嗪等量混合，每次 1～2mg/kg，并辅以物理降温。

（二）液体疗法　液体入量要全面考虑，既要防止脑水肿加重，又要避免电解质紊乱。最好保持患儿在轻度脱水状态。注意纠正水电解质紊乱。

（三）防治呼吸衰竭　本症常出现中枢性呼吸衰竭，应积极抢救。

（四）病因治疗　降低颅内压的同时要积极寻找原发病，进行有效的治疗。

五、护理

（一）常见护理诊断

1. 疼痛：头痛：与颅内压增高有关。

2. 有意识障碍的危险：与颅内压增高有关。

3. 有窒息的危险：与意识障碍及呕吐有关。

4. 有皮肤粘膜完整性受损的危险：与局部血液循环障碍有关。

5. 潜在并发症：脑疝：与颅内压增高有关。

（二）护理措施

1. 安静卧床、头部抬高 30°，有利于颅内血流量减少。有脑疝前驱症状时应平卧或头略低位。保持绝对安静，避免剧烈咳嗽，不要突然快速扳动患儿头颈。

2. 对昏迷患儿　按昏迷护理常规护理。

3. 密切观察病情　观察神志、体温、呼吸、瞳孔改变、神经系统体征变化，应监测血气、电解质等，以避免体温过高、缺氧、二氧化碳潴留、酸中毒等因素。

4. 降颅压治疗的护理

（1）脱水疗法

1）甘露醇：一般剂量为每次0.5～1g/kg，4～8h 1次，发生脑疝时可加大至每次2g/kg，2～4h 1次，静脉注射或快速静脉点滴。用药后10min开始起效，30～90min达最大效果，可维持3～8h。心肾功能障碍和颅内出血者慎用。使用甘露醇时要注意气温低时先要加温使结晶溶解；注射时应在15～30min内快速静脉滴入或推注，速度太慢影响疗效；注射时一定要避免药液漏出血管外，以免引起组织坏死。

2）速尿：剂量为每次1～2mg/kg静脉注射或快速静脉滴注，必要时8～12h给药1次。注意该药可引起水电解质紊乱。

（2）激素：减轻脑水肿，降低颅压。常用地塞米松，每次0.2～0.5mg/kg，每6h 1次，用药后6～8h起效，4～5日达最大效果，可维持6～9日。

（3）侧脑室引流：是降低颅内压的有效措施。可采用控制性引流，速度为2～3滴/min，根据病情需要可持续1～2日甚至1周。

（4）控制性过度通气：用人工呼吸机增加通气量，降低$PaCO_2$，可使脑血管收缩，脑血流量下降而减低颅内压，是对进展迅速的颅内高压的有效抢救措施。治疗过程中维持$PaCO_2$在3.33～4.0kPa、PaO_2在12～20kPa为宜。应每4h测血气1次，并依此调整呼吸机参数。

（5）低温亚冬眠疗法：体温每下降1℃，颅内压可下降5.5%。先给予氯丙嗪和异丙嗪等量混合，每次1～2mg/kg，再辅以在大血管走行部位如在头部、腋下、腹股沟等处放置冰袋，予以物理降温，使体温降到35～36℃。

第三节　急性呼吸衰竭

急性呼吸衰竭是由于各种原因使呼吸中枢和（或）呼吸器官发生病变而引起呼吸功能（通气或换气）严重障碍，出现缺氧（低氧血症）、二氧化碳潴留（高碳酸血症）和呼吸性酸中毒。血气分析PaO_2（动脉血氧分压≤6.67kPa（50mmHg），$PaCO_2$（动脉血二氧化碳分压）≥6.67kPa（50mmHg）者称为呼吸衰竭。

一、病因

引起急性呼吸衰竭的原因很多，根据原发病变的部位可分为：

（一）中枢性呼吸衰竭　原发病变直接侵犯呼吸中枢，或因颅内压增高，影响呼吸中枢的正常功能，常见的疾病有：

1. 中枢神经系统感染或损伤　如脑炎、脑膜炎、脊髓灰质炎（延髓型）、中毒性脑病、颅脑损伤和脑血管疾病等。

2. 脑水肿　如颅内占位性病变。

3. 中毒　如吗啡或巴比妥类药物中毒、重度酸中毒、一氧化碳中毒等。

（二）周围性呼吸衰竭

1. 上呼吸道感染　如急性喉炎、喉头水肿、异物梗阻等。

2. 下呼吸道感染　如呼吸窘迫综合征、细支气管炎、肺炎、哮喘、肺气肿、肺水肿、肺不张、支气管异物等。

3. 其他　如急性传染性多发性神经根炎、脊髓灰质炎伴呼吸肌麻痹，重症肌无力，脓胸和气胸，充血性心力衰竭等。

二、发病机理

（一）低氧血症和高碳酸血症

1. 通气障碍　造成通气障碍的机理：①中枢病变致呼吸动力减弱；②死腔通气量增加；③胸廓和肺扩张受限；④气道阻力增加。特征为低氧血症和高碳酸血症，此时低氧血症较易被吸氧纠正。

2. 换气障碍　病理生理变化分三种：①通气/血流比率失调；②弥漫障碍；③肺内动静脉分流。其特征为低氧血症，二氧化碳分压正常或稍低，且低氧血症多不易被吸氧纠正。

（二）低氧血症和高碳酸血症对机体的影响：

1. 低氧血症

(1) 缺氧对细胞代谢和电解质的影响：糖无氧酵解增加造成乳酸堆积，引起代谢性酸中毒；同时能量供给锐减而钠泵失灵，加重电解质和酸碱平衡紊乱。

(2) 缺氧对主要脏器的影响

1) 心脏：早期心率增快、心输出量增加，血压升高。严重缺氧时心肌收缩力减弱，心律不齐，心搏出量减少，肺动脉压增高，严重时可致右心衰竭。

2) 脑：重症低氧血症时可出现脑水肿、颅内高压和脑功能障碍。

3) 肾：严重缺氧时肾动脉收缩，肾缺血而发生肾功能障碍，甚至肾功能衰竭。

4) 肝：严重缺氧可使肝细胞功能障碍，严重者肝小叶中心坏死，还可造成胃肠道粘膜损害。

2. 高碳酸血症对机体的影响

(1) 对主要脏器的影响：①脑：早期可使脑血管扩张、脑血流增加；晚期导致脑水肿和颅内压增高。血中 CO_2 过多时，对中枢神经系统有抑制作用，使大脑皮质兴奋性降低。当 $PaCO_2$ 达 10.67 ~ 13.33kPa 时可致二氧化碳麻醉。②心脏：轻度升高时兴奋交感神经，使心率、心排出量增加，血压上升，但严重时则心率、心排出量和血压均下降并可出现心律不齐。③肾：$PaCO_2$ 明显增高时，可致肾血管收缩，尿量减少，甚至无尿。

(2) 对酸碱平衡的影响：急性 CO_2 潴留，使血中碳酸增加，动脉 pH 值降低，导致呼吸性酸中毒。如高碳酸血症缓慢发展则通过肾脏调节，增加肾小管内 HCO^- 的再吸收，血中 HCO^- 值上升，使之与碳酸的比例保持为 20:1，以维持动脉血 pH 值正常，出现代偿性呼吸性酸中毒。若呼吸衰竭发展迅速，$PaCO_2$ 增加而肾脏代偿功能较慢，血中 HCO^- 不能迅速增高以维持其正常比值，则 pH 值下降（<7.3），出现呼吸性酸中毒。在急性呼吸衰竭失代偿期，往往呼吸性和代谢性酸中毒同时存在。

三、临床表现

除原发病的临床表现外，主要是低氧血症和二氧化碳潴留引起的脏器功能紊乱。

（一）呼吸系统症状

1. 中枢性呼吸衰竭　主要表现为呼吸节律和频率的改变，呼吸快慢及深浅不均，出现各种异常呼吸，如潮式呼吸、毕奥呼吸 、双吸气和下颌式呼吸，最后呼吸停止。

2. 周围性呼吸衰竭　主要表现为呼吸困难，但呼吸节律整齐，严重时呼吸由浅快变为缓慢，可出现点头样呼吸，最后呼吸停止。

（二）低氧血症和高碳酸血症的表现

1. 低氧血症　可表现为：

(1) 紫绀：是缺氧的典型表现，口周、口唇和甲床等处明显，此时 $PaO_2 < 6.0 \sim 6.7kPa$ (45 ~ 50mmHg)、氧饱和度低于 80%。

(2) 神经系统：早期可有烦躁不安、易激惹；严重时神志模糊、嗜睡、昏迷，可有惊厥发作，颅内压增高甚至可出现脑疝。

(3) 循环系统：早期心率增快、血压增高，严重时可有心音低钝、心率减慢和心律紊乱，并可因肺动脉高压导致右心衰竭。

(4) 肾功能障碍：早期尿中可有蛋白、管型、红细胞等，严重时可出现少尿、无尿、血尿素氮和肌酐增高，甚至肾功能衰竭。

(5) 消化系统：可有恶心、纳差等胃肠道表现，也可出现消化道出血和转氨酶增高等肝功能损害表现。

2. 高碳酸血症：随着 $PaCO_2$ 升高，可有头痛、烦躁、多汗、呼吸和心率增快，进而出现嗜睡、昏迷、颅内压增高、心率减慢、血压降低，因毛细血管扩张可有皮肤潮红、四肢湿、唇红、眼结膜充血和水肿。

四、诊断检查

根据动脉血血气分析作出诊断，$PaO_2 < 8.0kPa$、$PaCO_2 > 6.0kPa$，$SaO_2 < 0.91$ 为呼吸功能不全；$PaO \leqslant 6.67kPa$，$PaCO_2 \geqslant 6.67kPa$，$SaO_2 \leqslant 0.85$ 为呼吸衰竭。按血气分析结果，急性呼吸衰竭可分为下列两型：

Ⅰ型：即低氧血症呼吸衰竭，PaO_2 降低，$PaCO_2$ 正常，常见于呼吸衰竭早期或轻症。

Ⅱ型：即高碳酸血症型呼吸衰竭，PaO_2 降低，$PaCO_2$ 升高，常见于呼吸衰竭的晚期和重症。

五、治疗

急性呼吸衰竭的治疗原则是改善呼吸道功能，提高 PaO_2 和降低 $PaCO_2$，维持重要脏器功能，纠正电解质和酸碱平衡紊乱，以及治疗原发病和诱发因素。

(一) 改善呼吸功能

1. 加强气道管理　包括下列措施：①气道湿润化；②支气管扩张剂和地塞米松等的使用；③协助排痰。

2. 给氧。

3. 呼吸兴奋剂的应用　适用于呼吸道通畅而呼吸不规则或浅表者。

4. 机械通气（详见护理措施）

(二) 维持重要脏器功能　包括脑、心、肾等重要脏器的功能。

(三) 纠正水电解质和酸碱平衡紊乱　应供给足够热量和液体量。

(三) 病因治疗　在抢救同时对其原发病和诱因进行有效的治疗。

六、护理

(一) 常见护理诊断

1. 气体交换受损：与肺换气功能障碍有关。

2. 清理呼吸道无效：与呼吸功能受损、呼吸道分泌物粘稠积聚有关。

3. 有感染的危险：与长期使用呼吸机有关。

4. 有皮肤完整性受损的危险：与长期卧床有关。

5. 营养失调：低于机体需要量：与摄入不足有关。

6. 恐惧：与病情危重有关。

(二) 护理措施

1. 密切观察病情　监测呼吸和心血管系统，包括观察全身情况、呼吸频率、节律、类型、心率、心律、血压和血气分析结果。观察皮肤颜色、末梢循环、肢体温度等变化。

2. 保持呼吸道通畅

（1）协助排痰：鼓励清醒患儿用力咳痰，对咳痰无力的患儿每 2h 翻身 1 次，轻拍胸背部以促进排痰，边拍背边鼓励患儿咳嗽，使痰易于排出。用导管吸除鼻咽和口腔的分泌物。

（2）吸痰：无力咳嗽、昏迷、气管插管或气管切开的患儿，定时给予吸痰，用导管吸除鼻咽和口腔的分泌物；气管切开或气管插管者应每小时吸痰 1 次。吸痰时注意无菌操作，吸痰前应充分吸氧。取仰卧位，吸出口、鼻、咽部、气管粘痰，动作需轻柔，负压不宜过大，吸痰时间不定过长，以防继发感染和损伤气道粘膜。

（3）湿化和雾化吸入：可用加温湿化器，亦可用超声雾化器，湿化呼吸道，同时加入解痉、消炎和化痰药物，每日数次，每次 15～20min，有利于痰液排出。如将 40℃左右的温水放入氧气的湿化瓶，使吸入的氧气湿润化；每日数次用超声雾化器进行雾化吸入；气管插管或气管切开者可用生理盐水每次 3～5ml 气道滴入；可用支气管扩张剂和地塞米松等缓解支气管痉挛和气道粘膜水肿。

3. 合理给氧　给氧的目的是提高血氧分压和氧饱和度，解除严重缺氧对机体的威胁。应低流量持续吸氧，以维持 PaO_2 在 8.67～11.33kPa（65～85mmHg）为宜。吸入氧浓度一般中度缺氧为 30%～40%；严重缺氧为 50%～60%；如吸入 60%氧仍不能改善缺氧时可用纯氧，但应注意吸入纯氧时间不宜超过 6h，以免氧中毒。吸氧的方法可选用鼻导管、面罩和头罩等。鼻导管吸氧时氧浓度与氧流量的关系大致为：吸入氧浓度（%）＝氧流量（L/min）×4＋21；开放式面罩吸氧时婴幼儿氧流量为 2～4L/min、新生儿为 1～2L/min，氧浓度可达 45%～60%；头罩吸氧流量 7L/min 时氧浓度可达 50%～60%。

4. 应用呼吸机时的护理要点

（1）机械通气的指征

1）经综合治疗后病情加重；

2）急性呼吸道衰竭，PaCO＞8.0kPa（60mmHg），pH＜7.3，经治疗无效；

3）吸入纯氧时 PaO_2＜6.65kPa；

4）呼吸骤停或即将停止；

5）新生儿呼吸暂停＞20s，经内科治疗仍反复发作。但在肺大泡、张力性气胸以及支气管异物取出之前应禁用或慎用。

（2）气管插管和气管切开

1）气管插管：有经鼻和经口两种途径，首选经鼻插管，插管时间可持续 1 周或更长，而经口插管时，时间不宜超过 48h。所用气管插管内径可按下列公式估计：导管内径（mm）＝年龄/4＋4。早产儿和足月新生儿所用内径分别为 2.5～3mm 和 3～3.5mm。导管插入深度（经鼻插管）＝0.21×身长（cm）。

2）气管切开：如呼吸道有大量粘稠分泌物经气管插管后清除不满意者，以及估计需用呼吸机超过 7 日者应行气管切开。

（3）呼吸机选择　根据患儿需要可选择下列呼吸机：

1）定压型：呼吸压力恒定，每次输入气体达到一定压力即转为呼气期。用氧和压缩空气作为动力。此型适用于无明显气道阻力增加或顺应性下降的呼吸道疾病患儿。

2）定容型：每次输入气量恒定，预定的潮气量压入肺部后转为呼气期。适用于无自主呼吸、肺顺应性降低和气道阻力增加的患儿。

3）定时型：持续气流，呼气压力、流量和吸气呼气时间均可单独调整。装有电子控制器的定压型呼吸器，多有时间转换装置，此型最适用于小婴儿。

（4）通气方式的选择

1）间歇正压通气：吸气时呼吸机给以正压，呼气时借助胸部弹性回缩将气体排出，能提高有效通气量，促进 CO_2 排出；提高平均气道压，改善氧合，使血氧分压提高。适用于复苏、呼吸肌麻痹等伴有 CO_2 潴留的呼吸衰竭。

2）呼气末正压：使呼气末保持一定正压，防止肺泡萎陷，提高功能残气量和改善肺顺应性。适用于新生儿。

3）持续气道正压：使整个呼吸周期保持正压，能增加呼气时的肺容量，防止肺泡萎陷，提高功能残气量，改善肺顺应性。适用于有自主呼吸的患儿，而且无需插管，可采用面罩、鼻塞和鼻咽导管。

4）间歇指令通气：用于停用呼吸机之前的过渡阶段。

（5）停用呼吸机指征

1）原发病已基本治愈或控制；

2）呼吸系统功能已稳定，能够维持气道通畅和保证有效通气；

3）循环和中枢神经功能稳定；

4）吸入氧气浓度 $<40\%$ 时，$PaO_2>6.65\sim8kPa$（$50\sim60mmHg$）；

5）在 IMV 等辅助通气条件下，能以较低的通气条件维持血气正常。

（6）使用呼吸机时护理注意事项：

1）应有专人监护：使用过程中经常检查呼吸机各项参数是否与要求符合；注意胸部起伏，患儿面色和周围循环状况，注意防止脱管、堵管和可能发生气胸等情况；若患儿有自主呼吸，应观察是否与呼吸机同步，否则应设法调整。

2）防止继发感染：每日更换加温湿化器滤纸，雾化液要新鲜配置以防污染。同时认真做好口腔和鼻腔的护理。

3）撤离呼吸机的准备：对长期使用呼吸机的患儿，虽进入恢复期，但由于辅助呼吸较自主呼吸省力而有依赖心理，应耐心做好解释工作，从而根据病情逐步撤离呼吸机，即先于白天间歇撤离，若自主呼吸良好，逐渐安全撤离，同时帮助患儿进行呼吸肌锻炼。

4）做好呼吸机的消毒和保管：呼吸机管道、呼吸活瓣、雾化罐和各种零件用新洁尔灭溶液浸泡消毒后清水冲洗洁净，晾干后用环氧乙烷消毒。对于特殊细菌感染者，如绿脓杆菌等，管道应专用。长期使用呼吸机者，管道应每周消毒 1 次，治疗停止后应及时消毒备用。

5）呼吸机应有专人负责管理，建立使用登记本，并应注意防高温、防寒、防尘和防震。

5. 注意营养的补充　危重患儿可通过鼻饲管供给营养，选择具有高热量、高蛋白、易消化、少刺激和富含维生素的饮食，以防产生负氮平衡。

6. 药物治疗的护理　按医嘱用洋地黄类药、血管活性药等维持心血管功能。积极处理肾功能衰竭，维持肾脏功能。控制脑水肿，降低颅内高压。纠正水电解质和酸碱平衡紊乱，供给足够热量和液体量。对其原发病和诱因进行有效的治疗。

呼吸道通畅而呼吸不规则或浅表者，必要时使用呼吸兴奋剂如可拉明、洛贝林等。注意下列情况不宜使用：①呼吸道梗阻或分泌物潴留者；②严重广泛肺部病变或神经肌肉疾病者；③心跳骤停时中枢神经系统严重缺氧状态下；④哮喘者由于长期呼吸困难致呼吸肌疲劳时；⑤低氧血症型呼吸衰竭。

第四节　心跳呼吸骤停

心跳呼吸骤停为儿科危重急诊，表现为呼吸、心跳停止，意识丧失或抽搐，脉搏消失、血压测不出。心电图示心动极缓-停搏型或心室纤颤，后者较少。此时患儿面临死亡，如及时抢救，往往可起死回生。

一、病因

（一）窒息　各种原因所致的新生儿窒息，被窝闷窒，异物或乳汁呛入气管及痰液堵塞等。

（二）意外事件　电击、溺水、严重创伤、大出血等。

（三）感染　败血症、感染性休克、颅内感染等。

（四）心脏病　病毒性心肌炎、心肌病、先天性心脏病、严重心律失常、完全性房室传导阻滞和急性心包填塞等。

（五）药物中毒和过敏　洋地黄、奎尼丁、锑剂、氯奎中毒、麻醉意外、血清反应、青霉素过敏等。

（六）电解质和酸碱平衡紊乱　血钾过高或过低、严重酸中毒、低钙喉痉挛等。

（七）医源性因素　心导管检查、心血管造影术、先天性心脏病手术过程中由于机械性刺激，迷走神经过度兴奋引起心脏骤停。

（八）婴儿猝死综合征。

二、病理生理

（一）缺氧　由于机体严重缺氧，无氧代谢增加致代谢性酸中毒和能量供给锐减，抑制心肌收缩力和细胞膜功能，致细胞内钠、水潴留和细胞外高钾，促发心室颤动而停搏。因脑耗氧量占全身耗氧量的20%~50%，心跳停止4~6min即可导致脑细胞死亡。

（二）二氧化碳潴留　二氧化碳潴留可抑制窦房结和房室结的传导，抑制心肌收缩力可引起脑血管扩张并导致脑水肿。

三、临床表现和诊断

（一）呼吸心跳相继停止，何者先停与原发病有关。听诊可有呼吸音消失和心音消失。

（二）大动脉搏动消失，血压测不出。

（三）突然昏迷，可有一过性抽搐、面色苍白或青紫。

（四）瞳孔散大。

（五）心电图可表现为心动过缓、室性心动过速、室颤和心脏停搏，前三者为心跳停止的先兆，一旦发现须立即处理。

四、治疗

要及时发现，现场抢救，心肺复苏同时进行，即尽快恢复肺部气体交换和重建循环。院外病人在初步抢救成功后转送医院继续抢救。抢救措施可归结为ABCDEF六点，有利于有条不紊地进行抢救，心肺复苏成功后要做好复苏后处理，治疗原发病。

五、护理

（一）常见护理诊断

1. 心输出量减少：与循环衰竭有关。

2. 不能维持自主呼吸：与呼吸循环衰竭有关。

3. 潜在并发症：心律失常：与心肌缺氧、损伤有关。

4. 有感染的危险：与免疫功能下降或长期机械呼吸有关。

5. 有外伤的危险：与心肺复苏的实施有关。

6. 恐惧：与死亡的威胁有关。

（二）护理措施

1. 心肺复苏　现场急救时按心肺复苏程序 ABCDEF 顺序进行，配合医生共同完成复苏。

（1）A（airway）：保持气道通畅　移去枕头仰卧位肩背部稍垫高使头颈伸展，伸直气管，用托下颌法或仰头抬颏法避免舌根后坠，迅速清除口、咽腔和气管内分泌物或异物后立即做人工呼吸。

（2）B（breathing）：人工呼吸　气道畅通后立即做人工呼吸，可根据情况采用下列两种方法：

1）口对口人工呼吸：术者一手将下颌向前上方托起，另一手捏住其鼻孔，深呼吸后对准患儿口内吹气，停止吹气后，立即开放鼻孔使肺部气体排出。如为幼儿，可用嘴完全覆盖患儿口鼻吹气。吹气时间与排气时间之比为 1:2。呼吸频率儿童为 18～20 次/min，婴儿为 30～40 次/min。吹气时用力不宜过猛，以防肺泡破裂。

2）使用人工呼吸器械：可采用复苏器接口罩，使用口罩时口罩需和患儿面部呈密闭状态。亦可气管插管后接复苏器或呼吸机。

（3）C（circulation）：心脏按压和建立血循环　将患儿平卧于硬板上，抢救者以手掌根部压心前区胸骨处。新生儿和婴儿心脏位置较高，应在胸骨中 1/3 处按压；儿童则在胸骨下 1/3 处按压；对 10 岁以上的儿童可用双手按压，使胸骨下陷 3～4cm，频率 60 次/min。学龄前儿童频率为 80 次/min。对较小婴儿可用双手环抱患儿胸部，将第 2 至第 5 指并拢置于背部，双手大拇指置于胸骨上 1/3 处，然后用两手拇指与其余 4 指同时相对按压，深度约 2cm，频率为 100 次/min。按压时间与放松时间之比为 1:1。心脏按压时注意防止用力过猛或部位不正确而发生胸骨、肋骨骨折或心、肺破裂、气胸、胸腔和心包积血等。还需注意防止按压时胃内容物流出造成窒息。

心脏按压与人工呼吸要同步进行，两者频率之比为 5:1。

心脏复苏成功的标志为：①扪及大动脉搏动，测得血压 > 8kPa（60mmHg）；②听到心音，心律失常转为窦性心律；③瞳孔收缩，这是组织灌流量和氧供给量足够的最早指征；④口唇、甲床颜色转红；⑤肌张力恢复或有不自主运动。

（4）D（drugs）：药物选择　在心脏按压和人工呼吸的同时，应根据心电监护显示心跳骤停的类型选择促进心跳呼吸恢复的药物，药物治疗不能代替选择按压和人工呼吸。药物应按医嘱及时给予，常用的药物有：

1）肾上腺素：可兴奋窦房结和房室结，加速房室传导，增加心肌收缩力，还可使细小室颤变为粗大室颤，提高电除颤成功率。可静脉注射、气管内滴注和心内注射。心搏停止时常用 1:1000 肾上腺素，稀释 10 倍后每次 0.1ml/kg（0.01mg/kg），每隔 5min 可重复 1 次。心脏复跳后可用每分钟 0.1～1μg/kg 的速度维持静脉点滴一段时间。

2）阿托品：可抑制迷走神经活性，适用于心脏复跳后的心动过缓。用量为每次 0.01～0.1mg/kg，可静脉注射、气管内滴注和心内注射，5min1 次。每次最小剂量为 0.1mg 最大剂量为 1mg。

3）碳酸氢钠：复苏时可先给 5%碳酸氢钠纠正酸中毒，首次剂量 5ml/kg 稀释成等渗液静脉点滴，以后根据血气和血生化结果酌情应用。

4）利多卡因：用于室性心动过速。用法为 1mg/kg 静脉注射，无效时 5min 重复 1 次，至心动过速停止或总量已达 5mg/kg 为止，并根据病情每分钟以 20～30μg/kg 持续静脉滴注。

5）异丙基肾上腺素：适用于对阿托品无效的心动过缓。用量为每次 0.002mg/kg，静脉注射或气管内滴注，也可以每分钟 0.1～1μg/kg 持续静脉点滴。

6）钙剂：心跳恢复但心肌收缩无力、血压不升或肾上腺素无效时可加用钙剂。用法为 10%氯化钙每次 0.2～0.5ml/kg（最大量 1g）或 10%葡萄糖酸钙每次 1～2ml/kg（最大量 2g）稀释后缓慢静脉注射。

7）脱水剂：在复跳、血压上升到最低有效水平时，即可开始应用脱水剂，20%甘露醇 0.5～1g/kg，以防治脑水肿。

（5）E（electrocardiograph）：心电图监护　心电图监护有助于发现心跳骤停的原因和心律失常的类型，以指导治疗。

（6）F（defibrillation）：除颤　室颤时可用直流电击除颤，首次用 2J/kg，无效时依次增加至 4J/kg 和 6J/kg。除颤前应保证供氧，纠正酸中毒。

2. 复苏后处理　心跳呼吸恢复后，重要脏器因缺氧受损伤，患儿面临着脑缺氧、心律紊乱、低血压、电解质紊乱和继发感染等问题，因此护理工作中应密切观察病情变化，积极配合医生做好复苏后处理和寻找病因及治疗原发病。

（1）继续密切观察病情和监测生命体征，需安排专人护理和使用监护仪，做好重病记录。

（2）维持有效血循环：在补充血容量的基础上，可选用多巴胺等血管活性药物以增加心功能，改善组织血液灌注；积极处理心律失常；纠正影响循环功能的因素，如缺氧、酸中毒、电解质紊乱等。

（3）维持呼吸功能：加强呼吸道管理，保持气道通畅，病情严重者应行气管插管或气管切开，必要时接呼吸机。防治肺部感染，可适当应用呼吸兴奋剂，定时复查血气。

（4）维持水电解质和酸碱平衡：保证适当的热量供给，但因复苏患儿均有水潴留，应维持出入量呈负平衡，以不使体重增长为宜。纠正酸中毒和电解质紊乱，注意及时发现肾功能障碍并作适当处理。

（5）积极进行脑复苏：应尽快终止脑部病理过程的进展，促使其功能恢复。常采取的措施是：①氧疗；②降低颅内压；③降低脑细胞代谢率，可用低温疗法或戊巴比妥；④促进脑细胞恢复药物，可用能量合剂、脑活素和胞二磷胆碱等；⑤消除可能损害脑细胞的因素，如控制血糖在正常范围，避免低血糖或高血糖；应用钙通道阻滞剂尼莫地平以减轻再灌注性脑损伤等。

（6）积极寻找病因和治疗原发病。

（7）做好患儿及家长的工作，及时交代病情，给予心理支持，以便配合抢救工作。

第五节　感染性休克

感染性休克是由于严重感染所致微循环血流障碍，造成毛细血管血流灌注不足、组织器官缺血、缺氧和代谢紊乱，导致重要生命器官功能衰竭的综合征。

一、病因与发病机理

（一）病因　各种病原体引起的感染均可导致休克，其中以细菌感染为最常见。原发病儿科以中毒型痢疾、流脑、重症肺炎、败血症等多见。

（二）发病机理　感染性休克的主要病理生理变化是微循环障碍、有效循环血量锐减、细胞代谢和器官功能紊乱，其中微循环障碍为主要环节。当细菌和其毒素侵入人体后，影响全身的微循环，全身小血管相继发生痉挛、扩张，毛细血管通透性增加，液体成分渗出，有效循环血量锐减，组织细胞缺氧，细胞膜受损，溶酶体酶释放，细胞自溶，以及自由基、白细胞介素-1、肿瘤坏死因子等介质的大量产生和激活，最终导致微循环衰竭，毛细血管内微聚物淤塞，出现弥漫性血管内凝血，导致多系统器官功能衰竭。

二、临床表现

除原发病和感染中毒症状外，临床特征为循环功能不全、组织缺氧和重要脏器功能障碍。根据临床表现分为轻重两型：

轻型：神志清，可有烦躁或萎靡；面色苍白，口唇和四肢末梢轻度紫绀，手足凉；脉细数；呼吸增快；血压正常或下降不超过 2.67kPa（20mmHg），脉压 2.67～4.0kPa（20～40mmHg）；尿量稍少；毛细血管再充盈时间 1～3s。

重型：神志不清，昏迷，可伴有惊厥；面色青灰，口唇和四肢紫绀明显，皮肤发花，四肢湿冷；脉微弱或摸不到；呼吸深长或深快，节律不整；血压明显下降或测不出，脉压 $<$ 2.67kPa；少尿或无尿；毛细血管再充盈时间 $>$ 3s。

休克晚期常并发多系统器官功能衰竭，表现为心、肺、肾、肝、胃肠道功能衰竭和弥漫性血管内凝血。

三、诊断检查

（一）血、尿、便常规和细菌培养　有助于判断病程严重程度和明确病原菌。

（二）血生化检查和血气分析　有助于发现代谢紊乱、肾功能衰竭、呼吸衰竭和酸碱平衡紊乱。

（三）凝血机能检查　并发 DIC 时，血小板减少，凝血酶原时间延长，纤维蛋白原降低。纤维蛋白降解产物增加等。

（四）其他　X 线胸片等。

四、治疗

感染性休克病情危重，治疗应早期开始，并持续进行综合治疗。主要包括：

（一）控制感染　根据病因和致病菌选用两种以上有效抗菌药物，早期足量静脉给药；

（二）迅速补足有效循环血量；

（三）调整血管舒缩功能和改善组织血液灌注；

（四）纠正代谢性酸中毒；

（五）保护心、肺、脑、肾等重要脏器功能。

五、护理

（一）常见护理诊断

1. 组织灌注量改变：与微循环障碍有关。

2. 体温过高：与感染有关。

3. 有意识障碍的危险：与中枢神经系统血液灌注不足有关。

4. 恐惧：与病情危重有关。

（二）护理措施

1. 密切观察病情变化，监测生命体征。

(1) 监测脉搏、血压、呼吸和体温：脉搏快而弱血压不稳定，脉压差小为休克的早期表现；若血压下降，甚至测不到，脉搏细弱或扪不到均为病情严重的表现。护士应根据病情每10~20min 测 1 次脉搏和血压。每 2~4h 测肛温 1 次，体温低于正常者应注意保温，高热者及时适当降温。

(2) 观察意识状态：意识和表情反映中枢神经系统血液灌注量，若清醒的患儿突然沉闷，或烦躁的患儿突然嗜睡，均表示病情的恶化；反之，由昏睡转为清醒，烦躁转为安稳，表示病情好转。此外还应注意不同年龄意识变化的特点，如婴儿中枢缺氧可迅速嗜睡或昏迷；幼儿常先呻吟不安或烦躁，渐至意识丧失，而儿童常以间歇躁动开始。医护人员应密切观察以及早发现意识状态的变化。

(3) 皮肤色泽和肢端温度：面色苍白、甲床青紫、肢端发凉和出冷汗都是微循环障碍和休克的表现。若全身皮肤出现花纹、瘀点和瘀斑则提示弥漫性血管内凝血。

(4) 记录入量和尿量：因尿量是判断休克病情演变和液体治疗的重要根据。

2. 液体疗法的护理　迅速补充有效血容量是抗休克的关键，应按病情轻重选择溶液，并做好输液过程中的护理工作。

(1) 溶液的选择和用量

1) 轻型病例输 1/2 张液（2∶3∶1 液），每小时 8~10ml/kg，休克纠正后减慢输液速度，然后用 1/3~1/5 张维持液，直至病情稳定。

2) 重型病例依次采用 3 组液体：①用 2∶1 等张液 10~20ml/kg（总量不超过 300ml），在 30~60min 内静脉注入。对疑有血液高凝状态的患者，同时还应给予低分子右旋糖酐 10~15ml/kg；②继续输液用 1/2~2/3 张液 30~50ml/kg，于 6~8h 内输入；③维持输液用 1/5 张维持液 50~80ml/kg。见尿后补钾，氯化钾 0.1g/kg。

(2) 输液过程的护理：输液过程中应注意：

1) 及时调整输液速度和流量：因输液速度过快或过量易造成心力衰竭、肺水肿、脑水肿，而输液速度过慢或量少则不能及时补充血容量。

2) 密切观察病情变化：观察一般情况、外周循环和酸中毒有无改善以及尿量是否增加，以判断摄入量是否适当；若输液过程中患儿突然出现胸闷、气急、面色苍白、冷汗、烦躁不安、有泡沫样血性痰和肺部有啰音等应考虑急性心力衰竭和肺水肿的可能，应立即减慢输液速度，病儿取半卧位、吸氧，并通知医生进一步处理。监测中心静脉压（CVP），对判断液体量的多少有很大参考意义，CVP 正常值为 5~10cmH_2O，CVP < 3cmH_2O 提示血容量不足 CVP > 12~14cmH_2O，提示有轻度心功能不全，CVP > 15cmH_2O 提示重度心功能不全或液体量过多。

3. 积极控制感染　抗菌药物按医嘱及时应用，观察其疗效和副作用；做好皮肤和口腔护理，防止新的感染；按时雾化吸入以保持呼吸道通畅；有创面的部位，按时换药，有利于愈合。

4. 心理护理　关心患儿，并向家长介绍病情和诊疗计划，给予心理支持，使其配合诊疗工作。

强化练习题

一、名词解释

1. 急性颅内压增高
2. 小脑幕切迹疝
3. 枕骨大孔疝
4. 急性呼吸衰竭
5. 心跳呼吸骤停
6. 感染性休克

二、填空题

1. 颅内压增高的病因以__________、__________、__________、和__________最多见，其余尚有脑血管疾病及各种原因所致的脑病等。
2. 小脑幕切迹疝主要表现：①__________；②__________；③__________；④__________。
3. 中枢性呼吸衰竭的病因主要是：①__________；②__________；③__________。
4. 心肺复苏的步骤是：A __________；B __________；C __________；D __________；E __________；F __________。
5. 感染性休克主要病理生理变化是：__________、__________、__________和__________。
6. 脑耗氧量占全身耗氧量的__________，心跳停止__________分钟即可导致脑细胞死亡。
7. 二氧化碳潴留可引起脑血管__________和导致__________。
8. 降低颅压可采取的方法包括__________、__________、__________、__________和__________。
9. 颅压高时控制性过度通气是为了降低 $PaCO_2$，使脑血管__________，脑血流__________，从而降低颅压。治疗中 $PaCO_2$ 应维持在__________kPa。

三、选择题

（一）单选题

1. 以下哪项是小脑幕切迹疝的主要表现？
   A. 两侧瞳孔不等大
   B. 痛觉过敏
   C. 咳嗽，气促
   D. 不能平卧
   E. 吐泡沫样痰
2. 以下哪项原因可引起中枢性呼吸衰竭？
   A. 心力衰竭
   B. 氮质血症
   C. 颅脑外伤
   D. 急性喉炎
   E. 支气管哮喘
3. 以下哪项是周围性呼吸衰竭的病因？
   A. 脑肿瘤
   B. 支气管肺炎
   C. 败血症中毒性脑病
   D. 一氧化碳中毒

E. 化脓性脑膜炎

4. 低温亚冬眠疗法体温每下降1℃，颅内压下降

A. 2%

B. 3%

C. 5.5%

D. 7.5%

E. 10%

5. 控制性通气用人工呼吸机增加通气量降低 $PaCO_2$ 可使

A. 脑血管扩张

B. 脑血流增加

C. 颅内压增高

D. 对颅内压无影响

E. 脑血流下降减低颅内压

6. 患儿3岁，发热3天，昏迷2天。T 38℃，伴有颈抵抗，病理反射阳性，呼吸快慢不均，有双吸气，两肺未闻湿啰音，心率140次/min，血气 PaO_2 45mmHg，$PaCO_2$ 55mmHg。考虑为

A. 肺炎

B. 心力衰竭

C. 中枢性呼吸衰竭

D. 周围性呼吸衰竭

E. 喉炎

7. 以下哪项不符合急性呼吸衰竭的表现？

A. 紫绀

B. 烦躁不安

C. 心率加快

D. PaO_2 65mmHg

E. 恶心，纳差

8. 以下哪种情况应使用呼吸兴奋剂？

A. 呼吸道梗阻或分泌物潴留

B. 严重广泛肺部病变

C. 神经肌肉疾病者

D. 长期哮喘致呼吸肌疲劳

E. 呼吸表浅、不规则

9. 改善呼吸功能的措施不包括

A. 加强气道管理

B. 给氧

C. 应用呼吸兴奋剂

D. 机械通气

E. 使用强心剂

10. 保持呼吸道通畅的护理措施不包括

A. 翻身扣背，协助排痰

B. 定时吸痰

C. 超声雾化吸入

D. 加强给氧

E. 体位引流

11. 颅内压增高的表现不包括

A. 意识障碍

B. 呕吐

C. 血压下降

D. 四肢肌张力升高

E. 呼吸不规则

12. 为降低颅压而进行的处理不包括

A. 脱水疗法

B. 激素治疗

C. 侧脑室引流

D. 控制性降低通气

E. 低温亚冬眠疗法

13. 控制性过度通气降低颅压，应控制 $PaCO_2$ 维持在

A. 20~25mmHg

B. 15~20mmHg

C. 25~30mmHg

D. 30~35mmHg

E. 35~45mmHg

14. 感染性休克的症状不包括

A. 烦躁、萎靡或昏迷

B. 面色苍白或青灰、四肢凉

C. 脉细速

D. 脉压增宽，>40mmHg

E. 尿少

15. 对使用甘露醇脱水治疗的患儿的护理措施不包括

A. 气温低时要先加温使结晶溶解

B. 每次剂量0.5~1g/kg

C. 静脉注射时要注意不能溢出血管外，以免组织坏死

D. 缓慢静点以免加重心脏负担

E. 作用可维持 3~8h，必要时可重复使用

16. 实行低温亚冬眠疗法的患儿，最好体温维持在

A. 31~32℃

B. 32~34℃

C. 35~36℃

D. 36~37℃

E. 体温愈低愈好

17. 进行脑复苏可采取的措施不包括

A. 氧疗

B. 扩充血容量，提高脑灌注量

C. 降低颅内压

D. 降低脑细胞代谢率

E. 可应用钙通道阻滞剂

18. 监测 CVP 对判断液体量多少有很大参考意义，CVP 正常值为

A. $< 3cmH_2O$

B. $3 \sim 5cmH_2O$

C. $5 \sim 10cmH_2O$

D. $12 \sim 14cmH_2O$

E. $15 \sim 20cmH_2O$

（二）多选题

1. 使用呼吸机的护理要点，以下哪些是正确的？

A. 专人监护

B. 经常检查呼吸机的各项参数

C. 预防感染，隔日更换湿化器滤纸

D. 撤离呼吸机时应逐渐安全撤离

E. 呼吸机管道应每人一套，撤机后消毒待用

2. 以下哪些情况不宜用呼吸兴奋剂？

A. 呼吸道梗阻者

B. 分泌物粘稠有潴留者

C. 严重广泛肺部病变者

D. 呼吸表浅不规则者

E. 神经肌肉疾病者

3. 心跳呼吸骤停表现为

A. 心跳呼吸停止

B. 昏迷或抽搐

C. 脉搏消失，血压测不到

D. 瞳孔散大

E. 心电图心率极缓或停搏

4. 二氧化碳潴留可引起

A. 房室结传导受抑制

B. 心肌收缩受抑制

C. 脑血管收缩

D. 窦房结兴奋受抑制

E. 脑水肿

5. 降低颅内压的措施包括

A. 给脱水剂甘露醇

B. 使用激素

C. 腰穿放脑脊液

D. 控制性过度通气

E. 低温亚冬眠

6. 颅内压增高时头部体征有

A. 囟门隆起和张力高

B. 颅缝分离

C. 头皮表浅静脉不清楚

D. 头围增大

E. 破壶音阴性

7. 以下哪些情况不用或慎用机械通气？

A. 急性呼吸衰竭，经鼻管或面罩给氧无效

B. 呼吸骤停或将停止

C. 肺大泡

D. 张力性气胸

E. 支气管异物取出之前

8. 感染性休克重型的表现包括

A. 神志清、烦躁或萎靡

B. 口唇及四肢紫绀明显

C. 皮肤发花

D. 血压下降 5.32kPa（40mmHg）

E. 毛细血管再充盈时间 1~3s

9. 感染性休克的治疗原则包括

A. 控制感染

B. 补充有效循环血量

C. 调整血管舒缩，改善组织灌注

D. 纠正呼吸性酸中毒

E. 保护重要器官功能

四、问答题

1. 颅内压增高时生命体征会有哪些变化?
2. 小脑幕切迹疝的临床表现是什么?
3. 枕骨大孔疝的临床表现是什么?
4. 降颅压的处理有哪些?
5. 如何合理给氧?
6. 机械通气的指征是什么?
7. 使用呼吸机时如何选择经口插管、经鼻插管和气管插管?
8. 停用呼吸机的指征是什么?
9. 使用呼吸机患儿的护理是什么?
10. 心脏复苏成功的标志是什么?
11. 脑复苏的主要措施是什么?
12. 试述降颅压时甘露醇脱水治疗的护理要点。
13. 简述感染性休克的治疗原则。

参 考 答 案

一、名词解释

1. 急性颅内压增高简称颅内高压,是由于颅内容物体积增加,超过代偿范围,即导致颅内压增高。
2. 小脑幕切迹疝是因颅内高压致使颞叶海马沟回嵌入小脑幕裂隙所致,表现为:①两侧瞳孔大小不等是小脑幕切迹疝的特征;②意识障碍加深,常为深昏迷,表示脑疝首先压迫中脑;③单侧或双侧肢体瘫痪,表示中脑之一侧或双侧大脑脚的锥体束受压;④延髓受压时出现中枢性呼吸衰竭的症状。
3. 枕骨大孔疝是因颅内高压致使后颅窝的小脑扁桃体嵌入枕骨大孔所致,表现为:①头后仰和颈项强直。未昏迷的患儿头向后仰的强迫体位,以减轻延髓压迫。②四肢强直性抽搐,表示延髓处的锥体束受到刺激。③瞳孔和眼球的变化为:两侧瞳孔呈对称性缩小,继而扩大,对光反应消失,瞳孔和眼球固定。表示脑干受压,动眼神经核受损。④昏迷程度加深。⑤呼吸节律不整甚至呼吸停止。⑥心率先快后慢,直至心跳停止。
4. 急性呼吸衰竭是由于各种原因使呼吸中枢和(或)呼吸器官发生病变而引起呼吸功能(通气或换气)严重障碍,出现缺氧(低氧血症)、二氧化碳潴留(高碳酸血症)和呼吸性酸中毒。血气分析 PaO_2(动脉血氧分压)$\leqslant$6.67kPa(50mmHg),$PaCO_2$(动脉血二氧化碳分压)$\geqslant$6.67kPa(50mmHg)者称为呼吸衰竭。
5. 心跳呼吸骤停表现为呼吸、心跳停止,意识丧失或抽搐,脉搏消失,血压测不出。心电图示心动极缓–停搏型或心室纤颤,此时患儿面临死亡,如及时抢救,往往可起死还生。
6. 感染性休克是由于严重感染所致微循环血流障碍,造成毛细血管血流灌注不足、组织器官缺血、缺氧和代谢紊乱,导致重要生命器官功能衰竭的综合征。

二、填空题

1. 感染　脑缺氧　颅内肿瘤　颅内出血
2. 双侧瞳孔不等大　意识障碍加深　单侧或双侧肢体瘫痪　中枢性呼吸衰竭
3. 中枢神经系统感染或损伤　脑水肿　中毒
4. 气道通畅　人工呼吸　心脏按压建立循环　药物选择　心电监护　除颤
5. 微循环障碍　有效循环血量锐减　细胞代谢　器官功能紊乱
6. 20%～50%　4～6
7. 扩张　脑水肿
8. 脱水疗法　激素　控制性过度通气　侧脑室引流　低温亚冬眠疗法
9. 收缩　下降　3.33～4.0

三、选择题

（一）单选题

1.A	2.C	3.B	4.C	5.E	6.C	7.D	8.E
9.E	10.D	11.C	12.D	13.C	14.D	15.D	16.C
17.B	18.C						

（二）多选题

1.ABD	2.ABCE	3.ABCDE	4.ABDE	5.ABDE	6.ABD	7.CDE
8.BCD	9.ABCE					

四、问答题

1. 颅内压增高时生命体征可出现下列变化：①当延髓血管运动中枢受刺激时表现为血压增高、脉搏减慢；②当延髓呼吸中枢受到损害时，呼吸开始加快，严重时呼吸节律不整甚至暂停；③当下丘脑体温调节中枢受累时可致高热。

2. 小脑幕切迹疝见于小脑幕上病变所致颅内高压。除原有颅内高压症状外，尚有下列表现：①意识障碍加深，常为深昏迷；②患侧瞳孔先缩小或忽大忽小，继而扩大。对光反射减弱或消失，病侧眼睑下垂，眼外斜、凝视或固定；③单侧或双侧肢体瘫痪；④延髓受压时出现中枢性呼吸衰竭的症状。

3. 枕骨大孔疝多见于后颅窝病变，表现为：①未昏迷的患儿头后仰和颈项强直；②四肢强直性抽搐；③两侧瞳孔呈对称性缩小，继而扩大、对光反应消失、瞳孔和眼球固定；④昏迷程度加深；⑤呼吸节律不整甚至呼吸停止；⑥心率先快后慢，直至心跳停止。

4. 降颅压的处理有：①脱水疗法。降低颅内压的药物主要是提高血浆渗透压，使钠和水从尿中排出。常选用渗透性利尿剂甘露醇和强力利尿剂速尿。②激素治疗。激素可减轻脑水肿，降低颅压。常用地塞米松。③侧脑室引流是降低颅内压的有效措施。采用控制性引流。④控制性过度通气，用人工呼吸机增加通气量，降低 $PaCO_2$，$PaCO_2$ 降低可使脑血管收缩，脑血流量下降而减低颅内压。⑤低温亚冬眠疗法，体温每下降1℃，颅内压可下降5.5%。常用氯丙嗪和异丙嗪等量混合，每次1～2mg/kg，并辅以在大血管走行部位如在头部、腋下、腹股沟等处放置冰袋，予以物理降温，使体温降到35～36℃。

5. 给氧的目的是提高血氧分压和氧饱和度，解除严重缺氧对机体的威胁。应低流量持续吸氧，以维持 PaO_2 在 8.67～11.33kPa（65～85mmHg）为宜。吸入氧浓度一般中度缺氧为 30%～40%，严重缺氧为 50%～60%，如吸入 60%氧仍不能改善缺氧时可用纯氧，但应注意吸入纯氧时间不宜超过 6h，以免氧中毒。吸氧的方法可选用鼻导管、面罩和头罩等。鼻导管吸氧时氧浓度与氧流量的关系大致为：吸入氧浓度（%）= 氧流量（L/min）×4 +21。开放式面罩吸氧时婴幼儿氧流量为 2～4L/min、新生儿为 1～2L/min，氧浓度可达 45%～60%。头罩吸氧流量 7L/min 时氧浓度可达 50%～60%。

6. 机械通气的指征是：①经综合治疗后病情加重；②急性呼吸道衰竭，$PaCO_2 > 8.0$kPa（60mmHg），pH<7.3，经治疗无效；③吸入纯氧时 $PaO_2 < 6.65$kPa（50mmHg）；④呼吸骤停或即将停止；⑤新生儿呼吸暂停>20s，经内科治疗仍反复发作。

7. 估计可能使用呼吸机的时间，可选择经口插管、经鼻插管和气管插管。经口插管时，时间不宜超过 48h；经鼻插管时，插管时间可持续 1 周或更长；如呼吸道有大量粘稠分泌物经气管插管后清除不满意者，以及估计需用呼吸机超过 7 日者应行气管切开。

8. 停用呼吸机指征是：①原发病已基本治愈或控制；②呼吸系统功能已稳定，能够维持气道通畅和保证有效通气；③循环和中枢神经功能稳定；④吸入氧气浓度<40%时，$PaO_2 >$ 6.65～8kPa（50～60mmHg）；⑤在 IMV 等辅助通气条件下，能以较低的通气条件维持血气正常。

9. 使用呼吸机患儿的护理是：

(1) 专人监护：使用过程中经常检查呼吸机各项参数是否与要求符合；注意胸部起伏，患儿面色和周围循环状况，注意防止脱管、堵管和可能发生气胸等情况；若患儿有自主呼吸，应观察是否与呼吸机同步，否则应设法调整。

(2) 防止继发感染：每日更换加温湿化器滤纸，雾化液要新鲜配置以防污染。同时认真做好口腔和鼻腔的护理。

(3) 撤离呼吸机的准备：对长期使用呼吸机的患儿，虽进入恢复期，但由于辅助呼吸较自主呼吸省力而有依赖心理，应耐心做好解释工作，从而根据病情逐步撤离呼吸机，即先于白天间歇撤离，若自主呼吸良好，逐渐安全撤离，同时帮助患儿进行呼吸肌锻炼。

(4) 做好呼吸机的消毒和保管：呼吸机管道、呼吸活瓣、雾化罐和各种零件用新洁尔灭溶液浸泡消毒后清水冲洗洁净，晾干后用环氧乙烷消毒。对于特殊细菌感染者，如绿脓杆菌等，管道应专用。长期使用呼吸机者，管道应每周消毒 1 次，治疗停止后应及时消毒备用。

10. 心脏复苏成功的标志为：①扪及大动脉搏动，测得血压>8kPa（60mmHg）；②听到心音，心律失常转为窦性心律；③瞳孔收缩，这是组织灌流量和氧供给量足够的最早指征；④口唇、甲床颜色转红；⑤肌张力恢复或有不自主运动。

11. 脑复苏的主要措施是：①氧疗；②降低颅内压；③降低脑细胞代谢率，可用低温疗法或戊巴比妥；④促进脑细胞恢复药物，如可用能量合剂、脑活素和胞二磷胆碱等；⑤消除可能损害脑细胞的因素，如控制血糖在正常范围，避免低血糖或高血糖；应用钙通道阻滞剂尼莫地平以减轻再灌注性脑损伤等。

12. 使用甘露醇时要注意：①在气温低时先要加温使结晶溶解后使用；②注射时应在 15 ~ 30min 内快速静脉滴入或推注，因速度太慢会影响疗效；③注射时一定要避免药液漏出血管外，以免引起组织坏死。

13. 感染性休克病情危重，治疗应早期开始，并持续进行综合治疗。主要包括：①控制感染。根据病因和致病菌选用 2 种以上有效抗菌药物，早期足量静脉给药；②迅速补足有效循环血量；③调整血管舒缩功能和改善组织血液灌注；④纠正代谢性酸中毒；⑤保护心、肺、脑、肾等重要脏器功能。

（洪黛玲）

模拟试卷（一）

（适合大专学生水平，2小时完成）

姓名________分数________

一、名词解释（每题3分，共18分）

1. 青春期

2. 低出生体重儿

3. 等渗脱水

4. 新生儿硬肿症

5. 营养不良

6. 惊厥持续状态

二、填空题（每空1分，共12分）

1. 麻疹的隔离期是无合并症者隔离到__________，有合并症者隔离到__________。
2. 新生儿肺透明膜病多见于__________儿，主要是由于缺乏__________。
3. 婴儿每日热量的需要量是__________kcal/kg，水分的需要量是__________ml/kg。
4. 正常小儿开始出牙的时间是__________，大多数小儿乳牙出齐的时间是__________，正常小儿前囟关闭的时间是__________。
5. 决定法洛四联症严重程度的病变是________________。
6. 正常2岁小儿的体重是4~5个月婴儿体重的__________倍。
7. 新生儿黄疸最常见的原因是__________。

三、选择题（选择一个最佳答案，每题1分，共20分）

1. 婴儿饮食中各种营养素所供给的热量比例最适当的是（　　）

	蛋白质(%)	脂肪(%)	碳水化合物(%)
A.	8~10	20~25	65~70
B.	10~15	30~35	45~60
C.	20~25	35~40	35~40
D.	15~20	45~50	25~30
E.	10~15	40~50	30~40

2. 人工喂养时，5kg的小儿所需5%糖牛奶的量是（　　）

A.500ml/d
B.560ml/d
C.620ml/d
D.700ml/d
E.740ml/d

3. 以下添加辅食的方案哪一个合理？(　　)
A.3个月加稀粥，5个月加蛋黄
B.3个月加粥，5个月加肝泥
C.4个月加蛋羹和面条
D.5个月加蛋黄，6个月加鱼泥
E.5个月加烂饭、肉末

4. 以下有关病理性黄疸的描述哪一项不正确？(　　)
A. 常在婴儿出生后24小时内出现
B. 可表现为生理性黄疸退而复现
C. 胆红素每日增加超过85μmol/L
D. 黄疸持续时间短
E. 血清胆红素常超过205.2～256.2μmol/L

5. 下列预防接种制剂属何性质，哪组是正确的？(　　)

	类毒素	灭活菌(疫)苗	减毒活菌(疫)苗
A.	白喉	脊髓灰质炎	卡介苗
B.	破伤风	乙脑	麻疹
C.	破伤风	百日咳	伤寒
D.	白喉	麻疹	乙脑
E.	破伤风	麻疹	卡介苗

6. 护理青紫型先天性心脏病患儿时，注意出入量及时矫正脱水的目的是(　　)
A. 防止血压下降
B. 防止心力衰竭
C. 防止低血钠
D. 防止血浓缩，血栓形成
E. 防止肾功能衰竭

7. 婴儿喂养原则以下哪条不合适？(　　)
A. 添加辅食是补充母乳和牛乳的营养不足
B. 母乳是婴儿最佳食品，只要母乳好，就不用添加辅食
C. 添加辅食可为断奶过渡作准备
D. 添加辅食应循序渐进
E. 消化功能不好时，应暂缓添加新的辅食

8. 小儿急性肾小球肾炎合并循环充血，端坐呼吸，吐粉红色泡沫痰，首选的治疗是(　　)
A. 利尿剂速尿
B. 强心剂西地兰
C. 消炎药青霉素
D. 降压药心痛定
E. 激素地塞米松

9. 判断脑死亡的指标哪一项是不合适的？(　　)
A. 无自主呼吸
B. 心跳不能恢复
C. 无可觉察的反射活动
D. 无脑电活动
E. 无痛觉

10. 护理手足搐搦症患儿，要注意以下哪个问题以防止发生意外？(　　)
A. 体温骤升
B. 心率改变
C. 药物副作用
D. 呼吸暂停
E. 血压下降

11. 预防小儿结核病应采取的措施是(　　)
A. 隔离和治疗患者
B. 给小儿接种卡介苗
C. 隔离治疗患者并给小儿种卡介苗
D. 给小儿预防性药物治疗
E. 给小儿种卡介苗并给预防性化疗

12. 护理黄疸光疗的婴儿时，以下措施哪条不合适？(　　)
A. 眼睛用不透光的眼罩
B. 光源与患儿的距离越近越好
C. 观察体温，防止体温过高或过低
D. 观察脱水情况，及时喂水
E. 记录光疗开始及持续时间

13. 1岁小儿近2个月来，食欲不振，脸色稍苍白，不发烧，精神尚可，来院检查，化验：Hb：92g/L，RBC：3.8×10^{12}/L，WBC：7×10^{9}/L，你考虑最大可能是(　　)
A. 营养性缺铁性贫血，轻度
B. 营养性巨幼红细胞贫血，轻度

C. 营养性缺铁性贫血，中度

D. 轻度感染

E. 营养性巨幼红细胞贫血，中度

14. 以下哪种疾病更容易造成新生儿死亡？（　　）

A. 高胆红素血症

B. 肺透明膜病

C. 新生儿败血症

D. 过期产儿

E. 新生儿肺炎

15. 10个月婴儿住院主要的压力是来自于（　　）

A. 与父母分离

B. 疼痛

C. 环境陌生

D. 害怕打针

E. 害怕身体损伤

16. 护理惊厥患儿时，以下哪项措施是不正确的？（　　）

A. 给予镇静止惊药物

B. 束缚四肢，防止坠床

C. 加床档，防止损伤

D. 必要时，给予吸氧

E. 清理呼吸道，防止误吸

17. 婴幼儿腹泻时，出现低渗性中度脱水时，补累积损失量，可采取以下哪个方案？（　　）

A. 1/3 张含钠液 70ml/kg

B. 1/2 张含钠液 70ml/kg

C. 2/3 张含钠液 80ml/kg

D. 等张含钠液 80ml/kg

E. 1/5 张含钠液 90ml/kg

18. 中等大小室间隔缺损的患儿，以下症状哪些不符合？（　　）

A. 生长发育较迟缓

B. 经常容易患气管炎或肺炎

C. 活动耐力较差

D. 经常有蹲踞现象

E. 婴儿期可有喂养困难

19. 护理白血病患儿时，应注意观察神志状态的变化，主要是防止发生以下哪种情况？（　　）

A. 严重感染

B. 重度贫血晕厥

C. 脑出血

D. 髓外白血病

E. 皮下出血

20. 给心肌炎患儿作健康教育时，应指导其休息或限制重体力活动到何时？（　　）

A. 病后 2～4 周

B. 病后 1～2 个月

C. 病后 2～3 个月

D. 出院时即可恢复正常活动

E. 病后 3～6 个月

四、问答题（每题 5 分，共 25 分）

1. 简述维生素 D 缺乏性佝偻病激期的骨骼改变。
2. 列出小儿营养性缺铁性贫血的病因。
3. 简述肠源性青紫的预防。
4. 典型的高热惊厥的特点是什么？
5. 简述新生儿硬肿症复温的护理。

五、病例分析（共 25 分）

患儿张小雄，男，6 个月，咳嗽 2 天，1 天来发烧 38～39℃，伴喘憋而入院。病后吃奶稍差，二便正常。

查体：急性病容，呼吸急促，T：38.5℃，R：64 次/分，P：180 次/分，可见鼻扇及三凹征，口周发绀，两肺满布中小水泡音及喘鸣音、痰鸣音，腹软，肝肋下 3cm，脊柱四肢无畸形，神经系统正常。化验：Hb：112g/L，WBC：21×10^9/L

(1) 写出简明医疗诊断。

(2) 列出三项主要护理诊断及护理措施。

参 考 答 案

一、名词解释

1. 青春期：女孩从 11～12 岁开始到 17～18 岁，男孩从 13～14 岁开始到 18～20 岁。此期特点是体格生长发育旺盛，第二性征出现，生殖器官迅速发育成熟，女孩出现月经，男孩发生遗精，并经历复杂的生理和心理变化。
2. 低出生体重儿：指初生 1 小时内体重不足 2500g 的新生儿。
3. 等渗脱水：水和电解质成比例丢失，维持血钠浓度在 130～150mmol/L，临床上最常见，出现一般脱水症状。
4. 新生儿硬肿症：是指新生儿期内由于寒冷、早产、感染、窒息等多种原因引起的皮肤及皮下组织变硬与水肿，常伴有低体温和多器官功能受损。
5. 营养不良：是因能量和蛋白质不足引起的一种慢性营养缺乏症。多见于 3 岁以下婴幼儿。临床表现为体重下降、消瘦或水肿，常伴有代谢失常和器官功能的紊乱。
6. 惊厥持续状态：是指惊厥持续时间超过 30 分钟，或反复发作 30 分钟以上，2 次发作间歇期意识不能完全恢复者。

二、填空题

1. 疹后 5 天　疹后 10 天
2. 早产　肺泡表面活性物质
3. 110　150
4. 4～10 个月　2～2 岁半　1～1 岁半
5. 肺动脉狭窄
6. 2
7. 生理性黄疸

三、选择题

1.B	2.C	3.D	4.D	5.B	6.D	7.B	8.A
9.B	10.D	11.C	12.B	13.A	14.B	15.A	16.B
17.C	18.D	19.C	20.E				

四、问答题

1. 佝偻病激期的骨骼改变

(1) 头部可有颅骨软化、方颅、囟门大及闭合迟、出牙晚。

(2) 胸部可出现肋骨串珠、肋膈沟，1 岁以后可出现鸡胸、漏斗胸。

(3) 四肢可见手镯、脚镯征。“X”型腿、“O”型腿。

(4) 脊柱可有后凸、侧弯。

(5) 骨盆：严重的可出现扁平骨盆。

2. 小儿营养性缺铁性贫血的病因

(1) 铁的摄入不足，如未及时添加辅食。

(2) 先天储铁不足，如早产、双胎。

(3) 生长发育过快，铁需要增加。
(4) 铁的吸收障碍、铁的丢失过多，由于疾病影响。

3. 肠源性青紫的预防是不吃腐烂和未腌透的蔬菜，不食用苦井水；胃肠功能不正常时少吃蔬菜，年幼儿不服食含硝基和苯胺类药物。

4. 典型的高热惊厥的特点是：
(1) 年龄多在6个月~3岁之间；
(2) 多发于病初突然高热时；
(3) 发作呈全身性、次数少、时间短；
(4) 神志恢复快，预后好，无阳性神经系统体征。

5. 新生儿硬肿症复温的原则是循序渐进、逐步复温。
(1) 体温>30℃，产热良好的轻、中度患儿：置于预热30℃温箱中，可将箱温逐渐调至30℃~34℃，使患儿在6~12小时内恢复正常体温。也可用热水袋、热炕、母亲怀抱等方法复温。
(2) 体温<30℃，产热衰竭的重症患儿，将其置于比体温高1℃~2℃的暖箱里，每小时提高箱温1℃，于12~24小时内恢复正常体温。还可辅以恒温水浴，水温39℃~40℃，每次15分钟，每日1~2次。浴后擦干放回暖箱。或用远红外抢救台复温，每15~30分钟可提高体温1℃。复温过程监测体温及箱温，复温后放在适中温度中。

五、病例分析

1. 医疗诊断：支气管肺炎。
2. 护理诊断
(1) 气体交换受损：与肺部炎症有关。
(2) 潜在并发症　心力衰竭：与肺动脉高压和中毒性心肌炎有关。
(3) 体温过高：与肺部感染有关。
3. 护理措施
(1) 休息：卧床休息，病室环境安静、清洁，室温适宜，湿度保持在55%~60%。
(2) 观察病情：注意神志和呼吸困难状况，定时观察生命体征，病情出现变化及时与医生联系，共同配合处理。
(3) 保持呼吸道通畅：及时清理呼吸道分泌物，可给予超声雾化吸入，翻身扣背，协助排痰。
(4) 必要时给予吸氧。
(5) 药物治疗：遵医嘱给予抗菌药及化痰药。
(6) 对症处理：体温高可给予物理降温或药物降温。
(7) 营养支持：给予清淡易消化的食物，保证营养，必要时静脉补液。
(8) 保持皮肤清洁：退热药可引起出汗，应及时擦洗干净，更换衣服、床单。

模拟试卷（二）

（适合大专学生水平，2小时完成）

姓名________ 分数________

一、名词解释（每题3分，共15分）

1. 大于胎龄儿

2. 法洛四联症

3. 新生儿溶血病

4. 低渗脱水

5. 重度营养不良

二、填空题（每空1分，共10分）

1. 计划免疫，在新生儿期进行接种的是__________和__________。
2. 早产儿是指胎龄__________至__________的新生儿。
3. 婴儿每日热量的需要量是__________kcal/kg，水分的需要量是__________ml/kg。
4. 正常小儿开始出牙的时间是__________，大多数小儿乳牙出齐的时间是__________，正常小儿前囟关闭的时间是__________。
5. 营养不良的早期表现是__________。

三、单选题（选择一个最佳答案，每题1分，共15分）

1. 正常发育的小儿体重增至出生体重的4倍的时间是（　　）
   A. 1岁
   B. 1.5岁
   C. 2岁
   D. 3岁
   E. 4岁
2. 人工喂养时，6kg的小儿所需8%糖牛奶的量是（　　）
   A. 580ml/d
   B. 660ml/d
   C. 720ml/d
   D. 800ml/d
   E. 820ml/d
3. 以下添加辅食的方案哪一个更合理？（　　）
   A. 3个月加稀粥，5个月加蛋黄
   B. 3个月加粥，5个月加肝泥
   C. 4个月加蛋羹和面条
   D. 4个月加蛋黄，7个月加鱼泥
   E. 5个月加软饭及肉末
4. 以下有关病理性黄疸的描述哪一项不正确？（　　）
   A. 常在婴儿出生后24小时内出现

B. 可表现为生理性黄疸退而复现
C. 黄疸持续时间短
D. 血清胆红素常超过205.2～256.2μmol/L
E. 胆红素每日上升超过85μmol/L

5. 下列预防接种制剂哪一种是类毒素（　　）
A. 破伤风
B. 脊髓灰质炎
C. 卡介苗
D. 乙脑
E. 百日咳

6. 护理青紫型先天性心脏病患儿时，注意出入量及时矫正脱水的目的是（　　）
A. 防止酸中毒
B. 防止心力衰竭
C. 防止缺氧发作
D. 防止血浓缩，血栓形成
E. 防止肺炎

7. 6个月的婴儿患营养性缺铁性贫血，护士给家长作健康教育时，除指导服用铁剂外，还应（　　）
A. 坚持母乳喂养
B. 加蛋黄、肝泥、菜泥
C. 加豆类食物
D. 增加谷类食物
E. 加熟土豆

8. 新生儿肺炎出生后感染的病原体以哪种多见？（　　）
A. 大肠杆菌
B. 金黄色葡萄球菌
C. 溶血性链球菌
D. 衣原体
E. 支原体肺炎

9. 护理手足搐搦症患儿，要注意哪个问题以防止发生意外？（　　）
A. 体温骤升
B. 心率改变
C. 药物副作用
D. 呼吸暂停
E. 肢体受伤

10. 以下哪种疾病更容易造成新生儿死亡？（　　）
A. 高胆红素血症
B. 新生儿败血症
C. 肺透明膜病
D. 过期产儿
E. 新生儿肺炎

11. 以下混合液中，哪一组是1/2张液体？（　　）

	5%葡萄糖	生理盐水	1.4%$NaHCO_3$
A.	150ml	50ml	150ml
B.	150ml	100ml	50ml
C.	150ml	200ml	100ml
D.	100ml	150ml	
E.	100ml		50ml

12. 急性肾小球肾炎合并循环充血时，药物治疗应首选（　　）
A. 利尿剂－速尿
B. 强心剂－西地兰
C. 降压药－心痛定
D. 扩张血管药－酚妥拉明
E. 激素－地塞米松

13. 佝偻病活动早期骨骼改变是（　　）
A. 手镯、脚镯
B. 方颅、肋骨串珠
C. “X”型腿、“O”型腿
D. 颅骨软化
E. 鸡胸、漏斗胸

14. 关于麻疹的叙述，以下哪项是<u>不正确的</u>？（　　）
A. 病人是唯一传染源
B. 注射过麻疹疫苗者，终身不出麻疹
C. 得过麻疹者可终身免疫
D. 未患过麻疹和没有接种过麻疹疫苗者，均为易感者
E. 出生后3～6个月内很少得病

15. 肺炎合并气胸、脓气胸、肺大泡，最常见的是（　　）
A. 腺病毒肺炎
B. 金黄色葡萄球菌肺炎

C. 合胞体病毒肺炎

D. 支原体肺炎

E. 衣原体肺炎

四、多选题（每题 1 分，共 10 分，选出符合要求的所有选项）

1. 新生儿的保健护理重点为

A. 保温

B. 合理喂养

C. 注意清洁、隔离

D. 预防感染

E. 维持呼吸

2. 关于脂溶性维生素的描述，以下哪些是正确的？

A. 存在于含脂肪的食物中

B. 可以储存在体内脂肪组织中

C. 不需要每日供给，过量可引起中毒

D. 维生素 D 是脂溶性维生素

E. 维生素 A 不是脂溶性维生素

3. 左向右分流先心病的症状有

A. 生长发育落后

B. 活动耐力差，易疲乏

C. 出生后持续青紫

D. 易反复发生肺部感染

E. 可有血红蛋白增高和喜欢蹲踞

4. 护理使用洋地黄的患儿时，以下叙述哪些是正确的？

A. 每次给药前应数脉搏或听心率

B. 患儿应单独服用洋地黄，不要与其他药物混合

C. 如出现心率减慢、肝脏缩小、呼吸改善、尿量增加说明洋地黄有效

D. 服用洋地黄时应避免使用排钾利尿药，以免钾低

E. 如发现心率过缓、心律失常、恶心呕吐、视力模糊、色视，提示洋地黄中毒的可能，应先停药，报告医生处理

5. 风湿热关节炎的特点

A. 多发性

B. 游走性

C. 主要累及大关节

D. 关节局部红、肿、热、痛

E. 无畸形

6. 遗传性疾病的预防措施包括

A. 筛选育龄青年

B. 检出携带者

C. 产前诊断

D. 避免近亲结婚

E. 产后追踪

7. 典型水痘皮疹的特点是

A. 呈向心性分布

B. 起初为细小红色斑丘疹

C. 同一部位同时并存丘疹、水痘及结痂

D. 皮疹发展快终至 3 ~ 5 天结痂

E. 结痂脱落常有疤痕

8. 降低颅内压的措施包括

A. 给脱水剂甘露醇

B. 使用激素

C. 腰穿放脑脊液

D. 控制性过度通气

E. 低温亚冬眠

9. 关于小儿断奶的方法包括

A. 一般在 10 ~ 12 个月完全断奶

B. 断奶最好在春秋季进行

C. 断奶应果断，一次做到

D. 有病时，可暂缓至病愈后进行

E. 最迟不晚于 1 岁半断奶

10. 以下哪些表现<u>不符合</u>单纯性肾病？

A. 高血压

B. 大量蛋白尿

C. 血尿

D. 补体降低

E. 尿素氮升高

五、问答题（每题 6 分，共 30 分）

1. 佝偻病的病因是什么？

2. 单纯性肾病综合征的主要临床表现是什么？

3. 列举急性心力衰竭的临床表现。

4. 为什么小儿容易发生水和电解质紊乱？
5. 列出小儿心脏复苏成功的标志。

六、病例分析（共20分）

患儿张强，男，6个月，咳嗽2天，1天来发热，伴喘憋而入院。病后吃奶稍差，二便正常。

查体：急性病容，呼吸急促，T：38.5℃，R：46次/分，P：120次/分，可见鼻扇及三凹征，口周发绀，两肺满布中小水泡音及喘鸣音、痰鸣音，腹软，肝肋下1cm，脊柱四肢无畸形，神经系统正常。化验：Hb：112g/L，WBC：21×10^9/L。

(1) 写出主要护理诊断。

(2) 写出护理措施。

参考答案

一、名词解释

1. 大于胎龄儿：指出生体重在同胎龄儿平均体重的第90百分位以上的婴儿。
2. 法洛四联症：是一种青紫型先天性心脏病，病变包括室间隔缺损、主动脉骑跨、肺动脉狭窄和右心室肥厚。
3. 新生儿溶血病：是指母婴血型不合，母血中对胎儿红细胞的免疫抗体IgG通过胎盘进入胎儿血循环发生同种免疫反应，导致胎儿、新生儿红细胞破坏而引起的溶血。
4. 低渗脱水：电解质的丢失大于水的丢失，血钠<130mmol/L，多见于营养不良小儿伴较长时间腹泻者，或补进大量非电解质液体者，临床上脱水症状较重，易出现外周循环衰竭表现，严重低钠者可致脑水肿。
5. 重度营养不良：婴幼儿因长期能量和蛋白质严重不足所致，表现为体重较正常均值低40%以上，极度消瘦，皮下脂肪消失，皮肤苍白，弹性消失，身长明显落后，肌肉萎缩，精神呆滞，反应低下，常表现为抑制与烦躁交替。

二、填空题

1. 卡介苗　乙肝疫苗
2. 满28周　不满37足周
3. 110　150
4. 4~10个月　2~2岁半　1~1岁半
5. 体重不增

三、单选题

1.C　2.B　3.D　4.C　5.A　6.D　7.B　8.B
9.D　10.C　11.B　12.A　13.D　14.B　15.B

四、多选题

1.ABCD　2.ABCD　3.ABD　4.ABCE　5.ABCDE　6.BCD　7.ABC　8.ABDE
9.ABDE　10.ACDE

五、问答题

1. 佝偻病的病因：

(1) 日光照射不足：冬季户外活动少，城市空气污染，南方阴雨多。

(2) 维生素D摄入不足。

(3) 生长速度快：早产或双胎婴儿出生后生长发育快。

(4) 疾病或药物的影响：肝、肾、胃肠道疾病影响钙和维生素 D 的吸收，抗癫痫药和激素等影响维生素 D 代谢和钙的转运，从而导致佝偻病。

2. 单纯性肾病的临床表现为：

(1) 不同程度的浮肿，可凹性，全身性，颜面、下肢、阴囊水肿，可有胸水和腹水。

(2) 大量蛋白尿，每日丢失蛋白 > 2g。

(3) 高脂血症：血胆固醇明显增高，> 2.2g/L，甘油三酯和低密度脂蛋白亦增高。

(4) 低蛋白血症：血浆白蛋白降低，可出现 A/G 倒置。

3. 充血性心力衰竭的临床表现有：①安静时心率增快，婴儿 > 180 次/分，幼儿 > 160 次/分，不能用发热或缺氧解释者。②呼吸困难，青紫突然加重，安静时呼吸 > 60 次/分。③肝脏肿大，超过肋缘下 2～3cm 或以上，或在短时间内较前增大 1.5cm 以上者。④心音明显低钝或出现奔马律。⑤突然烦躁不安，面色苍白或发灰，而不能用原发疾病解释者。⑥尿少和下肢浮肿。

4. 小儿容易发生水和电解质紊乱的原因是

(1) 小儿体液总量较成人多。

(2) 小儿水的交换有其特点：

1) 不显性失水多。

2) 消化道的液体交换量大，但大部分被再吸收，腹泻时再吸收障碍，极易发生水和电解质紊乱。

3) 年龄越小，肾脏浓缩、稀释、酸化尿和保留碱基的功能均较低.

由于以上原因，所以小儿容易发生水和电解质紊乱。

5. 心脏复苏成功的标志为：①扪及大动脉搏动，测得血压 > 8kPa (60mmHg)；②听到心音，心律失常转为窦性心律；③瞳孔收缩，这是组织灌流量和氧供给量足够的最早指征；④口唇、甲床颜色转红；⑤肌张力恢复或有不自主运动。

六、病例分析

(一) 护理诊断

1. 气体交换受损：与肺部炎症影响气体交换有关。
2. 清理呼吸道无效：与肺炎时呼吸道分泌物增多及年幼不会自行排痰有关。
3. 体温过高：与肺部感染有关。

(二) 护理措施

1. 病情观察：注意 T、P、R 及呼吸困难情况。
2. 卧床休息，病室安静清洁，室温适宜，湿度 55%～60%。
3. 注意翻身拍背，体位引流，清理呼吸道分泌物。
4. 必要时给予吸氧。
5. 按医嘱给予抗生素及化痰药物。
6. 可给予超声雾化吸入以利排痰。
7. 体温过高时给予物理降温或药物降温。
8. 给予清淡易消化饮食，注意多喂水。
9. 出汗后及时更换衣被，保护皮肤清洁。